dtv

Jedes Jahr bringen sich in Deutschland mehr Menschen um, als es Verkehrsopfer gibt. Ihr Tod hinterläßt Freunde und Angehörige in einem Gefühlschaos. Oft verschweigen sie aus Scham die wahre Todesursache. Manfred Otzelberger hat mit zahlreichen Betroffenen gesprochen – anhand dieser Fallgeschichten zeigt er auf, mit welchen Problemen Hinterbliebene konfrontiert sind und wie sich diese bewältigen lassen. Aus der Sicht der Angehörigen beschreibt er den Freitod in seiner vielfältigen Gestalt: der Freitod des Kindes, eines Elternteils, eines Geschwisters, des Partners. Der praktische Teil bietet konkrete Hilfe: Ratschläge zur Trauerarbeit, Hinweise zum Umgang mit Behörden, Versicherungen und Medien sowie aktuelle Adressen von Beratungs- und Informationsstellen, von Selbsthilfegruppen und Therapiemöglichkeiten.

Manfred Otzelberger, geboren 1959, studierte Journalistik in München und absolvierte die Journalistenschule. Er arbeitete als Redakteur und schreibt für diverse Zeitungen und Zeitschriften, darunter ›Die Woche‹, ›Süddeutsche Zeitung‹, ›taz‹, ›Spiegel‹ und ›Focus‹.

Manfred Otzelberger

Suizid

Das Trauma der Hinterbliebenen

Erfahrungen und Auswege

Deutscher Taschenbuch Verlag

Außerdem bei dtv erschienen:
In der Ferne so nah (zus. mit Karin Freymeyer, 36303)

Ungekürzte Ausgabe
Januar 2002
4. Auflage März 2007
Deutscher Taschenbuch Verlag GmbH & Co. KG,
München
www.dtv.de

ISBN 3-86153-178-X
Umschlagkonzept: Balk & Brumshagen
Umschlagfoto: Ralf Kreuel/Bilderberg
Satz: LVD GmbH, Berlin
Druck und Bindung: Druckerei C. H. Beck, Nördlingen
Gedruckt auf säurefreiem, chlorfrei gebleichtem Papier
Printed in Germany · ISBN 978-3-423-36258-0

Inhalt

Vorwort 11

Einleitung 13
Selbstmord oder Freitod: Führen die Begriffe in die Irre? 17
Mythen über den Suizid 19

Historische und kulturelle Aspekte des Suizids 22
Sünde – Scham – Schuld 23
Diskriminierung und Heroisierung 28
Exkurs: Selbsttötung als Staatsgeheimnis in der DDR 30

Wer nimmt sich das Leben? 36
Suizid im Spiegel der Statistik 37
Gibt es eine Typologie der Opfer? 38
Die Risikogruppen 41
Analyse der Suizidarten 44
Die hilflosen Helfer: Sind Ärzte besonders gefährdet? 47

Der Suizid eines Kindes: »Wenn Du Deine Kinder verlierst, verlierst Du Deine Zukunft!« 50
In der Familie trauern alle anders 53
Schuld und Zorn 57
Hilfe durch Selbsthilfe 60
Zwei Familien – zwei Arten der Trauer 62
Wenn man sich nicht verabschieden kann 65
Lernen, die Entscheidung zu akzeptieren 67

Der Suizid eines Partners: »Warum hast Du mir das angetan?« 70
Aus Schock wurde Engagement 72
Den Suizid niemals leugnen 75
Das eigene Tempo in der Trauer 77

Spurensuche als Trauerarbeit 80
Wenn man sich völlig wertlos vorkommt 84
Schuldgefühle wie Bleiklumpen 86
Wut überwiegt die Trauer 88

Der Suizid des Vaters:
»Wir haben ihn immer für so stark gehalten.« 91
Selbstvorwürfe 91
Neid auf Angehörige von Todkranken 93
Brief an den toten Vater nach 50 Jahren 95
Versöhnung nach dem Suizid 97

Der Suizid der Mutter:
»Sie hat immer nur für uns gelebt!« 100
Traumatische Bilder 100
Verkriechen und Vergraben 102
Wie kann ein Kleinkind den Suizid seiner Mutter verarbeiten? 103

Der Suizid eines Bruders oder einer Schwester:
»Ich wollte stark sein, auch für meine Eltern.« 107
Der Zorn über den Suizid machte sie mutig: die Geschichte der Freya Klier 108
Gefühlschaos nach der Versteinerung 110
Trauern Schwestern anders als Brüder? 111

Der Mehrfach-Suizid in der Familie:
»Liegt auf uns ein Fluch?« 113
Ein Lichterfest mit den Toten 114
Akzeptanz der Familiengeschichte 118

Der Mitnahme-Suizid:
»Wir werden im Jenseits eine intakte Familie sein.« 120

Der Suizid im Krankheitsfall und Alter:
»Ich kann nicht mehr, ich mag nicht mehr.« 123
Der »rationale Suizid« 124
Aids und Suizid 127
Suizid im Freundeskreis 132
Schmerzpatienten und Suizid 134

Angehörige und Sterbehilfe 135
Der Senioren-Suizid 139

HILFEN FÜR ANGEHÖRIGE

Mut zur Trauer **145**
Warum trauerst Du so lange? 146
Wie andere Kulturen trauern 147
Hilfreiche Rituale 150
Was sich Trauernde wünschen 153
Die Trauerphasen nach einem Suizid 156
Erste Hilfe für die Seele:
Die ersten drei Stunden nach dem Suizid 158
Wut und Zorn nach dem großen Vertrauensbruch 162
Wenn Trauer unmöglich wird: Der Rache-Suizid 163
Der letzte Blick: Wenn Angehörige nicht Abschied
nehmen können 166
Nicht tot und doch nicht mehr unter den Lebenden:
Vom Trauern auf der Intensivstation 167
Am eigenen Schicksal lernen:
Wenn Trauerbegleiter selbst betroffen sind 168
Schreiben als Therapie: Die Poesie des Suizids 170
Weinen erwünscht: Die *TrauDichReisen* 172

Vom Umgang mit der eigenen Suizidgefahr **175**
Wenn die Depression nach einem Suizidversuch
verschwindet 176
Sie wollte ihrem Sohn folgen 177

Veränderungen im Lebensumfeld **180**
Wenn die Kraft zur Arbeit fehlt 180
Wenn sich der Körper entfremdet 182
Die Flucht vor der Erinnerung 185
Das Museum der Toten 186
Schule und Suizid 188

Schuldenfalle und Versicherungsprobleme **193**
Vom Erben von Schulden 193
Vom Umgang mit Lebensversicherungen 194
Vom Umgang mit anderen Versicherungen 196

Verständnis für Menschen, die beruflich mit Suizid zu tun haben 197
Die schwere Aufgabe der Polizisten:
»Wie sage ich es den Angehörigen?« 197
Der Kampf auf den Intensivstationen:
»Manchmal sind wir auf verlorenem Posten.« 201
Das Trauma der Lokführer:
»Ich habe nur einen dunklen Schatten gesehen.« 202
Die Bestatter und der Suizid:
»Viele sind noch sehr gut anzuschauen.« 204

Wie komme ich wieder auf die Beine? 208
Wo kann ich hingehen? 208
Was bieten psychosomatische Kliniken? 212
Survivor Groups in den USA 214
Die Selbsthilfegruppe *Angehörige um Suizid (Agus)* 215
Der *Arbeitskreis Leben* 220
Freiburger *Trauerseminare* 224
Die *Verwaisten Eltern* 225
Hilfen durch die Münchener *Arche* 227

Schlußwort 233

Praxishinweise 235
Vom Umgang mit Polizei, Kirche, Presse … 235
Beratungs- und Informationsstellen 240
Ausgewählte Literatur 245

Anhang 248
Anmerkungen 248
Sachregister 253

Für Karin

Vorwort zur 2. Auflage

»Endlich fragt mal einer«, schrieb mir eine Frau, deren Mann sich das Leben genommen hatte. »Endlich kommen wir einmal zu Wort.« Die Hinterbliebenen nach einem Suizid nimmt kaum einer wahr. Und das, obwohl viele Angehörige nach dem Suizid eines nahen Menschen unter enormen seelischen Belastungen leiden und stark suizidgefährdet sind.

Suizide sind nicht selten, und sie sind immer mehr als eine private Tragödie. Viele Mütter, Väter, Schwestern, Brüder, Kinder und Freunde der Toten sterben langsam nach, weil sie den Suizid nicht verkraften. »An gebrochenem Herzen«, hieß es früher.

Als Journalist bin ich auf dieses Tabuthema gestoßen. Es hat mich nicht mehr losgelassen. Dürfen Reporter darüber schreiben, fragte ich mich anfangs. Ich denke, sie dürfen nicht nur, sie müssen! Denn Wegschauen ist genauso fatal wie Sensationshascherei, Verdrängung nicht besser als das voyeuristische Ausschlachten der Schicksale. Seitdem ich in der Bayreuther Selbsthilfegruppe *Agus* (*Angehörige um Suizid*) viele mit sich kämpfende Menschen getroffen habe, wollte ich in über 100 Interviews Antworten auf die Fragen finden: Wie unterschiedlich reagieren Hinterbliebene in dieser Situation? Warum ist das Suizidtabu noch immer so mächtig? Wie kann man das Loslassen lernen?

Der Blick des Buches richtet sich auf die, die übrig bleiben und zum Weiterleben verurteilt sind. So empfinden sie es zumindest. Die Angehörigen brauchen nach einem Suizid Lebenshilfe. Leider ist die Versorgung der Hinterbliebenen von Suizidopfern in Deutschland miserabel. Fast könnte man von unterlassener Hilfeleistung sprechen. Im Grundgesetz heißt es: »Die Würde des Menschen ist unantastbar.« Die Erzählungen der Angehörigen zeigen, daß die Würde des »Selbstmörders« und seiner Angehörigen in der Praxis sehr wohl antastbar ist. Das muß nicht so bleiben. Wenn dieses Buch Auswege aus dem Trauerlabyrinth weisen kann, freue ich mich. Über Suizid zu sprechen ist die beste Vorbeugung. Die Angehörigen wollen Klartext reden.

Seit sich die Hinterbliebenen in Selbsthilfegruppen zusammengeschlossen haben (leider nur ein geringer Prozentsatz der Betroffenen), gelingt es ihnen eher, sich zu artikulieren. Besondere Verdienste hat sich dabei *Agus* erworben: Der ehrenamtliche und bundesweit operierende Verein für Suizid-Angehörige, an den sich in zwölf Jahren über 1300 Trauernde wandten, war ein Auffangbecken für traumatisierte Menschen. Hier erlebten sie vorbehaltlose Anerkennung und begriffen, daß anderen Menschen Ähnliches und teilweise noch Schlimmeres passiert ist. Die *Agus*-Arbeit geschah nicht nur hinter verschlossenen Türen, sondern auch in aller Öffentlichkeit: Fernsehen, Radio und Presse nahmen sich des »Negativ-Themas« an, weil die Betroffenen den Mut hatten, ihr Gesicht zu zeigen. Emmy Meixner-Wülker, die mutige Gründerin des Vereins, ist vom Sinn einer offensiven Öffentlichkeitsarbeit überzeugt: »Wir müssen für unsere gute Sache kämpfen und brauchen dafür die Öffentlichkeit, auch weil wir bis heute keine regelmäßigen staatlichen Gelder bekommen. Die Politiker haben eines noch nicht kapiert: Suizid ist ein gesellschaftliches Problem, nicht nur ein individuelles.«

Bayreuth, August 2000 — Manfred Otzelberger

Vorwort zur Taschenbuchausgabe

Ich möchte Emmy Meixner-Wülker noch einmal danken, daß sie sich so stark für die Hinterbliebenen engagiert hat, mich auch dank Einblicken in das *Agus*-Archiv auf das schwierige Thema aufmerksam machte und Kontakt zu Betroffenen herstellte. Die bundesweite Ausdehnung dieses anfangs einmaligen Selbsthilfe-Vereins, der von Ehrenamtlichen und ABM-Kräften getragen wird, gäbe es ohne ihr Engagement so nicht. Mit der ihr eigenen Einsatzfreunde hat sie dicke Bretter durchbohrt und erhielt dafür 1997 den Sozialpreis der Oberfrankenstiftung und 1999 die Bayerische Staatsmedaille für soziale Verdienste. Daß Suizid jeden als Angehörigen treffen kann, bewegt sie bis heute: Im Jahr 2001 zeigte es sich einmal mehr beim tragischen Fall von Hannelore Kohl.

Bayreuth, September 2001 — Manfred Otzelberger

Einleitung

Freitag, 13. Februar 1998: »3 000 Pendler nach Selbstmord im Stau« lautet die Überschrift einer Meldung der *Süddeutschen Zeitung*. Es folgen nüchterne Zeilen über eine Tragödie, von der nur die Folgen für die Reisenden im Zug der Erwähnung wert zu sein scheinen. »Gestern vormittag mußte die Bahnstrecke München-Augsburg erneut komplett gesperrt werden. Wie die Bundesbahn in München mitteilte, wurde ein Mann, der sich vermutlich das Leben nehmen wollte, im Morgenverkehr von einem Zug mit hoher Geschwindigkeit überrollt. Er war auf der Stelle tot. Etwa 3 000 Pendler kamen wegen der Sperrung zu spät zur Arbeit.«[1]

»Erneut komplett gesperrt« – der Tod auf Bahngleisen ist leider nichts Ungewöhnliches. Rund 1 000mal im Jahr beendet in Deutschland ein Mensch auf diese Weise sein Leben. Auf große Anteilnahme bei den Reisenden im Zug kann er kaum zählen, mit einem anonymen »Selbstmörder« ist schwer mitzufühlen. Andere Gedanken liegen näher: Hätte sich dieser Unglückliche nicht anders umbringen können? Warum ausgerechnet heute? Kann man das überleben?

Sommer 1997: Die Mädchen-Band TicTacToe, die mit frechen Texten die Hitparade erobert hatte, ist auf dem Höhepunkt ihrer Laufbahn. In ihren Texten sorgten die drei Sängerinnen durch Tabubrüche für Aufsehen und begeisterten ihre zumeist jugendlichen Fans. Als sie in der Ballade »Warum?« das langsame Sterben einer drogensüchtigen Freundin beklagten, ahnten die Rapperinnen noch nicht, daß die Frage nach dem Warum sie selbst bald auf dramatische Weise beschäftigen wird. Kurze Zeit später wird die Sängerin Lee in Boulevardzeitungen in unverantwortlicher Weise angeklagt, schuld am Suizid ihres Ehemannes zu sein. Was war der Hintergrund? Lees Mann hatte sich nach der Trennung des Ehepaars umgebracht und wurde erst nach einem halben Jahr auf dem Speicher eines leerstehenden Hauses gefunden. Er war kaum mehr zu identifizieren. Seine

Familie verstieg sich danach zu dem Vorwurf, die Sängerin, die unter schwerem Schock stand, habe ihren Mann auf dem Gewissen. Sie habe ihn in den Tod getrieben. Solche Schuldzuweisungen sind leider keine Seltenheit.[2]

Januar 1999: Die beiden 15jährigen Mädchen Petra* und Martina* tranken Sekt, aber sie waren nicht betrunken. Sie wußten, was sie taten. Früh um vier Uhr standen sie in der kalten Januarnacht an der 20 Meter tiefen Schlucht im Westerwald. Sekunden später lagen ihre Körper unten. Sie hatten sich hinuntergestürzt. Der erste Doppelsuizid im Jahr 1999 ließ alle ratlos zurück: die Eltern, die Geschwister, die Mitschüler, die Polizei, die Presse. Ein erkennbares Motiv gab es nicht. Sichtbar war nur das Leid der verstörten Angehörigen.

Der Suizid hat viele Gesichter. Keine Selbsttötung ist mit einer anderen wirklich gleichzusetzen. So lange Menschen nicht selbst betroffen sind, lesen sie die Suizid-Statistiken in der Zeitung ziemlich teilnahmslos. Suizid, Selbsttötung, Selbstmord, das ist etwas, das immer nur anderen passiert. Bis sie plötzlich selbst betroffen sind als Trauernde, Hinterbliebene, als die, die übrig bleiben.

Fast jeder kennt jemanden, der sich umgebracht hat, in der Familie, am Arbeitsplatz, im Freundeskreis, in der Nachbarschaft ... Wie aber wird mit der Trauer, mit dem Schmerz und der Verwirrung, die ein Suizid auslöst, umgegangen? Selbsttötungen provozieren die unterschiedlichsten Reaktionen bei den betroffenen Angehörigen. Von unsäglichem Schmerz über apathisches Abschotten, Schuldbezichtigungen und Anklagen bis hin zum Leugnen des Vorgefallenen reichen die Reaktionen. Die Konfrontation mit einem Suizid bedeutet für die Angehörigen, daß sie sich plötzlich persönlichen Sinnfragen stellen müssen. Vor ihnen tut sich ein Abgrund auf: Das Abschiednehmen von einem Suizidopfer ist einer der schmerzhaftesten Verluste, den ein Mensch erleiden kann. Auch, weil kaum jemand gelernt hat, offen über Suizid zu sprechen, über eine Tat, die immer noch mit offener oder heimlicher Verachtung registriert wird. Das Thema Tod ist weitgehend tabuisiert, besonders der aus eigener Hand.

Es ist eine unangenehme Wahrheit: Suizide geschehen täglich jederzeit mitten unter uns. Jedes Jahr bringen sich in Deutschland mehr Menschen um, als zusammengerechnet im Straßenverkehr und an Aids sterben. Das ist so, wie wenn Jahr für Jahr eine Kleinstadt durch Suizid sterben würde. Die statistischen Zahlen schwankten in den alten Bundesländern der Bundesrepublik nach 1945 zwischen 9159 (1951) und 13926 (1977) Opfern. Die hohe Suizidrate in der DDR, die wegen ihrer Brisanz zum Staatsgeheimnis erklärt wurde, mußte noch hinzu gerechnet werden. In den letzten Jahren ist die Zahl der Fälle in etwa gleich geblieben. So haben sich 1995 in Deutschland (alte und neue Bundesländer) 12888 Menschen das Leben genommen. Zusätzlich darf aber auch die Dunkelziffer der nicht als Suizid erkannten oder vertuschten Suizide nicht ignoriert werden.[3]

Alle 45 Minuten tötet sich in Deutschland ein Mensch. Und alle fünf Minuten (!) versucht einer, sein Leben zu beenden. Vorsichtige Schätzungen gehen davon aus, daß auf einen Suizid mindestens zehn Suizidversuche kommen.[4] Für die Gruppe junger Menschen bis 25 Jahre geht man sogar von 20–30 Versuchen auf einen Suizid aus. Täglich nehmen sich in der Bundesrepublik zwei Kinder bzw. Jugendliche bis 25 Jahre das Leben. Auch wenn der Suizid von Kindern die Öffentlichkeit am meisten aufwühlt, die zahlenmäßig größere Gruppe ist die der älteren Menschen. So beträgt in Deutschland der Anteil der über 60jährigen Männer an den Suiziden der letzten Jahre rund 30 Prozent, obwohl die über 60jährigen nur etwa 15 Prozent der männlichen Bevölkerung stellen. Bei Frauen ist sogar jeder zweite Suizid der einer Frau über 60 Jahre, obwohl deren durchschnittlicher Bevölkerungsanteil nur 25 Prozent ausmacht.

Was uns diese Zahlen angehen? Suizid ist keine Perversion, sondern eine von vielen Normalitäten unserer Gesellschaft, vor denen wir zumeist die Augen verschließen. Die Menschen, die sich das Leben nehmen, kommen aus ganz »normalen Familien«. Jeder kann von einem Tag auf den anderen von einem Suizid in seiner Verwandtschaft oder bei seinen Freunden betroffen werden. Dann beginnt das Problem für die Trauernden. Zwar existieren viele vorbeugende Hilfen und Kriseninterventionen für suizidgefährdete Menschen, aber für Angehörige nach einem Suizid gibt es kaum Angebote und Hilfen! Selbst die Suizidologie, die Wissenschaft, die sich speziell mit Selbsttötung beschäftigt, hat sich lange Zeit kaum um die Hinterbliebenen gekümmert, gibt der Psychiater Manfred Wolfersdorf, Geschäftsführer der *Deutschen Gesellschaft für Suizidprävention*, selbstkritisch zu. Mit dem vollendeten Suizid schien sich das Problem für Mediziner, Psychologen und viele Theologen weitgehend erledigt zu haben. Ganz anders beim gescheiterten Suizidversuch, wo ein Mensch noch zu retten und stabilisieren war.

Hat sich jemand das Leben genommen, klafft eine Betreuungslücke für eine große Gruppe von Menschen. Unterstellt man, daß jeder Mensch in der Regel rund fünf Bezugspersonen (Familie, Freunde) hat, gibt es Jahr für Jahr allein in Deutschland rund 75 000 Trauernde nach einem Suizid. Das summiert sich in den letzten 20 Jahren auf rund 1,5 Millionen Hinterbliebene, die sich immer wieder die quälenden Fragen stellen: Warum hast Du mir das angetan? Habe ich versagt? Hätte ich es verhindern können? War ich es nicht wert, daß er/sie für mich am Leben blieb?

»Bedenkt den eigenen Tod, den stirbt man nur, doch mit dem Tod der anderen muß man leben«, schrieb die Dichterin Mascha Kaléko.[5] Wie wahr. Den Toten treffen das Unverständnis der Umwelt, das Kopfschütteln, die Beklommenheit und Ablehnung, die Schuldzuweisungen nicht mehr, wohl aber die Zurückbleibenden. Hilflos bleiben viele Angehörigen mit ihrer Trauer, ihrer Wut und ihrem Schmerz zurück. Einsam wegen der Hilflosigkeit der Familie und Freunde, einsam aber auch durch einen Wust unterschiedlicher Vorurteile. Sie kreisen alle um Sünde, Scham und Schuld.

»Selbstmord« ist kein Thema, über das sich »locker plaudern« läßt. Wer sich mit einem Suizid näher beschäftigt, begegnet stets auch der eigenen Möglichkeit, sich umzubringen, begegnet seinem Tod und der eigenen Sterblichkeit. Das macht Angst. Der Psychiater Thomas Bronisch hat es einmal auf den Punkt gebracht: »Wenn ich bei Leuten bin und ich sage, ich bin Psychiater, dann erschrecken sie. Wenn ich dann noch sage, ich bin Suizidologe, sind sie total erschrocken.« Die Beklemmung geht so weit, daß eine Frau, die dringend auf eine Organspende wartete, im *ZDF* bekundete: »Ich denke, wenn ich von einem Selbstmörder ein Organ eingepflanzt bekomme, kann ich das nicht richtig annehmen. Wenn er sich das Leben genommen hat, wird er es auch nicht wollen, daß ein Organ von ihm weiterlebt.«[6] Welche Ängste – und sie sind äußerst vielfältig – auch immer die Ursache dafür sind: Viele Hinterbliebene fühlen sich gerade in ihrem persönlichen Umfeld wie »Aussätzige« behandelt.

So müssen sich viele Angehörige mit diffamierenden Bemerkungen – der Suizid sei doch zu verhindern gewesen, wenn man es nur gewollt, wenn man sich nur eifriger um den Menschen gekümmert hätte – und oft hilflosem Trost plagen, wenn sie sich nicht schon längst in ihrem Schneckenhaus verkrochen haben. Häufig vereinsamen die Angehörigen: Weil sie sich argwöhnisch beobachtet fühlen und weil der Verlust eine nicht schließbare Lücke in ihr Leben gerissen hat.

»Die Schuldzuweisungen müssen aufhören, es geht darum, den Suizid besser zu verstehen und ihn nach einer intensiven Trauer, deren Länge einem niemand vorschreiben darf, irgendwann akzeptieren zu lernen.« Dies ist das Credo von Emmy Meixner-Wülker, der Gründerin der Selbsthilfegruppe *Agus* (*Angehörige um Suizid*), vergleichbar der amerikanischen Organisation der *Survivors*. Die 71jährige kämpft vehement gegen das Verschweigen des Themas. Lange hatte auch sie über den Suizid ihres Mannes geschwiegen, fand keine Sprache und keine Gesprächspartner. 25 Jahre vergingen, dann gründete sie 1988 gemeinsam mit anderen Hinterbliebenen die rasch wachsende Selbsthilfegruppe *Agus*. Die Erfahrungen von über 900 Hinterbliebenen und Angehörigen, mit denen sie im Laufe der Jahre gesprochen hat, sind in dieses Buch eingeflossen.

Der Weg zu einem toleranten und offenen Umgang mit dem Thema ist noch mühsam. Daher will das Buch Angehörige, Zurückbleibende und Interessierte ein paar Meter begleiten, Mut machen und aufrütteln, sowie durch Beispiele und Tips konkrete Hilfen an die Hand geben.

Selbstmord oder Freitod: Führen die Begriffe in die Irre?

Schon die Begriffe, die umgangssprachlich für die Selbsttötung verwendet werden – »Selbstmord« und »Freitod« – sind problematisch. »Selbstmord«, das klingt dämonisch, gefährlich und tückisch. Jeder denkt sofort an Mord, den Straftatbestand, der Heimtücke und niedere Beweggründe voraussetzt. Allein das Wort »Selbstmord« ist stigmatisierend für jeden, der mit ihm in Verbindung gebracht wird. Suizid sei eine kriminelle Tat, das suggeriert »Selbstmord« zumindest unterschwellig. Und dies hat historische Wurzeln. So waren in Großbritannien Suizidversuche noch bis in die 60er Jahre dieses Jahrhunderts unter Strafe gestellt, in Deutschland bis zum Ende des 18. Jahrhunderts. Der Makel haftet bis heute an Angehörigen.

Ein »Selbstmörder«, das klingt irgendwie verächtlich. Im Bewußtsein vieler Menschen ist »ein Selbstmörder« ein krankhafter Schwächling oder einer, der Gott spielt, weil er selbst Hand an sich legt. Damit, so verkündete es die christliche Lehre lange, begeht er eine Todsünde. Er bricht das fünfte Gebot der Bibel: »Du sollst nicht töten!«

Auch engagierte Experten (Psychiater, Psychologen, Pädagogen etc.), die sich 1972 in der *Deutschen Gesellschaft für Selbstmordverhütung* zusammengeschlossen haben (heute: *Deutsche Gesellschaft für Suizidprävention*), nehmen längst von dem Begriff »Selbstmord« Abstand. Der Baseler Psychiater Asmus Finzen begründet es: »Die Namensänderung war überfällig, denn das Wort ›Selbstmord‹ ist anrüchig und von seinem Wortsinn her mehr als problematisch. Das Wort ›Mord‹ ist so negativ besetzt, daß seine Verwendung im Zusammenhang damit, daß ein Mensch sich das Leben nimmt, nicht zur Klärung beiträgt, sondern gewollt oder nicht gewollt eine Abwertung enthält.«[7]

»Freitod« dagegen klingt edel, elitär und nobel. Vielleicht zu nobel? Er wird leider nur selten »so frei«, bei klarem Bewußtsein und nach reiflicher Überlegung gesucht, wie es der Begriff unterstellt. Jean Amérys berühmtes Essay *Hand an sich legen*, in dem er den Freitod als »Privileg des Humanen« rühmt, beschreibt wahrscheinlich nur seltene Ausnahmeerscheinungen. Und ob Améry einen »wirklichen Freitod« starb, ist bis heute umstritten.

Und selbst wenn: Amérys Freitod wäre die Ausnahme, und nicht die Regel. »Die Realität auf den Kriseninterventionsstationen der Psychiatrie, wo Menschen nach einem Suizidversuch liegen, schaut anders aus«, betont der Notfallseelsorger Andreas Müller-Cyran. Kann ein Mensch wirklich frei sein, wenn er nicht mehr aus seiner Qual oder seinen Zwangsvorstellungen herauskommt? Müller-Cyran meint: »Freitod ist eine geschönte Vokabel, die mehr verbirgt als offenbart.«

Der einzige wertfreie Begriff für das »Hand-an-sich-legen« ist das leider noch zu wenig in die Umgangssprache eingedrungene Fremdwort »Suizid« (= Selbsttötung). Daß im vorliegenden Buch dennoch immer wieder ab und an von »Selbstmord« und »Selbstmörder« die Rede sein wird, hat gute Gründe. Sprache und Bewußtsein verändern sich nur langsam. Vorwürfe wie »Du und Dein Selbstmörder!« stehen auf der Tagesordnung bei den Angehörigen von Suizidopfern. Allein schon die Wortwahl »Selbstmörder« beschämt viele Trauernde. Sie hören daraus Vorwürfe: Wieso trauerst Du überhaupt um jemanden, der sein Leben weggeworfen hat? Hört denn Deine Trauer nie auf? Warum tust Du Dich so schwer? Reiß' Dich doch endlich zusammen! Werde endlich wieder normal!

Mythen über den Suizid

Ein wesentliches Ergebnis meiner Interviews mit Angehörigen von Suizidopfern ist, daß sie vorher nur sehr wenig über Suizid und Suizidprävention wußten. Auch viele Hinterbliebene haben an die verbreiteten Irrtümer rund um den Suizid geglaubt. Nun wissen sie aus leidvoller Erfahrung, daß folgende »Regeln« nicht stimmen.[8]

- *Wer den Suizid ankündigt oder von ihm spricht, tut es nicht.*
  Dieser populäre Mythos ist grundlegend falsch. Die große Mehrheit (zirka 80 Prozent) aller Suizide wurde vorher angekündigt. Auf unterschiedliche Weise wurde verbal und nonverbal signalisiert: »Ich kann nicht mehr, ich brauche Hilfe!« Man sollte daher jedes Signal, auch bei mehrfach angekündigten Suizidversuchen, ernst nehmen. Freunde und Angehörigen sollten auf die Hilferufe einfühlsam und mit Zuwendung reagieren. Auf Reaktionen wie »Wir glauben Dir nicht mehr«, kann häufig eine tödliche Suizidhandlung folgen, weil der Hilfeschrei allein als Signal offenbar nicht mehr reicht, um die Freunde oder Familienangehörigen emotional zu erreichen.

- *Suizid geschieht ohne Vorzeichen.*
  Auch diese Behauptung ist falsch! Die Erfahrung zeigt, daß Suizide meist durch Zeichen und Signale angekündigt werden.

- *Wer Suizid begehen will, dem ist nicht mehr zu helfen.*
  Auch dieser Mythos ist falsch. Viele suizidgefährdete Menschen hoffen auf Hilfe und Rettung. Sie wünschen sich ein anderes Leben, und haben kurzzeitige Wünsche nach Ruhe, die in einen Suizid münden können.

- *Wer über Suizid nachdenkt, ist verrückt.*
  Nein! Das Studium letzter Aufzeichnungen zeigt, daß viele Opfer zwar äußerst unglücklich waren, aber keinesfalls »geistesgestört«. Besonders im Jugendalter gehören Gedanken über den Tod und den Sinn des Lebens zum ganz normalen Entwicklungsprozeß. Nichts davon ist pathologisch. »Wenn die gesellschaftliche Akzeptanz größer wäre, ließe sich angstfrei darüber sprechen, und wir würden erfahren, daß solche Gedanken nicht selten sind.«[9]

- *Wer einmal an Suizid denkt, wird es immer wieder tun.*
  Nein! Der konkrete Todeswunsch besteht oft nur in einer ganz bestimmten Lebensphase.

- *Wer einen Suizidversuch macht, meint es nicht ernst.*
  Leider stimmt auch dies nicht! Suizidversuche werden zu etwa 73 Prozent zufällig entdeckt und nicht durch einen Hilferuf der betreffenden Person.

- *Die Besserung nach einer Krise bedeutet das Ende der Suizidgefährdung.*
  Nein! Viele Suizide geschehen in den ersten drei Monaten nach einer beginnenden Besserung. Manche Patienten entwickeln gerade dann die entscheidende Energie, ihre selbstzerstörerischen Entschlüsse auszuführen.

- *Suizid ist erblich, ein Familienübel.*
  Nein! Ein »Suizid-Gen« ist bis heute von der Forschung nicht nachgewiesen worden. Wissenschaftler führen die Häufung von Suiziden in manchen Familien vielmehr auf ständige Verdrängung, problematische Familienkonstellationen, ungelöste Konflikte und das Unvermögen, offen über Suizid und die Folgen in der Familie zu sprechen, zurück.

- *Suizid gibt es öfter bei Reichen oder fast ausschließlich bei Armen.*
  Suizid ist weder das Problem der Reichen noch die Plage der Armen. Die statistische Verteilung ist »demokratisch«, alle sozialen Schichten sind gleichermaßen betroffen.

- *Suizide geschehen meistens im November oder an Weihnachten.*
  Auch dies stimmt nicht! Die meisten Suizide finden im Frühjahr statt, vor allem im Mai. Der Meteorologe und Arzt Dietmar Buchberger, der Einsätze der Berliner Rettungswagen ausgewertet hat, glaubt, daß Sonnenschein die Suizidneigungen verstärkt. »Immer wenn die Sonne scheint, steigt auch die Zahl der Menschen, die freiwillig in den Tod gehen wollen. Durch Sonne wird die Energie gesteigert, lähmende Depressionen gehen dann zurück. Doch die neu erwachte Aktivität führt nicht zu neuer Lebensfreude, sondern zum Selbstmordversuch.«[10]

Historische und kulturelle Aspekte des Suizids

Wenn Klaus-Günter Stahlschmidt das Wort »Selbstmörder« hört, zuckt er zusammen. »Es tut mir körperlich weh, diese Menschen sind doch keine Mörder. Ich sage immer, ein Kind ist an Suizid gestorben. Man muß es wie eine Krankheit ohne einen schuldhaften Hintergrund betrachten.« Klaus-Günther Stahlschmidt ist katholischer Pfarrer der Münchener Gemeinde Leiden Christi und steht seit Jahren Suizidangehörigen aktiv zur Seite. Seit 1988 existiert in seiner Gemeinde eine Selbsthilfegruppe der *Verwaisten Eltern*, wo sich Eltern treffen, die ein Kind durch Suizid verloren haben.

Das aktive Engagement des Pfarrers um Hinterbliebene ist ungewöhnlich. »Ich kam auf die Idee, weil sich ein junger Mann aus der Nachbargemeinde umgebracht hatte und die Eltern einen Austausch mit anderen Betroffenen suchten.« Zweimal im Monat treffen sich nun Hinterbliebene, zumeist die Eltern oder Geschwister, zum intensiven Gespräch. Trotz des kirchlichen Rahmens wird in der Gruppe nicht gebetet, es wird freimütig diskutiert. Die geschützte Gruppenatmosphäre ermöglicht den Angehörigen einen offenen Austausch. Barrieren und Hemmungen, Scham und Schuldgefühle verlieren ihre Macht, so daß es aus vielen Teilnehmern nur so »heraussprudelt«. Bei vielen bricht etwas auf, manchmal erst nach Jahrzehnten.

Stahlschmidt, der die Gruppe mit zwei Frauen leitet, geht es nicht um die Verkündigung von katholischen Lehrmeinungen: »Daß sich die Kirche vorbehaltlos um die Angehörigen kümmern muß, ist doch heute unbestritten. Nur ein paar Pfarrer gibt es noch, die sich da zieren und herumspinnen. Sie können nicht mit dem plötzlichen Tod umgehen. Aber wenigstens formal sollten sie korrekt bleiben.« Stahlschmidt beerdigt jeden Menschen, der sich das Leben genommen hat, mit Würde, was leider immer noch keine Selbstverständlichkeit in der katholischen Kirche ist. Zudem bietet er ein oder zwei Jahre nach der Beerdigung eine Feier am Grab an, damit sich die Angehörigen endgültig von dem Toten verabschieden können. »Ich mache das schon aus dem Grund, weil viele Menschen in ihrem Schmerz und ihrem Schock die Beerdigung gar nicht bewußt mitbekommen haben.«

Sünde – Scham – Schuld

Die problematische Position der Kirchen im Umgang mit Suizid mag Pfarrer Stahlschmidt gar nicht erst verteidigen. »Dazu muß man stehen«, meint er. Er weiß nur zu gut, daß die Geschichte des Suizids im Christentum eine Geschichte der Verdammung und Verurteilung war. Seit Ende des 4. Jahrhunderts wurde der Suizid als Sünde und schwerwiegender Verstoß gegen die christliche Gemeinschaft angesehen. Während noch zur Zeit der Christenverfolgung mancher christliche Märtyrer geehrt wurde, der lieber von eigener Hand starb, als seinem Glauben abzuschwören, wurde der Suizid nun plötzlich zum Frevel.

Der Grund, warum die Selbsttötung auf einmal als Todsünde angesehen wurde, klingt absurd: Da der Selbstmörder seine Sünde nicht mehr bereuen konnte, war seine Seele verloren. Anders dagegen bei einem Mörder: Er konnte ja immer noch Buße tun. Augustinus wendete schließlich als erster Theologe das fünfte Gebot auf den Suizid an.

Im Mittelalter bekräftigte ihn der Scholastiker Thomas von Aquin. »Wer sich des Lebens beraubt, sündigt gegen Gott, so wie der, der einen Sklaven tötet, gegen den Besitzer des Sklaven sündigt.«[11] Er maße sich eine Entscheidung an über eine Sache, die ihm nicht übertragen sei. Gott allein steht nach Thomas von Aquin die Entscheidung über Leben und Tod zu.

Die theologische Verdammung fand ihre Entsprechung in der weltlichen Rechtsprechung. Besitz und Vermögen derjenigen, die sich offenbar nicht im Zustand einer erwiesenen geistigen Umnachtung umgebracht hatten, erbten nicht die Hinterbliebenen, sondern die Herrschenden. Es wurde konfisziert. Überlebenden von Suizidversuchen drohte die Todesstrafe. Für die Angehörigen nahmen die Probleme kein Ende. Den Suizidopfern durfte keine Totenmesse gelesen werden, und die Bestattung in geweihter Erde war strikt verboten. Die Toten wurden auf dem Schindanger vergraben.[12] Auch der große Reformator Martin Luther sah beim Suizid »dämonische Kräfte« am Werk, die den Menschen überfallen »wie der Räuber den Reisenden«![13]

Die Leichen durften bis weit ins 19. Jahrhundert geschändet werden. Es war ein übliches Ritual, ihnen die »mörderische Hand« abzuschlagen. Man hängte die Toten am Galgen auf, durchbohrte ihren Kopf oder die Brust mit einem Pfahl oder ließ sie vom Pferd schleifen. Der Hintergrund dieser Rituale bestand darin, den »Ungeist«, der von den Toten ausging, auszumerzen.

Doch die Kirchen haben aus ihrer verhängnisvollen Geschichte teilweise gelernt. Nach dem neuen kirchlichen Gesetzbuch der katholischen Kirche darf seit 1983 das kirchliche Begräbnis für ein Suizidopfer nicht mehr verweigert werden. Die Begründung der Deutschen Bischofskonferenz 1983 hört sich allerdings ein wenig wie ein Gnadenerweis an. Da es sich nicht nachweisen lasse, ob jemand in der Selbsttötung wirklich ein letztes Nein zu sich selbst und Gott gesprochen habe, verurteile die Kirche zwar die Sünde des Selbstmords, aber nicht den Menschen, von dem nicht sicher sei, ob er wirklich ein Selbstmörder bei klarem Bewußtsein gewesen sei.

Die Öffnung der beiden großen christlichen Kirchen erfolgte erst in den letzten 25 Jahren. Unter theologischen Mühen nahmen die Kirchen den Dialog mit Psychologen, Medizinern und Pädagogen auf und öffneten sich Ansätzen, die jeglichen Schuldbegriff zurückweisen und vor moralisierender Abwertung warnen. Herausgekommen ist allerdings ein »begrifflicher Eiertanz«. So wird ein Suizidopfer unter bestimmten pathologischen Krankheitsumständen nicht mehr automatisch zum »Bösewicht«, der Suizid an sich aber bleibt dem Menschen grundsätzlich verboten.

So heißt es im evangelischen Erwachsenenkatechismus *Kursbuch des Glaubens*: »Sowenig es also dem Christen ansteht, einen Selbstmörder zu verdammen, so sehr muß er sich ins Bewußtsein rufen und darauf aufmerksam machen, daß es eine Anmaßung ist, sich selbst zum Herr über das eigene Leben zu ernennen. Nach christlicher Auffassung hat der Mensch kein Recht zu einem solch zerstörerischen Eingriff, da er sich das Leben auch nicht selbst gab, sondern mit einem Lebensauftrag von Gott geschenkt bekam. Auch die Beendigung des Lebens darf nicht seine eigene persönliche Angelegenheit sein. Der Mensch, der glaubt, diese Vorstellung haben zu dürfen, trennt sich eigenmächtig von seinem Lebensauftrag ab.«[14]

Auch im katholischen Erwachsenenkatechismus *Leben aus dem Glauben* sind ähnliche Argumentationen nachzulesen: »Das Argument der Geschöpflichkeit besagt, daß derjenige, der sich selbst tötet, sich gegenüber Gott, dem wir unser Leben verdanken, verweigert und selbstmächtig die Zeit abbricht, die Gott ihm als Heilschance zugedacht hat. So ist die Verweigerung gelebter Freiheit zugleich eine Verweigerung Gott gegenüber. Bewußte und freiwillige Selbsttötung, auch wenn sie aus hohen Motiven geschieht, ist sittlich nicht gerechtfertigt. Frei gewollte Selbsttötung, durch die jemand bewußt seine Autonomie dokumentieren will, ist ihrer ganzen Natur nach eine Absage an das Ja Gottes zum Menschen. Sie ist auch eine Verneinung der Liebe zu sich selbst, zum natürlichen Streben nach Leben und zur Verpflichtung der Gerechtigkeit und Liebe gegen den Nächsten und gegen die Gemeinschaft.«[15]

Von diesem Sinneswandel der katholischen Kirche ist jedoch nicht immer etwas zu spüren. Bei der Jahrestagung der *Deutschen Gesellschaft für Suizidprävention* im November 1998 in Würzburg eröffnete der Würzburger Bischof Paul-Werner Scheele das Treffen der Forscher ohne eine selbstkritische Bemerkung zur unrühmlichen Kirchengeschichte, ohne ein klärendes Wort über die angebliche Sündhaftigkeit des Suizids.

Daß es auch schon früher Ansätze zu einer humanen, diesseitigen und »gnädigen Theologie« gab, einer Theologie, die die Suizidopfer und damit auch deren Angehörige nicht verdammte, soll aber an dieser Stelle, bei aller Kritik an den Kirchen, nicht unterschlagen werden. So reflektierte beispielsweise Dietrich Bonhoeffer, einer der mutigsten evangelischen Theologen des 20. Jahrhunderts, schon in den 30er Jahren über den Suizid: »Das unwillkürliche Gefühl des Schauders, das uns angesichts der Tatsache eines Selbstmordes ergreift, ist nicht auf die Verwerflichkeit, sondern auf die schaurige Einsamkeit und Freiheit solcher Tat zurückzuführen, in der Bejahung des Lebens nur noch in seiner Vernichtung besteht. Nicht die Niedrigkeit der Motive macht den Selbstmord verwerflich. Man kann aus niedrigen Gründen am Leben bleiben und aus edlen Motiven aus dem Leben gehen. (...) Wer nicht mehr leben kann, dem hilft auch der Befehl, daß er leben soll, nicht weiter. Der Selbstmord ist der Versuch des Menschen, einem menschlich sinnlos gewordenen Leben einen letzten menschlichen Sinn zu verleihen.«[16] Klare Worte von Dietrich Bonhoeffer, der am 5. März 1943 von den Nationalsozialisten ins KZ Flossenbürg gebracht und dort wenige Tage vor Kriegsende umgebracht wurde.

Auch der katholische Publizist Walter Dirks, 1945 Mitbegründer der *Frankfurter Hefte*, plädierte für eine Vorstellung, daß Gott, der dem Menschen das Leben anvertraute, ihm auch die Möglichkeit anvertraut hat, dieses Leben selbst zu beenden. Und nicht zuletzt sei auf die Position des bedeutenden protestantischen Theologen Karl Barth verwiesen, der vor vorschnellen Urteilen und überkommenen Überzeugungen warnte: »Wer will nun eigentlich wissen, daß Gott ein Leben, das ja ihm gehört, nicht auch einmal in dieser Form aus den Händen des Menschen zurückverlangen könnte? Diejenigen jedenfalls sollten sich über diese Fragen nicht entrüsten, die, wenn es etwa um das Problem des Krieges oder der Todesstrafe geht, ohne viel Zögern zu der Feststellung bereit sind, daß es zum Töten anderer Menschen einen göttlichen Auftrag geben könne.«[17]

Suizid gehört zu den tabuisierten Themen, mit denen sich die Kirchen immer noch schwer tun. »Die Kirchen haben früher viel Unheil angerichtet, den Selbstmörder zu diskriminieren. Das hatte wenig mit christlich verstandenem Glauben zu tun, sondern mit heidnischen und magischen Vorstellungen«, meint der Bayreuther Professor Wolfgang Schoberth vom Institut für religiöse Gegenwartskultur der Universität Bayreuth. Auch heute noch bestehe bei Angehörigen nach einem Suizid die berechtigte Sorge, ob der Verstorbene ein würdiges oder nur ein liebloses Begräbnis zweiter Klasse erhält. Es gebe keine theologische Begründung für die Stigmatisierung der durch eigene Hand in den Tod gegangenen Menschen und deren Angehörigen. Schoberth untersuchte alle Bibelstellen, die sich mit Suizid beschäftigen. Er fand heraus, daß abwertende Vorurteile keine Legitimation im »Buch der Bücher« finden. »In der Bibel wird der Selbstmord sachlich referiert: Er wird weder verdammt noch gelobt, sondern ganz nüchtern geschildert.«[18]

An dieser vorurteilsfreien Haltung sollten sich einige Pfarrer ein Beispiel nehmen. Tatsächlich gibt es immer noch unverbesserliche Theologen – so lauten viele ähnliche Erzählungen von

Suizidangehörigen –, die im Zusammenhang mit Suizid von »Verdammnis, Fegefeuer, Teufel und ewiger Verlorenheit« sprechen. Aber es gibt auch positive Beispiele. Eine Mutter lobte den tröstlichen Ausspruch einer Pfarrerin am Grab ihres Sohnes, der sich vor eine Lokomotive geworfen hatte. »Er hat sich Gott entgegengestürzt.« Oder der evangelische Pfarrer Gottfried Lindner, der engagiert im Vorstand der Bayreuther Selbsthilfegruppe *Agus* mitarbeitet, weil er die Not der Suizidangehörigen sieht. Für ihn ist die Arbeit in der Selbsthilfegruppe aber auch explizit ein Stück Wiedergutmachung. Lindner meint: »Früher ging es bei einigen Kollegen darum, die Einmaligkeit und Einzigartigkeit des Lebens zu unterstreichen und Menschen zum dankbaren Leben vor Gott einzuladen. Leider fiel unseren Vorgängern wie auch anderen Autoritäten in dieser Zeit kein anderes Mittel ein als das der Abschreckung. Besonders tragisch finde ich, daß das ausgerechnet auf dem Rücken der Trauernden und Suizidtoten ausgetragen wurde und man sich anmaßte, über Menschen geistliche Urteile zu sprechen. Wir müssen aus den Fehlern lernen und eine helfende und verstehende Seelsorge praktizieren, die von medizinischen und psychologischen Erkenntnissen getragen wird.«

Der evangelische Theologe *Klaus-Peter Jörns* aus Berlin, der sich ganz offen darüber wundert, daß nicht auch Petrus nach der dreifachen Verleugnung von Jesus Suizid beging, ruft die Kirchen zu mehr Engagement auf. Er rät erst einmal zum Zuhören. »Es ist als eine wichtige Aufgabe der Seelsorge erkannt worden, das erniedrigende Vorurteil über den Suizid mit abbauen zu helfen. Wir müssen lernen, Menschen wahrzunehmen, wie sie sind und hören, was sie glauben. (...) Eine große Aufgabe für eine Gemeinde stellt die Betreuung der Hinterbliebenen von Selbstmördern dar, weil sie besonders hart mit Schuldgefühlen zu kämpfen haben und des Schutzes der Gemeinschaft bedürfen, damit keine Teufelskreise von Verzweiflungstaten entstehen.«[19]

Die Realität in Deutschland schaut leider nach wie vor häufig anders aus. Selbst in kirchlichen Einrichtungen kann nicht immer von einem Verständnis im Umgang mit Angehörigen nach einem Suizid ausgegangen werden. Dies zeigt zum Beispiel der Fall von Dieter Kurz*, Mitarbeiter einer diakonischen Einrichtung. Er machte nach dem Suizid seiner Tochter leidvolle Erfahrungen: »An seelsorgerlicher Begleitung haben wir nichts erfahren. Viele Mitarbeiter der Kirche haben sich weitgehend von uns zurückgezogen oder mit Schweigen reagiert. Wir hätten uns gewünscht, daß jemand auf uns zugekommen wäre und uns fragte, wie es uns wohl ginge. Niemand kam auf die Idee. Weitgehend sahen die Gemeindemitglieder den Suizid als Makel an, mit Schuldzuweisungen gegenüber uns waren sie nicht zurückhaltend. Wie es in uns dabei aussah, was wir in dieser Zeit litten, das ahnte wohl kaum einer. Wir fühlten uns als Fremde, mitten in einem sich nach außen hin als fromm darstellenden Betrieb.« Dabei kann der christliche Glaube selbstverständlich auch für die Hinterbliebenen etwas Tröstliches und Aufrechterhaltendes haben. Wo einige nach dem Suizid eines nahen Menschen mit ihrer Religion oder der Kirche aus Enttäuschung abschließen, entdecken andere sie als tröstliche Instanz.

Dort, wo Seelsorger unvoreingenommen und ohne zu moralisieren auf die Trauernden zugehen, kann das eine positive Erfahrung für die Trauernden sein. Liane Schott*, deren Freund Rainer* sich erhängt hatte, erzählt von der vorbildlichen Arbeit eines Kapuzinerpaters: »Er lud Rainers Eltern und mich gleich zu sich ein und erklärte uns, daß wir nicht schuld an Rainers Tod seien. Er sprach auch die alten Mythen an. Wie die Suizidenten früher einfach am Rande des Friedhofs verscharrt wurden mit dem Gesicht nach unten, weil sie das Licht des Herrn nicht schauen sollten, wie sie als Abschaum der Menschheit dämonisiert wurden. Alles Unsinn, sagte der Pfarrer, der sich von solchen unseligen Traditionen total distanzierte. Rainer wird wie alle Toten begraben und hat seinen Frieden gefunden. Dies war vor allem für seine gläubige Mutter wichtig. Dieser Geistliche bot mir auch weiteren Beistand bei der Bewältigung meiner Trauer an. Hilfreich war auch, daß wir Angehörigen bei der Trauerfeier einbezogen wurden, in einem Gottesdienst wurde ganz bewußt für uns Hinterbliebene gebetet.«

Diskriminierung und Heroisierung

Freiwillig in den Tod gehen – das war im Laufe der Geschichte unter bestimmten Umständen nicht unehrenhaft. Die Geschichte des Suizids ist eine Geschichte der Abwertung, aber auch der

Heroisierung. So hielten die heidnischen Germanen den Suizid für ehrenhafter als den natürlichen Tod. Auch im antiken Griechenland war der Suizid offiziell erlaubt: Man konnte ihn offiziell anmelden und sich genehmigen lassen, die Stadt reichte den Schierlingsbecher auf Kosten des Gemeinwesens. Im antiken Rom war der Suizid nur den drei unterprivilegierten Gesellschaftsklassen verboten: Kriminellen, Soldaten und Sklaven. Die Stoiker verherrlichten sogar den Suizid als edle Tat.

Auch bei den Inuit (Eskimos) galt Suizid als ehrenvoll, um Alter und Krankheit zuvorzukommen. Pflegefälle gab es in ihrer traditionellen Gesellschaft nicht. Wenn alte Inuit die Zeit für gekommen hielten, gingen sie allein in Eis und Schnee. Auch die gesellschaftliche Beurteilung des Suizids kann sich im Verlauf der Geschichte innerhalb von Kulturen verändern. Die japanischen Kamikaze-Flieger wären heute nicht mehr vorstellbar, arabische Selbstmordattentäter dagegen, die fest daran glauben, durch ihre Taten ins Paradies zu kommen, gibt es auch heute noch.

In Preußen ist Suizid seit dem Allgemeinen Landrecht von 1794 kein Straftatbestand mehr, in England hat es bis 1962 gedauert, bis die unsinnige Kriminalisierung aufgehoben wurde. Im nationalsozialistischen Deutschland, wo der gesunde, vitale Herrenmensch als Ideal propagiert wurde, galt Selbstmord als Zumutung für einen Staat, in dem es offiziell nur glückliche Untertanen geben durfte. In Parolen wie »Du bist nichts, Dein Volk ist alles« wurde klar ausgedrückt, daß das Leben des Bürgers in der Hand des Staates lag, und nicht etwa zur eigenen Verfügung stand. Der Suizid galt als Verbrechen am Staat und am Volk. Derjenige, der sich das Leben nehmen wollte, wurde entweder als verrückt oder verbrecherisch dargestellt. Der Dichter und zeitweilige Militärarzt Gottfried Benn verstieg sich 1940 in einem Heeresgutachten zu der These, die eines strammen Nationalsozialisten würdig gewesen wäre, und auch heute leider noch in vielen Köpfen herumspukt: »Die Selbstmörder werden ... in den meisten Fällen zu der Bilanz des Bionegativen gehören, also in der Richtung der Entartung und der Substanzauflösung liegen. (...) Man könnte im Selbstmord sehr wohl einen rassischen Eliminationsprozeß erblicken.«[20]

Rückständiges und vorurteilsbeladenes Denken gegenüber dem »Selbstmörder« wirkte noch bis in die Rechtsprechung der

Bundesrepublik Deutschland hinein. So urteilte der Bundesgerichtshof 1954: »Jeder Selbstmord, von äußersten Ausnahmefällen vielleicht abgesehen, ist vom Sittengesetz streng mißbilligt, da niemand selbstherrlich über sein eigenes Leben verfügen und sich den Tod geben darf.«[21] 1972 entschied ein Richter gar, daß ein Arbeitgeber nach einem Suizidversuch eines depressiven Angestellten nicht zur Lohnfortzahlung verpflichtet ist, weil Suizid »eine sittlich verwerfliche Willensentscheidung« sei.[22]

»Sittlich verwerflich« war aber sicher nicht, was der Theologe und Schriftsteller Jochen Klepper in seiner Verzweiflung im Dritten Reich tat. Er schied zusammen mit seiner jüdischen Frau und seiner Stieftochter im Dezember 1942 aus dem Leben, nachdem alle Bemühungen um eine Emigration der beiden Frauen gescheitert waren und der Transport ins KZ bevorstand. Dem Feind nicht in die Hände fallen, Suizid der Folter und dem gewaltsamen Tod durch fremde Hand vorziehen – dieses Motiv findet sich immer wieder in der Geschichte.

Beim wohl berühmtesten Massensuizid der Geschichte in Massada am Roten Meer, als sich im Jahr 73 n. Chr. 960 Israeliten das Leben nahmen, ist die respektable Ursache der Selbsttötung klar erkennbar: Angst vor den Römern, die die Festung zwei Jahre lang belagert hatten und nun nicht mehr abgewehrt werden konnten. Überhaupt war der Gedanke, sich nicht lebend in Knechtschaft zu begeben, in der Antike weit verbreitet. Da den Siegern fast alles erlaubt war, sahen es oft die Besiegten als ein unentbehrliches Recht an, sich selbst zu töten.

Die Entkriminalisierung des Suizids und seiner Akteure ist zwar mittlerweile erreicht, bilanziert 1997 Georges Minois, der Autor der *Geschichte des Selbstmords*, jedoch um den Preis eines kollektiven mißbilligenden Schweigens. Derjenige, der sich das Leben nimmt, wird als radikaler Aussteiger nun eine Art Spielverderber, der seine Gemeinschaft mit schlechtem Gewissen zurückläßt.[23]

Exkurs: Selbsttötung als Staatsgeheimnis in der DDR

Eine antike Legende beschreibt die qualvolle Strafe des Sisyphos, der einen schweren Felsblock einen steilen Berg hinaufwälzen muß. Doch kurz vor dem Gipfel rollt der Fels immer wieder hinab, und Sisyphos muß seine Arbeit stets von neuem beginnen. Der französische Philosoph Albert Camus hat diese Geschichte zum zentralen Thema seines Buches *Der Mythos von Sisyphos* gemacht. Es beginnt mit dem Satz: »Es gibt nur ein wirklich ernstes philosophisches Problem: den Selbstmord. Die Entscheidung, ob das Leben sich lohnt oder nicht, beantwortet die Grundfrage der Philosophie.«[24] In einem Philosophenlexikon des Ost-Berliner Dietz Verlages fand sich bis 1989 keine Eintragung unter Camus. Werner Felber konnte darauf nur mit Sarkasmus reagieren. »So einfach läßt sich eine philosophische Grundfrage lösen, vor allem wenn sie sich gar auf das Suizidproblem gründet.«

Felber ist nicht irgendein Seelenarzt. Der Chefpsychiater der psychiatrischen Klinik in Dresden ist 1998 zum Vorsitzenden der *Deutschen Gesellschaft für Suizidprävention* gewählt worden. Das liegt auch an seiner untadeligen Vergangenheit als Psychiater in der DDR. Felber will heute über den Unrechtsstaat aufklären. Beim Thema Suizid sieht er großen Bedarf. Anfangs stieß er gegen eine Mauer aus Schweigen, als er die wahren Suizidzahlen der DDR auf den Tisch legen wollte. Doch 1993 bekam Felber anonym statistisches Material zugeschickt: 12 unveröffentlichte Jahrgänge der Suizidstatistik. Felber, der jahrelang diesen Daten hinterhergejagt war, berichtet: »Es mußte davon ausgegangen werden, daß zwar entsprechende Zahlen erhoben worden sind, daß diese aber weiter unter Verschluß gehalten wurden oder nachträglich vernichtet worden sind. Die Postsendung ließ erkennen, daß sie aus dem ehemaligen Institut für medizinische Statistik und Datenverarbeitung in Berlin stammte, daß die Tabellen echt waren.«

Die Zahlen auf Felbers Tisch bestätigten, was Insider immer schon geahnt hatten: Die DDR hatte eine der höchsten Suizidraten der Welt. Rund 5 000 Menschen töteten sich jedes Jahr. Was die Funktionäre nicht daran hinderte, Falschmeldungen in die Welt zu setzen. So wurde behauptet, daß sich in der BRD im Vergleich zur DDR mehr als zweimal so viele Menschen während eines Jahres umbringen. Daß es sich hier um eine statistische Spielerei handelte, da sich die BRD-Zahlen auf dreieinhalbmal so viele Einwohner bezogen, fiel nur dem aufmerksamen Leser auf.

In der DDR gab es offiziell den Suizid gar nicht, weder den

des Pfarrers Oskar Brüsewitz noch den anderer Bürger. Im Sozialismus hatte man notorisch froh zu sein, Suizid galt als Staatsverbrechen, die Zahlen unterlagen höchster Geheimhaltung der Organe. Das Selbstmord-Tabu, das Matthias Matussek 1992 in seinem gleichnamigen Buch eindrucksvoll belegt hatte, machte das Reden über den Suizid unmöglich.[25]

Dabei hätte die DDR allen Grund gehabt, sich mit dem Thema zu beschäftigen, meint Felber, weil in dem eingemauerten Land ein »suizidales Klima« geherrscht habe. Und gab es nicht auch in den Biographien berühmter Sozialisten Suizide? Begingen nicht zwei der drei Töchter von Karl Marx eindeutig Suizid, eine davon gemeinsam mit ihrem Ehemann? Versuchte nicht Josef Stalins alkoholkranker Sohn sich zu erschießen, erschoß sich nicht Stalins zweite Frau? Bekannt wurde auch der Suizidversuch des späteren Kulturministers Johannes R. Becher. Ruth von Mayenburg kommentierte ihn treffend: »So aber konnte der Selbstmordversuch des Dichters vertuscht werden – ein Kommunist hat nicht das Recht, sein Leben, ›das der Partei gehört‹, freiwillig fortzuwerfen; er darf genausowenig mit geheiligter Erde für seine Gebeine rechnen wie ein Katholik.«[26]

Ärzte und Psychologen, die sich mit dem Thema ernsthaft auseinandersetzten, wurden systematisch behindert. Werner Felber wunderte sich sehr: »Anfang 1990 erhielt die Dresdner Klinik für Psychiatrie einen Brief von einem renommierten Ost-Berliner Zeitschriftenverlag, aus dem hervorging, daß das Manuskript *Suizidale Handlungen bei Mitarbeitern des Gesundheitswesens* in der Redaktion eingetroffen sei. Nach kritischer Einschätzung durch die Gutachter werde über die weitere Entscheidung hinsichtlich der Annahme informiert.« Das Manuskript war vor 14 Jahren zur Veröffentlichung im Verlag eingereicht worden. Es handelte sich um die Habilitationsschrift seines Vor-Vorgängers in der Betreuungsstelle für Suizidgefährdete an der Dresdner Nervenklinik, die Felber selbst bis zur Wende nie gelesen hatte. »Weil einige unveröffentlichte Suizidziffern eingearbeitet worden waren, war die Arbeit zur Vertraulichen Dienstsache (VD) erklärt worden und damit nicht mehr zugänglich.«

Die seltsame Geheimnistuerei mußte Felber seinen West-Kollegen auf Kongressen immer wieder erklären. »Hätte ich mir durch ein Sondergenehmigungsverfahren Zugang verschafft – es ist zweifelhaft, ob ich überhaupt für VD-würdig gegolten hätte – wäre automatisch meine Habilitationsschrift wiederum eine VD-Angelegenheit geworden, womit sie ein Schubladenprodukt gewesen wäre. Ähnliche Probleme hatten auch andere Kollegen zu berichten, die sich zaghaft mit der Suizidforschung beschäftigten. Brisantes Material darüber lagerte in den Giftschränken neben pornographischer Literatur, faschistischer Propaganda und sogenannter Hetzliteratur aus den Ländern des Klassenfeinds.«

Es kann nicht sein, was nicht sein darf: Auf diesen Nenner kann man den Umgang der DDR mit dem Suizidthema bringen. Der Suizid war als radikalste Republikflucht, als konsequentestes Nein zu den Segnungen des Sozialismus, ein Supertabu. Das generelle Phänomen einer hohen Suizidrate wurde einfach durch öffentliche Nichterwähnung ignoriert. Nach dem Mauerbau, als sich überdurchschnittlich viele Menschen umbrachten, war der Suizid eines der größten Tabuthemen.[27] Weil es das Problem offiziell nicht gab, war natürlich auch keine Prävention nötig: keine Telefonseelsorge, keine Öffentlichkeitsarbeit, keine Krisenintervention.

Nur in Dresden gab es seit 1968 eine mehr schlecht als recht arbeitende Betreuungsstelle für Suizidgefährdete – ein Tropfen auf den heißen Stein, meint Felber. Seine Analyse über diese unhaltbaren Zustände läßt an Deutlichkeit nichts zu wünschen übrig: »Man stelle sich vor, daß die Veröffentlichung der Sterblichkeit von Kreislauferkrankungen sowohl als Gesamtaussage verboten, als auch als Therapiekontrolle jedweder Art massiv behindert würde. Das gravierendste Ergebnis der Tabuisierung des Suizidproblems war die Entfremdung der DDR-Bürger von einer Tatsache menschlichen Seins, die zu den Schattenseiten der Existenz gehört. Nichts darüber war ihnen bekannt, keine Nachricht von dessen Ausmaß drang in ihr Bewußtsein, das Problem war ausgeblendet, nicht existent oder verdrängt. Es reihte sich ein in eine Kette von Behütungen. So entstand eine Andorra-Mentalität mit einem Syndrom der kleinen Welt, in der es keine Kriminalität, keinen Suizid, keine Bettler, keine Drogen, keinen Egoismus, keine Arbeitslosigkeit, keine Ausländer, kaum Alkohol gab. Der Staat bewahrte vor Reisen und damit auch vor Aids, so einfach war das.«

Auch die Geschichte der Suizidopfer des Stalinismus ist noch längst nicht geschrieben, meint Felber und zitiert Margarete

Buber-Neumann zum Suizid sowjetischer Emigranten durch offizielle Parteiorgane: »Man zeigte kein Mitgefühl, sondern erging sich in Phrasen über das Schicksal einer absterbenden Klasse, die nun mal auf dem Misthaufen der Geschichte enden müsse.«[28]

Diese Haltung änderte sich auch nicht durch einen öffentlich nicht verschweigbaren Suizid: Erich Apel, der Wirtschaftsexperte der DDR, nahm sich am 3. Dezember 1965 das Leben. Einem scheinheiligen Staatsbegräbnis folgte die Vernebelung. Beim Suizid von Oskar Brüsewitz wurde der Vorgang nicht nur vernebelt, sondern ganz verdunkelt. Der Pfarrer hatte sich am 18. August 1976 in Zeitz öffentlich vor dem Transparent »Die Kirchen klagen den Kommunismus wegen der Unterdrückung der Jugend an« verbrannt. Die Stasi unterband nahezu alles an Trauer, was möglich war. Weniger bekannt ist der Fall des Pfarrers Rolf Guenter, der sich am 17. September 1978 mitten im Gottesdienst verbrannte, währenddessen ein Tonband Bibelzitate verkündete und sich ein Plakat entrollte: »Wacht endlich auf.« Felber könnte tagelang über die panische Angst der DDR-Offiziellen vor dem Suizid sprechen: »Suizide in Armee, Polizei und Justiz wurden nie öffentlich, Rechtsmediziner wurden zur Vertuschung angehalten. Pathologen verpflichtete man, Selbstmorde so zu reklassifizieren, daß der wahre Umfang des Problems nicht mehr kenntlich war.«

Der erste Eindruck nach der Wende, daß sich Suizide auf dem Gebiet der ehemaligen DDR häuften, war trügerisch. Zwar berichteten die Zeitungen in großer Aufmachung über Suizidfälle, aber so viele waren es gar nicht, weiß Werner Felber, der die Zahlen sehr aufmerksam beobachtet hat. »So schlimm jeder Einzelfall ist: Zahlenmäßig fielen sie nicht so ins Gewicht wie die Suizide vor 1989. Der Eindruck der Häufung entstand dadurch, daß vorher nie über Suizide berichtet worden war. In Wirklichkeit gingen die Suizidziffern ständig zurück, sie haben sich insgesamt halbiert und nähern sich langsam dem Westniveau an. 1998 haben wir im Osten Deutschlands so wenige Suizide wie zuletzt seit 100 Jahren.«

Natürlich gibt es auch Verlierer der Wende, die sich das Leben genommen haben. Und abgesehen von der hohen Arbeitslosigkeit, die in allen Gesellschaften ein schweres Suizidrisiko darstellt, kam es kurzzeitig zu besorgniserregenden Erscheinungen, die es vorher so nicht gegeben hatte. So stellte der Psychiater Dieter Rabich aus Hildburghausen bei älteren Leuten einen Verarmungswahn nach der Wende fest: »1990 und 1991 hatten wir mit diesen Symptomen 17 Patienten, 1989 keine. Es waren Menschen, die sich im Versorgungsstaat DDR geborgen gefühlt hatten. Plötzlich glaubten sie wider alle Vernunft, kein Geld für Kleider und Kohle zu haben und daß ihnen nach der Währungsunion die Rente weggepfändet wird. Später stellte sich heraus, daß sich an ihrer sozialen Situation nichts Wesentliches geändert hatte.«

Wer nimmt sich das Leben?

Februar 1998: Eine halbe Autostunde südlich von Hamburg brennt ein Bauernhof in der Lüneburger Heide lichterloh. Einen Tag später hätte er zwangsversteigert werden sollen, weil der Inhaber eine halbe Million DM Schulden nicht mehr tilgen konnte. Der 51jährige Brandstifter, der seinen eigenen Hof angezündet hatte, wählte ein Ende mit Schrecken: Mit einem Nylonseil erhängte er sich im Stall. An die Haustür, so berichteten die Zeitungen, war ein Zettel befestigt: »Kauft euch dieses Haus. Die Bank hilft euch erst. Dann macht sie euch fertig.« Den Wasserhydranten vor seinem Haus hatte er zertrümmert, am Eingangstor hatte er Nägel in den Straßenbelag geschlagen, damit Polizei und Feuerwehr nicht durchkommen. Den Suizid und die völlige Zerstörung seines Lebenswerkes sollten die ungebetenen Retter nicht aufhalten.

17. April 1998, Freitag nachmittag: Auf der Autobahn A 3 herrscht reger Verkehr. Ein Autofahrer hat kein Auge mehr dafür. Manfred Müller*, ein ehemaliger Bürgermeister und Kanzler einer Fachhochschule, steht auf der Autobahnbrücke, seinen Wagen hat er geparkt. Dann klettert der 44jährige über die Brüstung und stürzt sich in den Tod.

Kurze Zeit später in der Nähe eines Autobahnrastplatzes an der A 45: Ein ehemaliger Manager der Textilindustrie ist fest entschlossen, seinem Leben ein Ende zu bereiten. Der Hobbyjäger erschießt sich mit seiner Jagdwaffe, zwei Tage vor einem Prozeß gegen ihn. Er war der Untreue angeklagt. »Mißwirtschaft durch Größenwahn«, hatte ihm die Belegschaft vorgeworfen, für die er die Verantwortung trug. Eine Haftstrafe von bis zu zehn Jahren drohte dem mutmaßlichen Täter, der für den Verlust von mehreren hundert Arbeitsplätzen verantwortlich gemacht worden war.

Suizid im Spiegel der Statistik

Drei Männer, drei Schicksale, die eine offensichtliche Tendenz belegen: Mehr als doppelt so viele Männer wie Frauen bringen sich in Deutschland um. Dies ist nachzulesen im von der Bundesregierung herausgegebenen *Gesundheitsbericht für Deutschland*, der 1998 erstmals ein Kapitel über Suizid enthielt.[29] Wo der Statusverlust groß ist, scheint auch der Suizidgedanke eher da zu sein. »Vielleicht ist das starke Geschlecht vor allem nach außen stark und weniger geübt in der Konfliktbewältigung als Frauen«, meint der Würzburger Suizidforscher Armin Schmidtke. Von den 12 256 Suiziden, die 1997 das Statistische Bundesamt in Wiesbaden registrierte, wurden 8 835 von Männern begangen. Bei den versuchten Suiziden sieht es genau umgekehrt aus: hier dominieren die Frauen mit zwei Dritteln. Auf einen vollzogenen Suizid kommen bei Frauen nach vorsichtigen Schätzungen 15 Versuche, bei Männern fünf.

Rangfolge der Altersgruppen in der Suizidstatistik 1997[30]

	Altersgruppen	*Suizide*	*Männer*	*Frauen*
1.	55–60 Jahre	1 264	915	349
2.	45–50 Jahre	1 059	808	251
3.	40–45 Jahre	1 056	826	230
4.	35–40 Jahre	1 045	844	201
5.	30–35 Jahre	996	791	205
6.	50–55 Jahre	948	699	249
7.	60–65 Jahre	884	618	266
8.	65–70 Jahre	835	571	264
9.	70–75 Jahre	742	446	296
10.	25–30 Jahre	712	654	158
12.	80–85 Jahre	668	380	288
13.	85–90 Jahre	478	287	191
14.	20–25 Jahre	444	363	81
15.	15–20 Jahre	298	237	61
16.	90 und mehr	176	120	56
17.	10–15 Jahre	34	27	7
18.	5–10 Jahre	2	1	1

Im internationalen Vergleich liegt Deutschland im »Mittelfeld«. In Griechenland bringen sich die wenigsten Menschen in Europa um: 3,5 Tote auf 100 000 Einwohner, in Ungarn sind es mit 38,6 Toten die meisten; in Deutschland 17,5 (zum Vergleich: während der NS-Zeit lag die Quote bei 28,3). Legt man die mittlere Lebenserwartung zu Grunde, dann nimmt sich zur Zeit (1998) in den alten Bundesländern jeder 71. Mann und jede 161. Frau das Leben. In den neuen Bundesländern ist es jeder 58. Mann beziehungsweise jede 147. Frau. Die etwas höheren Zahlen in den neuen Bundesländern liegen daran, daß die Bundesländer Sachsen, Thüringen und Sachsen-Anhalt traditionell die höchsten Suizidraten in Deutschland haben.[31]

In den Industrieländern ist der Suizid über alle Lebensalter hinweg die zehnthäufigste Todesart. Im Alter von 10 bis 14 Jahren steht die Selbsttötung an 7. Stelle, im Alter von 15 bis 24 Jahren sowie im Berufsalter der Frau an 3. Stelle, im Berufsalter des Mannes rangiert sie an 2. Stelle in der Statistik der Todesursachen.

Bei Jugendlichen ist der Suizid nach Unfällen die zweithäufigste Todesursache. Mit höherem Lebensalter steigt die absolute Zahl der Suizide deutlich an, wird aber durch andere Todesursachen und natürliche Alterserscheinungen prozentual weit übertroffen.[32] Ab 60 nimmt die Suizidgefährdung mit dem Alter sowohl für Männer als auch für Frauen dramatisch zu: 36 Prozent aller Menschen, die sich 1996 umbrachten, waren älter als 60 Jahre.

Gibt es eine Typologie der Opfer?

Manche kündigen es direkt an, manche machen es plötzlich, manche hinterlassen Botschaften, manche gehen ohne eine einzige Zeile. Viele sind äußerlich erfolgreich, und es gibt scheinbar keinen realen Grund. Kurzum: jeder Fall ist anders. Viele wünschen sich eine eindeutige Typologie, aber die klassische Suizidpersönlichkeit gibt es nicht. Es sind Menschen aus allen Schichten, auch viele prominente und angesehene Leute gehören dazu: Bundestagsabgeordnete, Sparkassendirektoren, Landräte, Manager, Starjournalisten, Pfarrer, Zahnärzte. In den Zeitungen tauchen zumeist nur kurze Notizen auf, die vermelden, daß Helmut Kohls Zahnarzt ebenso unter den Unglücklichen zu finden ist wie der Fahrer des bayerischen Landtagspräsidenten.

Warum aber bringen sich Menschen um, was geht in ihnen vor der Tat vor? Der Wiener Suizidforscher Erwin Ringel hat versucht, die Verzweiflung zu erklären: »Die Situation wird als bedrohlich, unheimlich, grenzenlos, unüberschaubar, unbeeinflußbar, unüberwindbar erlebt, während hingegen die eigene Person als klein, hilflos, ausgeliefert und ohnmächtig empfunden wird. Auf diese Weise herrscht der Eindruck, von allen Seiten behindert und umzingelt zu sein, in einen Raum, eine Röhre gepreßt zu werden, wo die Luft zum Atmen weggenommen ist.«[33] Und auf noch eine Besonderheit weist er hin: »Ich mußte registrieren, daß die meisten der Patienten während der ganzen Kindheit traumatisiert worden waren und daß man bei ihnen größtenteils statt Urvertrauen Urmißtrauen, statt Selbständigkeit Unsicherheit und statt Initiative eine beträchtliche Hemmung, oft mit Schuldgefühlen verbunden, fand.«[34]

Bei vielen Suizidopfern handelt es sich um sozial überdurchschnittlich engagierte, intelligente Menschen, die sich selbst unter starken Druck gesetzt haben. Viele stammen aus den sogenannten Helferberufen. Oft zeigten sie dort großes Verantwortungsbewußtsein, litten aber unter posttraumatischen Belastungsstörungen, die erst seit den 80er Jahren als Krankheit anerkannt werden. Den Polizisten, Feuerwehrleuten und Sanitätern hatten sich schreckliche Bilder während ihrer Einsätze eingebrannt. Manche werden damit nicht fertig, besonders dann, wenn diese Bilder und Gefühle unbehandelt bleiben und andere individuelle Probleme hinzukommen.

Hohe Intelligenz ist keine Seltenheit unter den Verzweifelten und gilt als zusätzlicher Risikofaktor, so die Meinung der Mitglieder der britischen Selbsthilfegruppe *Shadows of Suicide*: »Die Kinder in unserer Gruppe waren oft hochintelligent und talentiert. Die Eltern hatten oft das Gefühl, daß dieses Kind in der Familie das fähigste und gleichzeitig verletzbarste war, das eher am Rand stand. Vielleicht haben sie wegen ihrer guten Leistungen und ihres problemlosen Verhaltens zu wenig Aufmerksamkeit bekommen.« Das bestätigt auch die Berlinerin Heidi Matzel, deren Sohn Michael sich das Leben genommen hat. Sie befragte 85 Eltern, deren Kinder sich umgebracht hatten. Eines ihrer zentralen Ergebnisse war: »Die meisten jungen

Leute, die diesen Schritt meinten wählen zu müssen, waren lebenslustig, erfolgreich, sportlich, beliebt, lebten in schönen, geordneten Umfeldern, oft sehr begabt, kreativ, sensibel und engagiert.«[35]

Suizidopfer kommen aus allen sozialen Gruppen, betont auch der Würzburger Suizidforscher Armin Schmidtke. Er ist der führende Experte in Deutschland, der sich mit der Suizidstatistik beschäftigt und weltweit für die Weltgesundheitsorganisation (WHO) diese Daten auswertet. Seit 20 Jahren, so stellt Schmidtke fest, sinkt die offizielle Suizidrate in Deutschland langsam. Er wundert sich ein wenig darüber: »Es gibt immer mehr alte Menschen, die Arbeitslosigkeit stieg dramatisch an, die religiöse Distanz wuchs, weltanschauliche Bindungen zerbrachen, die Zahl der Singlehaushalte vervielfachte sich, der Drogen- und Alkoholkonsum stieg.« Aber Deutschlands Suizidforscher geben keine Entwarnung. Die Suizidstatistik kann auch täuschen. Sind in ihr doch nur die Fälle enthalten, wo auf dem Totenschein eindeutig »Suizid« steht. Die Abnahme der Zahlen geht mit einem deutlichen Ansteigen unklarer Todesursachen einher. Wenn alte Menschen die Nahrung verweigern oder ihre lebenswichtigen Medikamente nicht mehr nehmen, geht das nicht in die Statistik ein. Diese stillen Suizide werden nicht als solche registriert. Selbst wenn alte Menschen einen mit Tabletten unternommenen Suizidversuch im Krankenhaus ausschlafen und kurze Zeit darauf an einer Lungenentzündung sterben, werden auch diese Fälle offiziell nicht als Suizidopfer in der Statistik geführt.

Noch unübersichtlicher ist die Situation im Straßenverkehr. US-Verkehrsexperten sind der Meinung, daß jeder siebte bis achte tödliche Verkehrsunfall ein verkappter Suizid ist.[36] Der ADAC-Verkehrspsychologe Hans Peter Seemann schätzt, daß die Dunkelziffer sehr hoch ist: »Die meisten Suizide mit dem Fahrzeug sind spontane Entschlüsse, das heißt, jemand sieht ganz plötzlich die Welt über sich zusammenbrechen und entscheidet sich spontan: Es ist doch die einfachste Methode, wenn ich gegen einen Baum fahre. Gift oder eine Waffe sind viel schwerer zu beschaffen. Ein Selbstmord mit dem PKW kostet manche Menschen weniger Überwindung, als sich mit dem Messer, dem Strick oder der Pistole zu töten.«[37]

Die Indizien sind oft eindeutig, auch wenn es im Polizeibericht heißt, daß das Fahrzeug »aus unerklärlichem Grund von der

Fahrbahn« abgekommen sei: Hohes Tempo, fehlende Brems- und Schleuderspuren auf übersichtlichen Straßen, auf langen Geraden und trockener Fahrbahn, die Fahrer waren nicht angegurtet und hatten häufig Alkohol im Blut. Daß an der Redewendung »der fährt wie ein Selbstmörder« etwas dran ist, belegen auch Wissenschaftler: Der Rechtsmediziner Werner Weber untersuchte an der Rheinisch-Westfälischen Technischen Hochschule Aachen Verkehrsunfälle. Etwa jeder 25. Fußgänger und jeder 50. Autofahrer, die tödlich verunglückten, waren seiner Ansicht nach Menschen, die bewußt den Tod suchten.[38]

Ein weiterer Faktor, der die offizielle Suizidstatistik »verfälscht«: Viele der über 2 000 Rauschgifttoten, die jährlich an einer Überdosis sterben, sind Menschen, die sich bewußt umbringen wollten. Nach Schätzungen des Bundeskriminalamtes in Wiesbaden sind unter den Drogentoten mindestens 18 Prozent Suizidopfer.

Zusätzlich gibt es noch die Fehldiagnosen auf dem Totenschein. »Herzversagen« statt Selbsttötung heißt es da. Der Notarzt oder Hausarzt wird angefleht, einer kleinen Manipulation zuzustimmen. Weil die Angehörigen hoffen, so die Illusion wahren zu können. Weil so die Polizei nicht ins Haus kommt. Weil die Versicherungen dann keine dummen Fragen stellen.

Die Risikogruppen

Unter den Suizidforschern ist es unumstritten, wer zu den Risikogruppen gehört.

- *Depressive*
  Mehr als 80 Prozent der Patienten, die an endogenen (innerlichen) Depressionen leiden, denken an Suizid. Ein Viertel der Patienten schließlich setzt die Suizidphantasien auch in die Tat um. Nach Daten der WHO haben 60 bis 90 Prozent der Menschen, die durch Suizid sterben, vorher schon an klinischen Depressionen gelitten. Sie wollen nicht unbedingt sterben, können aber auch nicht mehr leben. Depressionen kommen heute in psychosomatischem Gewand daher. Sie verbergen sich hinter einem Bündel von körperlichen Symptomen wie Unruhe, Schlaflosigkeit, Mattigkeit. Wer depressiv ist, fühlt

sich lebensunfähig, er verliert die Fähigkeit, Gefühle zu empfinden, hat keinerlei Antrieb und Initiative mehr. Nur wenn ein Mensch einen Hauch von Hoffnung entwickelt, kann er seine Suizidabsichten aufschieben.

- *Schizophrene*
  Wahnvorstellungen führen in zirka 13 Prozent der Fälle zum Tode durch Suizid. Der Suizid im psychiatrischen Krankenhaus ist häufig darauf zurückzuführen.

- *Menschen, die einen Suizidversuch hinter sich haben oder ihn ankündigen.*
  Auf 7 bis 22 Prozent wird ihr Risiko geschätzt. Wenn Suizidversuche wiederholt werden, geschieht dies meist kurz nach dem ersten Versuch, in über der Hälfte aller Fälle im ersten halben Jahr danach.

- *Alkoholiker*
  Die Suizidrate beträgt etwa zwei Prozent bei unbehandelten und bis zu 3,4 Prozent bei behandelten Alkoholikern. Das klingt wenig, aber bei der großen Zahl von Alkoholkranken fällt es statistisch stark ins Gewicht. Bei vielen Suiziden ist Alkohol mit im Spiel, und sei es nur, um sich Mut anzutrinken.

- *Medikamenten- und Drogenabhängige*
  Das Risiko, Hand an sich zu legen, ist bei dieser Gruppe bis zu 50mal höher als in der Allgemeinbevölkerung.

- *Alte und Vereinsamte*
  Kommt beides zusammen – was leider häufig der Fall ist – sprechen die Experten von einem 500fach erhöhten Suizidrisiko. Gefährdet sind auch Geschiedene, Singles und alleinstehende Frauen, die ehemalige Familienmitglieder ernähren müssen. Kritisch und risikoerhöhend ist auch die Tatsache, daß es vielen Menschen an Sozialkontakten und Selbstwertgefühl fehlt, wenn sie arbeitslos oder in Rente sind.

- *Menschen nach einer Trennung*
  Viele, die in einer engen Beziehung lebten und dadurch we-

nig andere Kontakte hatten, fallen in ein tiefes Loch, wenn die Beziehung zerbricht oder der Partner stirbt.

- *Konflikte am Arbeitsplatz*
  20 Prozent aller Suizide werden durch Mobbing ausgelöst, ergab eine schwedische Untersuchung. Das mag übertrieben scheinen, weil ein Suizid immer mehrere Ursachen hat, aber auch große Probleme am Arbeitsplatz können Auslöser von Katastrophen sein.[39]

- *Chronisch Kranke und Schmerzpatienten*
  Allein bei Dialyse-Patienten soll das Suizidrisiko bis zu 400mal größer sein als in der Normalbevölkerung, bei Krebs und auch Magersucht zweimal so hoch, bei HIV-Infektionen siebenmal. Bei Querschnittsgelähmten geben 40 Prozent an, oft an Suizid zu denken.[40]

- *Menschen in Haft*
  In den Haftanstalten spielen sich Jahr für Jahr Tragödien ab, die kaum bekannt werden. Von 1993 bis 1997 haben sich in deutschen Haftanstalten 45 Asylbewerber aus Angst vor der Abschiebung das Leben genommen. Durchschnittlich etwa alle drei Tage tötet sich ein Häftling. Der Suizid im Gefängnis wird gesellschaftlich so heruntergespielt, daß nicht einmal mehr von einem Tabu gesprochen werden kann. Die Justiz und Polizeibehörden veröffentlichen nur ungern Zahlen. Die Gefangenen fühlen sich isoliert, nach dem Strafprozeß und der Verurteilung fallen sie oft in eine tiefe Krise. Dies gilt besonders für Drogenabhängige, die eigentlich nicht ins Gefängnis gehören, meint der Bochumer Gefängnisseelsorger Hans-Gert Holtkamp. »Wenn jemand ins Gefängnis kommt und dann noch auf Entzug ist, verkraftet er das oft nicht.«[41]

- *Stadtbevölkerung*
  Wer in der Großstadt lebt, womöglich noch als Single, hat rein statistisch ein deutlich höheres Suizidrisiko. Die Zahlen auf dem Land liegen weit unter denen in urbanen Zentren. So beträgt das Verhältnis zum Beispiel in Würzburg zum Umland 70:30.

Der Pilot, der im Dezember 1996 in seiner Piper 28 direkt auf das Zugspitzmassiv zuflog, ließ sich nicht mehr aufhalten. Das Zureden über Funk nutzte nichts mehr, ein Drama nahm seinen Lauf. Das Flugzeug zerschellte am Berg und stürzte in ein Schneefeld. Der letzte Funkspruch lautete: »Ich setze meinem Leben ein Ende. Und tschüs!« Die bayerische Grenzpolizei war sich sicher: »Hier wollte einer ganz spektakulär sterben und in die Zeitung kommen. Markante Punkte ziehen Selbstmörder magisch an. Sie wollen mit ihrem Abgang noch ein letztes Zeichen setzen. Es ist wie ein letztes narzißtisches Aufbäumen.«[42]

Ging es auch bei dem Suizid im Nürnberger Zoo im Herbst 1998 um ein letztes theatralisches Ausleben? Ein 27jähriger Physikstudent hatte sich seiner Kleider entledigt, war in den Wassergraben gesprungen und zum Löwenkäfig geschwommen. Dort fielen die Löwen über ihn her und töteten ihn auf grausame Weise. Das Drama wirkte wie die Kopie einer Tragödie von 1954. Damals sprang ein 21jähriger Elektrotechniker über das Gitter des Löwenkäfigs im Nürnberger Zoo, weil er es angeblich nicht verkraftet hatte, in der Berufsoberschule nicht mehr Klassenbester zu sein.

Solche Fälle, die in der Presse ausgeschlachtet werden, sind allerdings selten und sollten über eines nicht hinweg täuschen: Die meisten Suizide sind einsame Entschlüsse und geschehen in aller Stille. Manche Leichen werden nie gefunden und gelten als Verschwundene; eine Tatsache, die den Hinterbliebenen das Trauern noch einmal erschwert. Die wenigsten inszenieren ihren Abgang so spektakulär wie der griechische Philosoph und Wanderprediger Peregrinus. Zur 235. Olympiade kündigte er an, daß er sich vier Jahre später zu den nächsten Spielen öffentlich verbrennen werde. Für den Dresdner Suizidforscher Werner Felber ist dieser Fall immer noch der sensationslüsternste Suizid aller Zeiten. Felber zitiert den Geschichtsschreiber Lukian: »Der ehrgeizige Tor ist zu guter letzt – so heftig brannte die Liebe nach Ruhm in ihm – noch gar zu Feuer geworden! Man könnte ihn, was diesen Punkt betrifft, einen zweiten Empedokles nennen, wiewohl mit dem Unterschied, daß dieser, als er sich in den Krater des Ätna stürzte, von niemand gesehen werden wollte: jener edle Held hingegen, der die volkreichste aller griechischen

Nationalversammlungen zur Szene seiner großen Tat erwählte und einen ungeheuren Holzstoß auftürmen ließ, um in Gegenwart einer unendlichen Menge von Zuschauern hineinzuspringen.«[43]

Das Peregrinus-Phänomen gibt es auch heute noch. Da verbrennen sich alte Nazis vor der Münchener Feldherrnhalle, auf die einst Hitler 1923 zumarschierte, mit einem antisemitischen Pamphlet in der Hand. Und so absurd es klingen mag: Es existiert auch eine Art Suizidtourismus. Venedig gilt als das »Topziel« für Suizidkandidaten, in keiner Stadt registriert man so viele Selbsttötungen von Ausländern. Die meisten kommen aus Deutschland.[44] In San Francisco befürchtete die Polizei einen Wettbewerb um den zweifelhaften Ruhm, das tausendste Opfer zu sein, das von der Golden Gate Bridge in den Tod springt. Psychologieprofessor Jerome Motto erläuterte den Hintergrund: »Wenn man sterben will und gleichzeitig auf Unsterblichkeit aus ist, was könnte einen unsterblicher machen als die Nummer tausend zu sein?«[45]

Die Suizidromantik kollidiert mit der ungeheuren Gewalt, die sich Menschen antun. Da köpfen sich Männer am Arbeitsplatz mit einer Kreissäge, da klettern Männer auf Strommasten und stürzen sich in die Hochspannungsdrähte der Überlandleitungen, da springen Familienväter während einer Ballonfahrt aus dem Korb, da frieren sich Frauen in Tiefkühltruhen ein, da trinken Gärtner das Pflanzengift E 605 und stürzen sich sterbend in einen Brunnen.

In den Suizidstatistiken läßt sich eine Konstante klar erkennen: Männer bevorzugen die harten Methoden wie Erschießen, Erhängen, Schienentod, während Frauen eher zu Gift und Medikamenten greifen oder sich die Schlagadern öffnen. Die Chancen zum Überleben sind hier ungleich größer als beim Hängen: Auch hier kann es zwar 5 bis 30 Minuten (!) dauern, aber wenn die Schlinge richtig sitzt und die Halsschlagader optimal blockiert, verliert man schon nach zwei bis fünf Sekunden das Bewußtsein. Der Stromtod in der Badewanne war nach Meinung von Wolfgang Bonte, Chef des Gerichtsmedizinischen Instituts in Düsseldorf, Mitte der 90er Jahre eine Art Modeerscheinung. Er hatte mindestens eine Wasserleiche pro Monat auf dem Tisch. Aber keineswegs schmerzfrei ist der Tod in der Badewanne durch Fön, Mixer oder Bügeleisen. Der Bayreuther Psychiater Manfred Wolfersdorf bemerkt hierzu: »Der Sterbende erlebt seinen Herzstillstand nach längerem Kammerflimmern schmerzhaft, es kommt zu heftigen Verkrampfungen.«[46]

Psychoanalytiker verweisen darauf, daß die Todesart meist zu der seelisch schwächsten Stelle des verzweifelten Menschen paßt. Für die Suizidforschung, so der Theologe Klaus-Peter Jörns, ist es lange ein Rätsel geblieben, warum manche ins eiskalte Wasser gehen, und andere sich verbrennen. »Fragen wir Menschen, denen sich diese Todesarten als Suizidphantasien aufdrängen oder die aus solchem Sterben noch haben herausgeholt werden können, so zeigt sich, daß diese Todesarten mit ihrer Verzweiflung korrespondieren. Wenn ein Mensch sein Leben oder doch eine unerträgliche Zeit lang in der Seele gefroren hat, weil er sich allein gelassen fühlte, ohne Liebe zu bekommen, da wo er sie gesucht hat, so kann das eine große Feuer der Seele wohl versprechen, alle Kälte, allen Frost der Jahre auf einmal zu verbrennen. Und wer sich umgekehrt sein Leben oder doch eine zu lange Zeit an unlösbaren Problemen aufgerieben hat, so daß jede Berührung mit anderen die Hitze noch erhöht, dem mag das kalte Wasser wohl versprechen, Seele und Leib wirklich zu kühlen.«[47] Ein 23jähriger junger Mann, der sich mit Benzin übergoß und so seinem Leben ein Ende bereitete, scheint diese These durch seinen Abschiedsbrief zu bestätigen. »Die Welt ist kalt, eiskalt. Ich glaube, das Feuer ist mein Freund. Ich möchte wissen, was es empfindet, wenn es etwas verbrennt und andere wärmt. Es muß wohl Liebe sein.«

Benzin, Wasser, Elektrizität, Seile, Gürtel, hohe Häuser und Brücken sind überall ausreichend vorhanden. Suizide kann man nicht über die Einschränkung der Methoden verhindern, das wäre ein aussichtsloses Kurieren am Symptom, meint Suizidforscher Armin Schmidtke. »Man kann den Zugang zu Suizidmitteln erschweren, indem Abgase im Haushalt und am Auto entgiftet werden, Waffengesetze verschärft, Brücken mit Schutzeinrichtungen versehen und weniger giftige Medikamente verschrieben werden. Die Auswirkungen sind jedoch meist zeitlich begrenzt und reduzieren die Suizidraten nur so lange, bis die Betroffenen zu neuen Methoden übergehen.«

Auch im Kindes- und Jugendalter werden bereits überwiegend harte Methoden angewandt. Vier von fünf Jungen zwischen 10 bis 14, die sich töten, erhängen sich, bei den Mädchen ist es jede zweite. Zwischen den alten und neuen Bundesländern lassen sich keine signifikanten Unterschiede, was die Methoden der Selbsttötung betrifft, feststellen.

WIE BRINGEN SICH MENSCHEN IN DEUTSCHLAND UM (2000)[48]

- *Erhängen, Erdrosseln und Ersticken:* 5815 Fälle (4669 Männer/1146 Frauen)
- *Vergiften mit festen oder flüssigen Stoffen:* 1317 Fälle (633 Männer/684 Frauen)
- *Sturz aus der Höhe:* 1038 Fälle (605 Männer/433 Frauen)
- *Durch Feuerwaffen und Explosivstoffe:* 835 Fälle (802 Männer/33 Frauen)
- *Durch Werfen/Legen vor ein bewegtes Objekt (z. B. Schienensuizid):* 616 Fälle (452 Männer/164 Frauen)
- *Durch Ertrinken:* 385 Fälle (159 Männer/226 Frauen)
- *Durch schneidende und stechende Gegenstände:* 338 Fälle (268 Männer/70 Frauen)
- *Vergiften mit Gasen und Dämpfen:* 284 Fälle (254 Männer/30 Frauen)
- *Durch Rauch, Feuer, Flammen:* 84 Fälle (59 Männer/25 Frauen)
- *Durch absichtliche Kfz-Unfälle:* 40 Fälle (31 Männer/9 Frauen)

Die hilflosen Helfer: Sind Ärzte besonders gefährdet?

Die Todesanzeige in der Tageszeitung verzichtete auf Floskeln. »Sein Tod läßt uns ratlos zurück«, schrieben die Kollegen von Dr. Udo Berg*. Der Chefarzt eines Krankenhauses hatte sich nachts mit einer Injektion das Leben genommen. In seinem Abschiedsbrief an die Klinik, der in der Presse nachzulesen war, schrieb er: »Warum? Abrechnung: nein! Schuldzuweisung: nein. Unverständnis: vielleicht.« Udo Berg hatte sich vielleicht zu viele Lasten auf seine Schultern geladen: der Aufbau einer Anästhesie-Abteilung im Krankenhaus, zusätzlich leitender Notarzt der Stadt, das heißt ununterbrochene Tag- und Nachtschichten. Berg ging in seinem Beruf auf. Doch er wurde schon früh mit Suiziden in der Klinik konfrontiert. An seiner früheren Arbeitsstelle hatte sich zuerst der Oberarzt der Anästhesieabteilung das Leben genommen, dann der Chefarzt. Waren das seine Vorbilder?

Es klingt paradox: Viele Ärzte leben extrem ungesund, können sich selbst oft nicht helfen und lehnen die Hilfe von Kollegen ab, weil sie sich für ihre Schwäche schämen. Die Suizidrate unter Ärzten ist bei Männern zwei- bis dreimal so hoch wie in der Gesamtbevölkerung, hat der Wiener Medizinpsychologe Gernot Sonneck erforscht, bei Frauen sogar fünf- bis sechsmal so hoch.[49]

Zahlreiche Mediziner leiden unter massiven körperlichen und seelischen Störungen, sind ausgebrannt und durch lange Bereitschaftsdienste von bis zu 36 Stunden am Stück übermüdet. Die Folge: Auszehrung und Erschöpfung. Viele haben Alkoholprobleme und halten sich durch Aufputschmittel fit. »Mediziner gehören sicherlich zu den kränksten Berufsgruppen«, sagt Ellis Huber, der selbstkritische ehemalige Präsident der Berliner Ärztekammer. »Wir müssen dringend über unser Gesundheitssystem nachdenken. Nur wenn der Arzt mit sich selbst im reinen ist, ist er auch in der Lage, seinen Patienten wirklich zu helfen.«[50] Mediziner gehen selten und ungern zum Arzt. Ihr nahezu unbegrenztes Vertrauen in Medikamente und die Möglichkeiten zur Selbstmedikation erhöhen ohne Zweifel die Suchtgefahr, warnen die Kölner Psychiater Michael Schifferdecker und Alexander Loevenich in einer Studie über Drogensucht unter Medizinern.[51]

Inzwischen gibt es Selbsthilfegruppen für Ärzte, die die Ursachen klar benennen: »Der Arztberuf macht krank, Lebenserwartung und Lebensqualität der Ärztinnen und Ärzte sind häufig katastrophal. Die Gründe sind offensichtlich: unmenschliche Arbeitsstrukturen in Krankenhäusern und Praxen, destruktive Ausbildungsbedingungen, Leistungsdruck, Workaholics als Vorbilder. Der O-Ton vieler Chefärzte lautet immer noch: Ein richtiger Medicus schuftet bis zum Umfallen. Hinzu kommen Suchtstrukturen, mangelnde Selbstkritik, mangelnde Persönlichkeitsentfaltung, zunehmender Konkurrenzdruck auf allen Ebenen, Existenzängste, unverarbeitetes tägliches Erleben von Krankheit, Elend, unlösbaren Konflikten und Tod.«[52]

Auch auf das Thema Suizid und Suizidvorbeugung reagieren Ärzte häufig nicht mit besonderer Aufmerksamkeit. Viele Ärzte übersehen die Alarmsignale. Das ist das Ergebnis einer Studie unter 130 Ärzten und Medizinstudenten, die der Gütersloher Psychiater Gerhard Nübel unternommen hat: »Erstaunlich war, daß die Rate der Selbstmörder deutlicher unterschätzt wurde. Diese Einschätzung zeigt, daß bei Ärzten das Problembewußtsein nicht sehr ausgeprägt ist. Etwa 16 Prozent aller Menschen, die sich später umbringen, kommen vorher zu einem Arzt, schildern aber oft Partnerschaftsschwierigkeiten, Schlafstörungen oder Vereinsamung.«[53] Ärzte, vor allem aber Psychiater, verdrängen selbst ihre eigene Suizidalität. Wenn auf 100 000 Einwohner bis zu 15 Suizidopfer pro Jahr kommen, liegt die Vergleichsquote bei Psychiatern bei 61 Opfern.

Der Suizid eines Kindes: »Wenn Du Deine Kinder verlierst, verlierst Du Deine Zukunft!«

Der Fall 3 787/98 war für die Hamburger Polizei im September 1998 ziemlich klar. Es lagen keine Hinweise auf Fremdverschulden vor. Es war ein ganz normaler Suizid durch den Sturz aus dem 10. Stock eines Hochhauses. Ein Routinefall, hätte es sich nicht um ein 14jähriges Mädchen gehandelt. Der Suizid eines Kindes bzw. eines Jugendlichen erregt starke Emotionen. »Mein Leben hat für mich keinen Sinn mehr«, schrieb sie in ihrem Abschiedsbrief. Ihre Freunde sprühten ein »Warum« neben das Fenster, aus dem sie sich gestürzt hatte, die Eltern fragen sich bis heute, warum Anita* sterben wollte. Denn die Realschülerin war kein Problemkind, sie wuchs in einer harmonischen Familie auf. Der Fan der Spice Girls schrieb in ihrem Abschiedsbrief »Spice power – not forever«, und daß ihre Mutter »die beste Frau der Welt« sei. Warum aber sprang sie in den Tod?

Die unklare Logik, die hinter diesem Fall steht, ist typisch bei Suiziden von Jugendlichen. Es sind keineswegs zumeist Kinder aus schwierigen Familienverhältnissen, die nicht mehr leben wollen, sie kommen genauso aus ganz intakten Verhältnissen, sind hochbegabt und sehr sensibel. Für Eltern ist es unglaublich schwer, depressive Stimmungen von einer normalen Pubertätskrise zu unterscheiden. Woher sollen sie dies können, wenn häufig nicht einmal Ärzte und Psychologen die Symptome richtig deuten? Die Suizide von Jugendlichen sind für die Zurückbleibenden wohl am schwersten zu verkraften. Weil die Opfer noch so jung sind, und die Eltern sich auch dann Erziehungsfehler vorwerfen, wenn sie nach menschlichem Ermessen keine gemacht haben. Noch schlimmer ist es, wenn es das einzige Kind war. Gibt es Geschwister, leiden auch sie darunter, weil sich auch das Verhältnis ihrer Eltern zu ihnen ändert. Der Schatten über der Familie, so eine häufige Empfindung von Hinterbliebenen, geht nie mehr weg. »Was seid ihr nur für Eltern, wenn Euer Kind es vorzieht, sich umzubringen, statt bei Euch zu leben?«

Dabei handelt es sich oft um Eltern, die ihren Erziehungsauftrag sehr ernst genommen haben. Eher haben sie ihre Kinder zu sehr als zu wenig behütet. Alle Kinder, über die ich in diesem Buch berichten werde, hatten ein stabiles, liebevolles und glückliches Zuhause, ihr Suizid hatte wohl kaum mit familiären Konflikten zu tun. Eine Mutter, die in einer Selbsthilfegruppe Trost gefunden hat, berichtete: »Es ist erschütternd, andererseits wieder tröstlich, daß alle Familien, die ich durch solche Todesfälle kennengelernt habe, normale Familien sind. Ich weiß von keinem Fall, in dem sich ein Mensch aus einer zerrütteten Familie das Leben genommen hat. Ich habe das Gefühl, daß gerade sensible, intelligente Jugendliche mehr Probleme haben.«

Todesphantasien sind in der Adoleszenz nichts Ungewöhnliches. Fast jeder Mensch hat sie schon einmal gehabt. So wie Mark Twains jugendlicher Romanheld Tom Sawyer, der sich genüßlich vorstellte, wie er sich im Mississippi ertränkt und Tante Polly, die ihn zu Unrecht geprügelt hatte, sich weinend über seinen Körper wirft. Die schaurige Freude über Tante Pollys Unglück heilt sein verletztes Selbstwertgefühl. Ihre bodenlose Verzweiflung lehrt ihn in seiner Phantasie: Sie liebt mich doch, obwohl sie mich geschlagen hat.

In jeder Klasse sitzt ein »Selbstmordkandidat«, wenn sich in der Klasse einmal ein Suizid ereignet hat, so schätzen Psychologen. Obwohl Suizid eine Gefahr ist wie Drogen, Alkohol und Aids, wird das Thema an den meisten deutschen Schulen totgeschwiegen. Viele Lehrer haben Angst, »schlafende Hunde« zu wecken, aber auch sich mit ihrer eigenen Suizidalität zu konfrontieren. Dabei ist die Tendenz bei den Suizidversuchen von Jugendlichen steigend, schätzen Fachleute wie Michael Witte von der Berliner Beratungsstelle *NEUhland*. Da die Bundesregierung 1965 die Meldepflicht für Suizidversuche abgeschafft hat, weiß niemand genau, wie viele Versuche es sind. Schätzungen gehen davon aus, daß mindestens 20 000 Jugendliche (unter 25 Jahren) jährlich ihr Leben beenden wollen.

Selbstzerstörungen sind Hilfeschreie, die man übersetzen muß: »So will ich mein Leben nicht mehr leben, aber vielleicht anders.« Selten gibt es für einen Suizid nur einen einzigen Grund. Als die drei Hauptmotive gelten: Das Notsignal als Appell an

Eltern und Bezugspersonen, mehr Zuwendung zu geben, der Wunsch nach Wiedervereinigung mit einem geliebten, verstorbenen Menschen und die Bestrafung einer geliebte Person.

»Ich weiß nicht, warum ich auf der Welt bin,« lautet ein Standardsatz in den wenigen Abschiedsbriefen, die Jugendliche hinterlassen. So fühlen sich nach dem Suizid auch ihre Eltern. Die Tragödie der Eltern verdeutlicht das Motto der *Verwaisten Eltern*: »Wenn Du Deine Eltern verloren hast, verlierst Du Deine Vergangenheit. Wenn Du Deinen Mann oder Deine Frau verlierst, verlierst Du Deine Gegenwart. Wenn Du Deine Kinder verlierst, verlierst Du Deine Zukunft.«[54]

Bis zum neunten Lebensjahr können Kinder die Endlichkeit des Todes nicht erfassen, meinen Kinderpsychologen, aber auch später tauchen Vorstellungen auf wie folgende: »Ich schlafe vier Wochen, dann habe ich mich verpuppt, und anschließend komme ich als Schmetterling zum Vorschein.« Auch Wiedervereinigungsphantasien sollte man ernst nehmen. Die Vorstellung, die verstorbene Oma besuchen zu können, indem man selbst stirbt, ist nichts Ungewöhnliches. Typisch für kindliche Vorstellungen vom Tod ist der Fall der sechsjährigen Susanne*, als sie erfuhr, daß ihre Mutter bald sterben wird: »Ich will nicht ohne Mami leben. Ich werde ein Engel und warte auf sie im Himmel.« Kurze Zeit später warf sich das Mädchen vor einen Güterzug.[55]

Auch Thomas* wählte den Schienentod. Seine Mutter, die sich in der Schweizer Selbsthilfegruppe *Regenbogen* mit Betroffenen trifft, leidet heute darunter, daß sie seine Andeutungen nicht verstanden hat: »Es war ein Skitag im Engadin, Thomas sagte nach einer Umarmung: ›Das war unsere letzte Abfahrt.‹ Es ist mir zwar kalt den Rücken heruntergelaufen, aber aus Angst, den Sohn auf gefährliche Gedanken zu bringen, zwang ich mich zur Auslegung, Thomas meint das Ende der Skisaison.« Am nächsten Tag warf er sich vor den Zug.

Trost finden viele Eltern auch in dem Gedanken, daß dem Suizid ihrer Kinder womöglich eine Art »Stoffwechselkrankheit« zugrunde liegt. Eberhard Aebischer, Chemiker und heute Seelsorger für Hinterbliebene in der Schweiz, glaubt daran: »Es existiert möglicherweise ein Zusammenhang zwischen tiefer Serotonin-Konzentration und Suizid, da ein entsprechend tiefer Spiegel bei einigen Selbsttötungen festgestellt wurde.« Serotonin ist ein Gewebshormon im Zentralnervensystem und gehört zur Gruppe der Neurotransmitter, die als Botenstoffe den Gehirnstoffwechsel steuern. Aebischer glaubt, daß Eltern auf dem Hintergrund einer solchen These besser mit dem Suizid ihres Kindes leben können. »Es geht mir darum zu sagen: Sowenig wie jemand für die Zuckerkrankheit eines anderen verantwortlich ist, seid ihr schuld am Suizid eures Angehörigen.«[56]

Von den Pharmakologen wird Aebischer bestätigt. Der Berliner Professor Bruno Müller-Oerlinghausen, Leiter der Forschungsgruppe Klinische Psychopharmakologie an der FU Berlin, bestätigt: »Langjährige Forschungen haben ergeben, daß die Verfügbarkeit eines entwicklungsgeschichtlich sehr alten chemischen Botenstoffs, des Serotonins, das die Erregbarkeit von bestimmten Nervenzellengruppen im Gehirn steuert, die etwas mit Affekt und Emotionen zu tun haben, bei hochaggressiven Menschen wie auch bei Menschen mit versuchtem Selbstmord vermindert ist. Depressive Patienten, bei denen nach einem Selbstmordversuch in der Rückenmarksflüssigkeit eine niedrige Konzentration eines serotoninhaltigen Stoffes festgestellt wurde, hatten ein zirka 10fach erhöhtes Risiko, in den kommenden zwölf Monaten an einem gelungenen Suizid zu sterben.«[57]

In der Familie trauern alle anders

Als Familie Berger* an einem Januarmorgen in dem kleinen bayerischen Dorf in der Nähe der tschechischen Grenze aufwachte, fehlte einer: Der 17jährige Joachim* war nicht da. Die Mutter war sofort von einer leichten Angst befallen: »Mein Gott, ist da was passiert?« Der Vater machte sich auf die Suche. Aber Joachims Freund Anton* fand ihn. Der Freund glaubte erst gar nicht, daß Joachim tot war, sprach ihn an: »Joi, mach' keinen Scheiß.« Den Anblick wird er sein Leben lang nicht vergessen. Joachim hatte sich in der Nacht zum 24. Januar 1991 an einer Birke erhängt. 500 Meter von seinem Elternhaus entfernt. An dem einsamen Höhenweg, den die Jugendlichen des Ortes »Highway« nennen. Er hing an einem selbstgeknüpften Strick.

Joachims Mutter kann heute über ihre Gefühle sprechen. Sie

hat lange und intensiv getrauert: »Ich hätte gern gewußt, was er am letzten Tag gefühlt hat. Ich wollte es ihm selbst noch einmal sagen, daß wir ihn geliebt haben. Ich dachte mir: ›Hast Du denn nicht gespürt, daß wir Dich gerne gehabt haben? Wenn Du es gespürt hättest, hättest Du es doch nicht getan.‹ Die Frage nach dem Warum ging wie ein Karussell durch meinen Kopf.« Der Vater schloß sich tagelang in Joachims Zimmer ein und grübelte: »Was im Innersten in ihm vorging, wissen wir nicht. Es gab jedenfalls keinen offensichtlichen oder triftigen Grund für den Suizid. Vielleicht war es einfach nur Neugierde, vielleicht wollte er ausprobieren, was nach dem Tod kommt.« Auch seine älteste Schwester hält das für möglich: »Joachim war ein Grenzgänger. In der Schule hat er mit seinem Lehrer oft über den Tod diskutiert und gesagt, er will sich selbst einmal aussuchen, wann und wie er geht. Einmal kam ich in sein Zimmer, da hing ein Strick von der Decke. Ich fragte ihn, was das sollte. Er antwortete nur: ›Ach wieso, das ist doch lustig.‹ Mit diesem Strick hängte er sich auf.«

»Joachim hat ein heiteres, unbefangenes Wesen.« So beurteilte ihn sein Klassenleiter in seinem letzten Schulzeugnis. Der 17jährige Gymnasiast wirkte äußerlich wie ein ganz normaler Schüler: locker, humorvoll, kontaktfreudig. Er wurde von vielen Mädchen der Schule angehimmelt. Niemand aber konnte in ihn hineinsehen, wenn er in der Nähe seines Dorfes auf dem windigen Höhenweg spazieren ging. Niemand aus seinem Umfeld konnte sich vorstellen, daß er dort das Unfaßbare tun würde. Bis heute gibt es kein klares Motiv. Keine kaputten Familienverhältnisse, keine Schulangst, kein Liebeskummer, keine Drogen, kein religiöser Wahn. Ein Abschiedsbrief fehlt. Joachim hinterließ ein emotionales Vermächtnis: dunkle, unheilvolle Skizzen. Ein Menschenpaar auf einer einsamen Bergkuppe, Schluchten und Grate, Straßen, die sich verengen, ein Sensenmann auf einem Segelschiff ohne Segel, eine Hand, die aus einem Herzen einen Blutstropfen herauspreßt, ein Herz, das an einem Galgen hängt, ein erhängter Mensch vor einem Grab, die Uhr daneben zeigt 5.08.Uhr. Und Kreuze, immer wieder Kreuze. Auf Häusern und Bergen, am Straßenrand.

Seine Eltern, die einige der Zeichnungen sahen, schöpften keinen Verdacht: »Wir dachten, er zeichnet sich seine widersprüchlichen Gefühle von der Seele. Daß sich darin sein Konflikt zuspitzt, wußten wir nicht.« Was hätten sie auch tun sollen? Ihm das Zeichnen verbieten? Daß Joachims künstlerische Phantasien Vorboten seiner Todessehnsucht waren, ahnten die Eltern nicht und konnten es auch nicht ahnen. Gernot Sonneck hätte es ihnen sagen können, aber der Wiener Psychologe bekam die Blätter erst nach Joachims Tod zu sehen. »Selten zuvor habe ich das präsuizidale Syndrom so gut dokumentiert gesehen«, meint der Experte. Das präsuizidale Syndrom ist der Fachausdruck für die Anzeichen der Einengung und der Todesphantasien eines Menschen kurz vor seinem Suizid. Sonneck hat Joachims Eltern eine Analyse der Bilder geschickt. »Der Sensenmann auf einem Schiff mit gerafftem Segel, ein Totenschiff, das im offenen Meer vor Anker liegt, eingehüllt in einer Glocke von Licht, diese Bilder atmen eine unheimliche Ruhe vor dem Sturm, eine Ruhe, die bei suizidaler Entwicklung zumeist dann eintritt, wenn der Entschluß zum Selbstmord gefaßt ist«, meint Sonneck, »Isolierung, Todes- und Suizidgedanken, Kälte und Düsterheit sind die vorherrschenden Qualitäten dieser Bilder. Angst, Verzweiflung und Hoffnungslosigkeit mit nur einem Ausweg, dem Tod.«

Den Eltern ist mittlerweile klar, daß sie keine Schuld am Handeln ihres Sohnes trifft. Sie konnten seine Selbsttötung nicht vorhersehen. Der 17jährige kündigte sie nicht an, es gab auch keinen Suizidversuch. Bis zum seinem letzten Tag lebte er äußerlich das normale Leben eines Jugendlichen. Joachim meldete sich für eine Berlinfahrt an, kaufte eine Karte für den Abschlußball des Tanzkurses und feierte fünf Tage vorher noch seinen Geburtstag.

Im Rückblick wurden der Familie einige Äußerungen von Joachim klarer, die sie in den Alltagssituationen nicht als Hinweis gedeutet hatten. »Wenn ich tot bin, schneidet ihr mir nicht die langen Haare ab«, bat Joachim seine Mutter. Brigitte Berger[*], eine intelligente Frau, die in ihrem Steuerbüro viel mit Menschen zu tun hat, verstand den Sinn dieses Satzes nicht. Sie dachte sich: »Da sterbe ich doch viel eher.« Sie hatte damals Krebs, worunter ihr Sohn mehr litt als sie.

An dauerhafte Konflikte mit ihm kann sich die 55jährige Mutter nicht erinnern. Joachim war bei aller Freiheitsliebe gern zu Haus. Hier fühlte er sich nicht eingeschränkt. Brigitte Berger sagt sechs Jahre nach seinem Tod: »Er lebte in einer Traumwelt und hatte Angst aufzuwachen. Drei Wochen vor seinem Tod habe ich zu meiner Schwester gesagt: ›Jetzt ist er mit der Pubertät über den Berg.‹ Wir hatten eher Angst, daß er mit dem Chemiekasten experimentiert und da etwas passiert.«

Was bleibt? Indizien, Signale, aber keine Erklärungen. Die Eltern müssen bis heute bei ihrer Spurensuche mit der Ratlosigkeit leben: »Wir haben viele Steine zusammengetragen und sein Leben rekonstruiert, aber es bleibt ein Rätsel zurück.« Joachims Vater erinnert sich an längst vergessene Gespräche. »Ich möchte gern wissen, was danach ist, sagt er nach einer Schulstunde zum Thema ›Grenzerfahrungen von Unfallopfern‹, die klinisch tot waren und von einem schönen warmen Licht berichtet hatten. Am Computer hat er einmal eine schwarze Sonne gezeichnet, und alles rot herum. Das war irgendwie ein Warnzeichen. Ich wollte ihn darauf ansprechen, aber irgend etwas kam dazwischen, ich habe es dann vergessen.« Die Eltern haben die Bilder ihres Sohnes gerahmt und in sein Zimmer gehängt. Der Vater setzte sich in Joachims Zimmer und schaute sich die Bilder immer wieder an. »Das Bild mit dem Sensenmann hat mir viel geholfen. Denn keinem bleibt es auf der Erde erspart, daß er kommt, und damit habe ich mich auch getröstet. Ich sehe den Tod etwas anders, ich habe nicht mehr so viel Angst davor, wie vor Joachims Tod. Es wird einem vieles bewußter, wenn man das alles miterlebt, und sagt, er ist schon drüben. In den Bildern lese ich, daß Joachim uns sagen wollte, daß er körperlich noch hier war, aber in Wirklichkeit schon woanders.«

Längst hat auch Brigitte Berger aufgehört, sich anzuklagen. Noch bei ihrem ersten Besuch einer Selbsthilfegruppe für Suizidangehörige sagte sie: »Ich muß wohl eine schlechte Mutter gewesen sein.« Heute weiß sie, daß das Unsinn ist. Und gute Mütter keine Garantie gegen den Suizid eines Kindes sind.

Das sieht auch Ulrike* so, Joachims ältere Schwester: »Ich reagierte hysterisch auf die Todesnachricht, mein Freund mußte mir eine knallen, damit ich mich wieder beruhige. Heute kann ich gelassener damit umgehen.« Die jüngere Schwester Christina* hat die Geschehnisse am besten überwunden. Aber auch sie wird ihren Bruder nie vergessen: »Joachim war mein Vorbild. Er hat mir zu Lebzeiten imponiert. Wir haben uns gebalgt, gekitzelt und geblödelt. Einmal wollte er mir ernsthaft einen

Kubikmeter Luft verkaufen.« Nach dem Suizid ertappte sich Christina dabei, ihren Bruder zu idealisieren: »Mein erster Freund sollte so aussehen wie er. Verrückt, denke ich mir heute.« Aber sie steht auch zu ihrer Wut und ihrem Zorn: »Es war nicht fair von ihm, so zu gehen, er hat uns ganz egoistisch keine Chance gelassen, weil er mit uns nicht über seinen Plan geredet hat. Wenn mich jemand fragt, warum er sich umgebracht hat, sage ich, daß ich es auch nicht weiß. Ich will es auch nicht wissen. Er hat es nicht verdient, in eine Schublade gesteckt zu werden.« Christina hat ihren Bruder im Leichenschauhaus zum letzten Mal gesehen. Hinter Glas: »Es hat ewig gedauert, bis ich seinen Tod realisiert habe. Wenn ich die Leiche damals nicht gesehen hätte, würde ich immer noch nach ihm suchen oder glauben, er steht vor der Tür, wie von einer langen Reise zurück. Es war so irreal, ich dachte, ich bin in einem falschen Film, und der Abspann kommt, und alles wird wieder gut.« Ans Grab geht sie nicht, weil sie die Zurschaustellung öffentlicher Gefühle nicht mag. Sie trauerte anders: »Ich habe seine Klamotten getragen, seine Hosen, seinen Anorak und seine Gitarre gespielt. Bis meine Mutter sagte: Christina, wir wollen dich. Keine Kopie deines Bruders.«

Heute hat die Familie den Suizid scheinbar gut verarbeitet. Und Joachims Zimmer, das lange unberührt geblieben ist und so zu einer Art Reliquienschrein wurde, wird wieder genutzt. Das ist ein gutes Zeichen. Tote brauchen keine Zimmer mehr.

Schuld und Zorn

»Die Erde ist mir Heimat nicht geworden« – mit diesem Zitat der romantischen Dichterin Karoline von Günderode kann Irene Norberger heute das Leben ihrer Tochter Sünje überschreiben. Sünje hatte sich 1988 von einer Brücke gestürzt. Sie war erst 19 Jahre alt, Kirchenmusikerin im dritten Semester, eine musikalische Perfektionistin, die von früher Jugend an täglich sechs Stunden Klavier und zwei Stunden Geige, Flöte und Trompete geübt hatte.

Durch ihre Hingabe an die Musik war sie immer eine Außenseiterin geblieben. Was nun wirklich nicht gegen sie sprach, meint ihre Mutter, die im Rahmen ihrer Trauerarbeit die Geschichte ihrer Tochter aufgeschrieben hat. »Sie war ein überdurchschnittlich intelligentes, aber auch kritisches Kind. In der DDR ist es nicht möglich gewesen, begabte Kinder ausreichend zu fördern, so wurde sie wegen ihrer Frühreife gemieden, die Lehrer wußten nichts mit ihr anzufangen.« Schon im Alter von neun Jahren wirkte Sünje auf Irene Norberger manchmal ein wenig fremd und zurückgezogen.

Im Alter von 12 oder 13 Jahren wurden aus den Stunden, die Irene Norberger als »Fremdsein« bei ihrer Tochter erlebte, Tage. Während des Studiums schließlich begannen Sünjes Depressionen. Sünjes Mutter schaltete einen Facharzt ein, die Diagnose lautete: endogene Depression. »Das bedeutete Suizidgedanken, geschlossene Abteilung, Neuroleptika in hohen Dosen. Ich erkannte mein Kind nicht wieder.« In diese Zeit fiel Sünjes erster Suizidversuch. Irene Norberger begann sich selbst immer mehr in die Todessehnsucht ihrer Tochter einzufühlen, die sich mittlerweile ganz in die musikalische Welt Johann Sebastian Bachs zurückgezogen hatte. Sie hörte exzessiv die Kantaten »Ich habe genug« und »Ich will den Kreuzstab gerne tragen«. Sie war am Ende ihrer Kräfte. Schließlich geschah das lange befürchtete.

Und Irene Norberger konnte es nicht verhindern. »Zum Zeitpunkt des Todes befand ich mich in einem Zustand der seelischen Erschöpfung nach langanhaltendem Ringen um das Leben meines Kindes. Ich hatte die Entwicklung ihrer Krankheit miterlebt, ich hatte es auf verschiedene Weise viele Monate vor mir gesehen, und als es passierte, hatte ich schon einen Teil Trauerarbeit hinter mir. Ich habe Zorn und Wut erlebt, weil meinem Kind weder Seelsorger noch Psychiater helfen konnten. An sie hatte ich hohe Erwartungen gehabt, die sie nicht einlösen konnten. Dazu kamen unendliche Schuldgefühle, weil auch ich ihren Tod nicht verhindern konnte. Diese Kombination von Schuld, Zorn und Trauer hat lange Zeit angehalten.«

Zu keiner Zeit war Irene Norberger böse auf ihre Tochter: »Ich brauche ihr nicht zu verzeihen. Ich kann meine Tochter in Liebe verstehen, weil ich dieses Ahnen hatte, daß sie auf dieser Erde fehlplaziert war. Über meiner tiefsten Trauer liegt jetzt ein Schleier. Mein Zorn gegen alle und mich, die Sünje nicht helfen konnten, ist verzeihender geworden.« Irene Norberger arbeitet heute als Sozialpädagogin in der Psychiatrie. Es hilft ihr, die eigene Tragödie besser zu bewältigen: »Allzuoft habe ich durch andere Schicksale psychisch Kranker erleben müssen, wie nahe gerade in der Psychiatrie wunderbare Hilfe und tragisches Scheitern beieinander liegen können. Vielleicht waren ihnen einige wichtige Signale entgangen. Ob sie wohl meine eigenen Suizidgedanken nach dem Tod meiner Tochter ahnen konnten? Auch wenn in jedem Buch über Suizidvorbeugung zu lesen ist, daß man mit Suizidgefährdeten im Gespräch bleiben, für sie da sein soll, so waren vielleicht auch sie in diesem konkreten Fall überfordert oder wegen der Aussichtslosigkeit ohnmächtig.«

Trotz allem Versöhnlichen, die bürokratische Schludrigkeit bei der behördlichen Aufarbeitung des Suizids störte Irene Norberger sehr. »Obwohl ich der Polizei Hinweise gab, wo meine Tochter vermutlich ist, wurde nicht nach ihr gesucht. Wir haben sie selbst gefunden. Dafür zeigte die Volkspolizei bei ihren Fragen danach keinerlei Anteilnahme.«

Professionelle Helfer sind nach Irene Norbergers Erfahrungen häufig nicht in der Lage, die Not der Hinterbliebenen nach einem Suizid wirklich zu erkennen: »Viel wichtiger waren für mich gute Freunde, Menschen, die einfach nur zugehört haben, und, ganz wichtig, Menschen, die mich aufgesucht haben, weil ich nicht auf andere zugehen konnte. Ganz unerwartet konnte ich während der vielen schweren Monate danach Hilfe für mich erfahren und annehmen, es war Überlebenshilfe! Es gab Menschen an meiner Seite, die merkten, wenn ich ›am Ende‹ war, die mich ermutigten, wieder und wieder über meine Gedanken und Gefühle zu sprechen, auch wenn ich mich manchmal schämte, ›schon wieder‹ oder ›immer noch‹ nicht allein damit fertig zu werden. Meine Gefühlswelt war ja lange blockiert. Ich teilte die Menschen in Kategorien ein: Wem ich von meinem Schicksal erzählen kann, wem nicht. Das war schwere geistig-seelische Arbeit.«

Irene Norberger ist dank dieser Hilfestellung wieder auf die Beine gekommen. »Ich habe wieder Mut und Kraft bekommen, vieles zu tun. Die Trauer um den Verlust von Sünje ist immer noch da, aber ich kann mit ihr leben. Es gibt Phasen, in denen ich glaube, ich werde nie mehr recht glücklich sein können. Aber sie sind nicht mehr übermächtig und auch das Glück hat wieder Platz in meinem Leben. Ein Teil meiner Tochter ist ja noch da: Ich spreche mit ihrem Bild.«

Der anonyme Hilferuf war an einer Münchener Litfaßsäule angeschlagen: »Ich möchte tot sein, ich sehe keinen Sinn in meinem Leben, es ist nur ein Lernen, Weinen und Streiten, und für das lohnt es sich nicht, sich zu quälen. Irgendwann bringe ich mich um, wenn niemand daran denkt, wenn jeder lacht. Nur ich hab die Lust zum Leben verloren und dann bin ich frei, endlich frei.«[58]

Was aus diesem oder dieser Jugendlichen geworden ist, weiß niemand. Aber dieses Lebensgefühl wird von vielen Jugendlichen geteilt. Reiner Kohler* war einer von ihnen. Sein Galgenmännchen war allgegenwärtig. Auf jeder Karikatur, die der 15jährige in sein Notizbuch zeichnete, tauchte es auf. Ein makabres Signum, das seine Eltern in dem kleinen Schwarzwalddorf irritierte. Aber, so beruhigten sie sich, ihr Sohn wollte eben schockieren.

Rosemarie Kohler* erzählt: »Er war mit einer ungeheuren Phantasie ausgestattet. Er spielte immer den Kasper und erzählte Witze. Er hatte so viele Talente, daß wir uns immer wieder sagten, um den brauchen wir uns keine Angst zu machen, der kommt einmal durch im Leben. Wenn irgend etwas Kniffliges zu reparieren war, lachte er immer nur und sagte seinen Spruch: ›Nicht verzagen, Reiner fragen‹.« Aber da gab es auch noch die andere Seite in Reiners Leben: Alles, was mit Tod zu tun hatte, zog ihn an. An Fastnacht verkleidete er sich als Tod. Der Fan der Punkband »Tote Hosen« ließ sich gern mit Halstüchern und T-Shirts fotografieren, auf denen Totenköpfe abgebildet waren. Stets trug er am Schlüsselbund einen Totenkopf oder eine Skelетthand. Die Mutter war irritiert: »Immer wieder fragten wir ihn, warum er das macht, die Antwort war immer dieselbe: ›Das ist doch normal‹.«

Drei Wochen vor seinem Tod klebte Reiner eine Karikatur aus der Zeitung an seine Zimmertür. Ein Schäfer, der aus einem Fernsehschirm heraus zu seinen glotzenden Schäfchen sagt: »Immer schön fressen und nicht soviel nachdenken.« Da erinnerte sich seine Mutter an eine seiner freimütigen Äußerungen: »Ich habe es nicht so leicht, ich kann nichts einfach hinnehmen, ich muß über soviel nachdenken und sehe in vielem keinen Sinn mehr. Man sollte nicht viel älter als 15 werden.«

Seine Sensibilität hat ihn das Leben gekostet, glaubt seine Mutter: »Er hat innerlich keine Ruhe gefunden, ihm ist alles zu tief gegangen. Wir wollten, daß er sich in ärztliche Behandlung begibt, aber er hat befürchtet, daß ihn die Psychologen nur in eine Schublade stecken wollen.« Reiner brachte sich am 27. September 1994 um. Sein Maß war voll. Er erschoß sich in seinem Zimmer im Elternhaus. Mit 22 Jahren. Sein Todeskampf dauerte zehn Tage in der Freiburger Uniklink. Für die Mutter brach eine Welt zusammen. »Ich dachte, ich kann das wohl nie begreifen. Aber ich habe an seinem Krankenbett nie zu ihm gesagt: ›Wach auf!‹ Ich habe nur gesagt: ›Schlaf nur, ich weiß, Du hast auf Erden keine Ruhe gefunden.‹ Ich habe ihn gewähren lassen.« Sie konnte sein Sterben akzeptieren, mußte sich aber immer wieder die bohrende Frage stellen: »Warum war ich nicht im Haus, als er sich umbrachte? Vielleicht hätte ich ihn noch davon abhalten können.« Die Nachbarn reagierten hilflos. Reiners Mutter, die ehrenamtlich für die Kirche arbeitet, bekam auch von der Gemeinde kaum Hilfe. Immerhin versuchte ein Pfarrer Trost zu spenden: »Machen Sie sich keine Vorwürfe. Wir müssen erfahren, wie sehr jeder Mensch ein Geheimnis ist und wie bei dieser schlimmen Krankheit auch der liebste Mensch nicht mehr viel heilen kann.« Doch in der Klinik empfahl ihr der Krankenhauspfarrer eine andere Variante: »Sagen sie doch im Dorf, ihr Junge war krank.«

Daß sich Rosemarie Kohler unter diesen Umständen weiterhin in der Gemeinde engagierte, wunderte sie selbst. »Ich zweifle sehr am Glauben und lasse mich auch nicht von ›superfrommen‹ Kirchgängern abhalten, die sagen, das darf man nicht, obwohl sie noch keinen Suizid erlebt haben.« Auch bei ihrem ersten Kontakt mit einer Selbsthilfegruppe für Eltern, die frühzeitig ein Kind verloren haben, fühlte sich Reiner Kohlers Mutter alleingelassen. »Dein Kind wollte ja sterben, unseres mußte«, suggerierten ihr Eltern, deren Kinder durch Krankheit und Unfall ums Leben gekommen waren.

Dennoch glaubt Rosemarie Kohler fest an die Kraft der Hilfe durch Selbsthilfe: »Wir können das Leid nicht aus der Welt schaffen, aber einander die Tränen trocknen. Trauerarbeit ist wie Bergsteigen, mal hoch und dann wieder tief nach unten. Es gab Phasen, da graute mir vor jedem neuen Tag, und ich wollte tot sein, weil ich Angst hatte, mein Leben lang mit diesen wühlenden, qualvollen Gedanken zu verbringen.« Für die Eltern war es ein großer Trost, daß sie in später gefundenen Aufzeichnungen von Reiner entlastet wurden: »Bei Euch war es immer gut, es ist nirgends so gut wie bei Euch, aber in der Welt ist alles anders. Denkt bloß nie, daß Ihr schuld seid. Es sind die vielen anderen Sachen, mit denen ich nicht mehr fertig werde.« Reiner wollte nicht erwachsen werden, meint seine Mutter heute. »Manche Kinder sind einfach nicht stabil, er verkraftete nicht, was auf ihn einströmte. Vielleicht hat ihn auch meine Krankheit belastet, aber die war doch nicht mehr lebensgefährlich, ich hatte das Schlimmste hinter mir.«

Im Dorf fühlt sich Rosemarie Kohler weiterhin isoliert: »Ich bin Freiwild, weil alle über mich reden können, ohne irgend eine Ahnung vom Suizid zu haben. Manche machen auf dem Absatz kehrt, wenn sie mich sehen, als käme ich vom Mond. Niemand spricht mich auf meinen Sohn an, wenn ich das Wort Peter in den Mund nehme, verschlägt es ihnen die Sprache. Die Leute können nicht damit umgehen. Irgendwann habe ich eine Nachbarin mal aufgefordert: ›Kommen Sie doch mal zu mir rüber, ich hätte Gesellschaft nötig.‹ Die Nachbarin bekam einen roten Kopf und kam. Sie war froh, daß ich auf sie zugegangen war. Ich hatte ihr geholfen.« Noch mehr Trost findet Reiners Mutter, wenn Nachbarskinder bei ihr sind: »Kinder sind Leben, da lebe ich auch auf. Am Anfang konnte ich nicht mit ihnen lachen, aber dann sagte ich mir, die Kinder haben ein Recht darauf, fröhlich zu sein. Und sie trösten mich auch.«

Zwei Familien – zwei Arten der Trauer

Der Polizeibericht las sich nüchtern wie immer. »Plötzlich und wortlos ließen sie sich in die Tiefe fallen«, beschrieben die Beamten den Tod der beiden Mädchen Cora* und Ines*, der München im September 1995 für ein paar Tage beschäftigte. Die ganze Stadt war wie gelähmt. Daß Kinder sich das Leben nehmen, wußte man. Aber gleich Hand in Hand aus 60 Metern Höhe zu springen ...

Fünf Sekunden dauerte der Sturz vom 20. Stock des früheren Olympia-Pressezentrums, einem berüchtigten »Selbstmörder-Haus« in München, von dessen Dach sich bereits acht Menschen heruntergestürzt hatten. Dem Suizid der 12jährigen Cora und der 14jährigen Ines ging angeblich ein besonderes Abschiedsritual voraus. Sie sollen sich ihre Freundschaftsringe vom Finger gestreift und einem Mitschüler gegeben haben. Über die Motive herrscht bis heute Unklarheit.

Für Cora war die ältere Ines ein Vorbild. Sie hatten sich bei einem Konzert kennengelernt und wurden enge Freundinnen. »Treue hieß für sie Solidarität bis zum Schluß«, meint Coras Mutter. Ines hatte offenbar Macht über die Jüngere, in der Presse wurde sie später mit den Worten zitiert: »Wenn ich alleine springen muß, bin ich ewig sauer auf Dich, wenn ich ein Geist bin.«

Die Boulevardpresse lebte wochenlang von dem spektakulären Doppelsuizid. Das Wort »Weltuntergang« stand an der Betonwand im 20. Stock des Treppenhauses. Angesichts der Heuchelei mancher Journalisten standen Hans Doll die Haare zu Berge. Der Sozialpädagoge der Münchener Suizidkrisenhilfe *Die Arche* befürchtete Nachahmungstaten: »Das Hochhaus auf der Titelseite abzubilden war unnötige Effekthascherei und hat eine suggestive Wirkung auf anfällige Leute.« Zwei Wochen später sprang tatsächlich wieder jemand.

Der Vater der 14jährigen Ines las keine Zeitung mehr. Er mußte mit einem Nervenzusammenbruch ins Krankenhaus gebracht werden. Er machte sich große Vorwürfe, daß seine Tochter, die bei ihm lebte, unter der Trennung der Familie gelitten hatte. »Es sind die gesellschaftlichen Zwänge, die uns auffressen und uns keine Zeit mehr lassen, miteinander zu reden. Ich hätte mehr mit ihr reden sollen, sie litt unter der Scheidung. Aber sie hatte einen undurchdringlichen Panzer um sich gelegt«, sagt er Reportern. Nur ein schwacher Trost für Ines Vater, daß auch in Familien, wo sehr intensiv und offen miteinander geredet wird, Suizide passieren. Niemand ist davor gefeit.

Bei der Beerdigung lief ein Song von Pink Floyd vom Band: »Wish you were here«. Der Vater von Ines verteilte Gedichte seiner Tochter: »Über die Liebe zu Pferden« und »Die Angst vor der Liebe«. Eine Freundin hielt eine Rede: »Liebe Ines, am liebsten bist Du mit Deinem Pferd über Stoppelfelder geritten. Du hast Dich immer engagiert gegen das viele Leid auf dieser Erde. Aber am Ende bleibt nur Ohnmacht. Ich hoffe, jetzt hast Du endlich den Frieden gefunden, nach dem Du immer gesucht hast.«

Coras Mutter hatte nach dem Tod ihrer Tochter frische Bettwäsche aufgezogen, so als ob ihre Tochter im nächsten Moment zur Tür hereinspaziert. Vorzuwerfen hatte auch sie sich nichts. Cora wuchs frei auf, durfte Freundinnen zum Essen mitbringen, fand immer Vater oder Mutter zu Hause vor, wenn sie kam, war kein Schlüsselkind. Die Mutter kann heute über das Geschehen reden: »Wir wollten alles, nur keinen Jasager.« Die Trauer über den Verlust des einzigen Kindes dauert an. »Es ist wie auf einem Schlitten, der in die Tiefe fährt, es geht immer noch weiter runter. Ich mußte viel darüber reden, mein Mann war lange wie versteinert, er hat für mich beängstigend reagiert. Aber irgendwann sollte man aus dem schwarzen Loch wieder herauskommen. Wir hatten Freunde in der Not, die mit uns geredet haben oder einfach nur spazieren gegangen sind.« Coras Mutter glaubt nicht, daß sich ihre Tochter umbringen wollte. »Sie sprang mit in den Tod, weil sie Ines treu sein wollte. Cora hatte ein Helfersyndrom, das begann schon im Kindergarten. Mir fiel danach ein, daß Cora erzählte, daß Ines vom Umbringen gesprochen hatte und daß man sie jetzt nicht alleine lassen könne, nachdem auch noch ihr Freund sie verlassen hat.«

Was sich auf der Brüstung des Hochhauses wirklich abgespielt hat, konnte bis heute nicht genau geklärt werden. Die Polizei verbreitete die These vom Doppelsuizid, aber Coras Mutter hat große Zweifel daran. Bei der Kripo wurde Sylvia Schramm* und ihrem Mann eröffnet, daß zwar auch die Beamten aufgrund von widersprüchlichen Aussagen zweier Teenager den Doppelsuizid nicht für sicher erwiesen halten, sich aber auf diese These festgelegt hätten, um Ines nicht im Nachhinein noch zu belasten.

Was aber half den Eltern besonders? Ein freudiges Ereignis in Sylvia Schramms Bauch. »Fünf Monate nach Coras Tod war ich wieder schwanger, mein Körper muß gespürt haben, daß ich das brauche. Von dem Tag brauchte ich keine Therapie mehr, in mir war wieder Leben.« Sylvia Schramm betete, daß es kein Mädchen werden sollte, um sie nicht mit Cora vergleichen zu müssen. Es wurde ein Junge, der sein Leben Coras Tod verdankt. Denn eigentlich wollten Sylvia und Peter Schramm nach Coras Geburt kein Kind mehr. »Ich habe zwei Kinder und eines lebt, das andere ist tödlich verunglückt«, sagt Coras Mutter heute.

Geistig ist Cora für ihre Mutter immer da, nur mit dem körperlichen Verlust muß sie leben. »Am Anfang habe ich keine Bilder von ihr anschauen können, jetzt lege ich ab und zu ein Video ein, das sie bei einem Fernsehauftritt zeigt. Da spricht sie, da bewegt sie sich, da ist sie wieder sehr lebendig. Bimbambino hieß die Sendung.« Die Eltern von Ines hat Sylvia Schramm nie kennengelernt. »Ich habe nur mit dem Vater telefoniert, er hat mich nie danach gefragt, wie es mir ging. Vielleicht hatte er Angst vor Schadensersatzforderungen, aber kein Geld der Welt hätte mir Cora zurückgebracht.«

Wenn man sich nicht verabschieden kann

So eine Beerdigung hatte die 4 000-Seelen-Gemeinde noch nicht erlebt. An die 500 Menschen kamen, um Michael Behringer die letzte Ehre zu erweisen, jeder Verein war mit einer Abordnung vertreten, die Gesichter schauten verstört. Der 16jährige hatte sich in München vor die U-Bahn gelegt. Vor die letzte, die an diesem Abend im Hauptbahnhof einfuhr. Ein leichtes Lächeln soll er im Gesicht gehabt haben, berichtete sein Onkel, der ihn identifizierte.

Lange hatte er gezögert, bis er sich auf die Gleise begab. Der Fahrer versuchte noch verzweifelt zu reagieren, die Bremsen kreischten. Umsonst. Michael war nicht mehr zu retten. Ein blutverschmierter Zettel wurde in seiner Kleidung gefunden: »Nachdem ich es eine dreiviertel Stunde nicht geschafft habe, vom Baukran zu springen, ist die letzte U-Bahn die letzte Chance.« Angekündigt hatte er sein Vorhaben am Abend zuvor auf einer Fete, aber keiner der Jugendlichen nahm ihn ernst. Jeder schob es auf seinen Liebeskummer. Sein Cousin hat seine letzten Stunden genau recherchiert: »Er hatte eine Stunde mit dem Mädchen offenbar draußen erfolglos geredet, während drinnen gefeiert wurde. Danach verlangte er nach einer Zigarette, obwohl er gar nicht rauchte.«

»Aus Konsequenz, weil er den Suizid angekündigt hatte und nicht als Großmaul und Feigling dastehen wollte, hat sich Michael umgebracht«, das zumindest meint seine Mutter. Unfaßbar für sie: »Zwei Tage vorher hatte er seinen Sommerurlaub gebucht und sich Klamotten bestellt. Nach seinem Tod kamen noch drei Pakete für ihn an.« Vorher war es zu einer dramatischen Suchaktion gekommen. Michael hatte bei der Fete angekündigt, daß er in München von einem Turm springen wolle, vorher wolle er sich noch einen schönen Tag machen. Seine Mutter, die von all dem nichts ahnte, bekam nicht mit, wie er frühmorgens den alten Wagen aus der Garage fuhr und, obwohl er keinen Führerschein hatte, in Richtung München fuhr. Natürlich wurde Gertrud Behringer mißtrauisch, als sie ihren Sohn nicht antraf und das Auto weg war. Danach fand sie in Michaels Zimmer einen Zettel: »Ciao, macht's gut. Kopf hoch.«

Aufgeregt rief Michaels Mutter beim Zahnarzt an: Hatte er seinen Termin eingehalten? Er hatte nicht. Das nächste Telefonat: Die Mutter von Michaels Freundin. Sie schrie in den Hörer: »Was, der Michael ist nicht da? Das gibt's ja nicht, meine Tochter hat mir beim Frühstück erzählt, daß er erzählt hat, sich umzubringen.« Ein Wettlauf gegen die Zeit begann. Freunde von Michael malten Fahndungsplakate und sprachen auf Raststätten LKW-Fahrer an, ob sie das auffällige Auto gesehen hatten. Später wurde es dann an einem Güterbahnhof in Ingolstadt zwischen zwei Containern gefunden. Michael war von dort aus mit dem Zug nach München weitergefahren.

Michaels Mutter ist sich sicher, daß ihr Sohn sie noch einmal angerufen hat: »Aber er sagte kein Wort, wahrscheinlich wollte er nur meine Stimme noch einmal hören.« Gertrud Behringer ließ ihren Sohn nachträglich auf Drogen untersuchen. »Das war wichtig für mich, weil es mich enttäuscht hätte, wenn man etwas bei ihm gefunden hätte. Ich wußte, daß Michael keine Drogen nahm. Es war mein einziger Sohn, ich hatte ein gutes Verhältnis zu ihm. Daß er mir nicht alles sagen wollte, fand ich normal. Er war ja mittendrin in der Pubertät, da hätte eine Überwachung nichts gebracht.«

Der Suizid veränderte die Jugendszene des Ortes, berichtet Michaels Cousine. »Freunde saßen drei Nächte an der Bushaltestelle, sie waren richtig verwirrt. Sie konnten es nicht fassen, der Zusammenhalt war erschüttert: Michael war der große Leithammel gewesen. Er hatte bei der Feuerwehr und in vielen anderen Vereinen eine wichtige Rolle gespielt. Drei Wochen vorher hatte er noch zu einem, der einen Suizidversuch machen wollte, gesagt: ›Es gibt im Leben nichts, wofür man sich umbringen sollte‹.«

Sehen wollte Gertrud Behringer ihren Sohn nicht mehr. Sie hatte als junges Mädchen ihren toten Vater anschauen müssen: »Mein Vater hat sich umgebracht, als ich elf Jahre alt war. Ich habe ihn noch liegen sehen mit der Schlinge um den Hals. Dieses Bild hat sich mir eingeprägt. Deshalb habe ich meinen Sohn auch nicht mehr angeschaut.« Verstehen kann sie den Suizid ihres Sohnes bis heute nicht. »Er hat noch bis zuletzt unter der Dusche gesungen, er war ein fröhliches Kind. Ich war lange schwer krank, litt an Hepatitis C. Mit viel Glück und Energie habe ich die Krankheit besiegt. Michael freute sich wahnsinnig darüber und kündigte an, daß er von jetzt an jährlich zweimal meinen Geburtstag feiert.«

Unter einer Tatsache leidet Gertrud Behringer: »Ich konnte mich nicht bewußt von ihm verabschieden, unser letztes Gespräch war ein Streitgespräch. Ich wollte ihn nicht auf diese Fete gehen lassen und sagte ihm: ›Ich will, daß du unter der Woche um 23 Uhr zu Hause bist.‹ Erst als ein Mädchen zusicherte, daß sie ihn heimfährt, habe ich mich darauf eingelassen, ihm die Erlaubnis zu geben. Ich vertraute ihm. Mir wurde als Kind sehr viel Mißtrauen entgegengebracht, ich wollte das anders machen.«

Der Versuchung, »Sündenböcke« zu suchen, hat Gertrud Behringer widerstanden. Sie hat auch der ehemaligen Freundin ihres Sohnes nie einen Vorwurf gemacht. Um so erstaunter war sie, als die Mutter des Mädchens zu ihr kam und ihr Vorhaltungen machte, daß sie als Alleinerziehende schuld an dem Suizid gewesen sei.

Lernen, die Entscheidung zu akzeptieren

Wenn Karin Kraus* sieben Jahre danach zum Tod ihrer Tochter befragt wird, ist das für sie eine sehr zwiespältige Sache: »Jede erneute Auseinandersetzung mit dem Suizid meiner Tochter ist zwar schmerzhaft, aber ich muß sagen, es hat mir gut getan, alles noch einmal ablaufen zu lassen. Gerade in der Weihnachtszeit ist es wieder besonders aktuell.« Eigentlich war ihre Tochter Carmen* ein fröhliches und beliebtes Mädchen, meint ihre Mutter. »So nahm die Welt sie zumindest wahr. Nur ich wußte, daß sie schon einmal mit zwölf Jahren versucht hatte, sich das Leben zu nehmen. Sie wollte am Rheinufer erfrieren und schnippelte an ihren Pulsadern.« Karin Kraus glaubt, daß in ihrer Tochter schon früh eine starke Todessehnsucht steckte. »Ich habe zu ihren Lebzeiten nie in ihre Tagebücher hineingeschaut, aber dort ist es beschrieben. In dem Kind ist etwas vorgegangen, was ich nicht wußte.«

Dennoch ging alles erst einmal seinen normalen Gang. Carmen machte die Mittlere Reife, arbeitete im Uhren- und Schmuckgeschäft der Eltern, war sechs Jahre lang mit einem Mann zusammen, den sie heiraten wollte. Als diese Liebe auseinander ging, brach in ihr eine starke Depression durch. Zwei Wochen lang lag sie nur herum: apathisch, antriebslos, anhänglich. Ihre Mutter im Rückblick: »Der Liebeskummer hat sie umgehauen, sie verkraftete die Trennung nicht. Sie fühlte sich zum zweitenmal von einem Mann abgelehnt. Ihr leiblicher Vater hatte ihr nach der Scheidung nie verziehen, daß sie bei der Mutter geblieben war.« Sie kam für ein halbes Jahr in eine Klinik, die Mutter besuchte sie ständig. Immer wieder machte sie dunkle Andeutungen: »Der Kreis wird sich schließen.« Sie stilisierte sich gerne als Märtyrerin. Ihrer Mutter schrieb sie einen Brief, zu öffnen für den »Fall der Fälle«. Acht Tage vor dem Suizid ihrer Tochter war Karin Kraus selbst zusammengebrochen: Die ständige Sorge um die Tochter hatte sie ausgelaugt. Die 25jährige Carmen, die in fachärztlicher Behandlung war, mußte rund um die Uhr beobachtet werden, wollte man sichergehen, daß sie sich nichts antut. Ihrer Mutter vertraute sie an: »Mami, wenn du nicht so aufpassen würdest, hätte ich es schon längst gemacht.« Diesmal aber war die Situation umgekehrt. Die Mutter war schwach, die Tochter schien ein wenig gefestigter. Carmen besuchte ihre Mutter im Krankenhaus. Und wirkte dabei gelöst. Karin Kraus erzählt: »Ich dachte, wir hätten es geschafft, sie ist über den Berg. Zwei Tage später erhängte sie sich an einer Treppe zum Dach.«

Karin Kraus hat ihre Tochter nur noch einmal kurz gesehen: »Man ließ mir keine Zeit, nach einer kurzen Berührung wurde ich von meinem Mann weggezogen.« Zwei Jahre lang lebte sie wie gelähmt. »Ich brauchte eine halbe Stunde zum Bettenmachen und zwei Stunden zum Kochen, alles ging wie in Zeitlupe. Nach eineinhalb Jahren verhinderte mein Schutzengel, daß ich mich selbst umbringe, ich war nahe dran, weil ich mir

Vorwürfe machte, daß ich in der entscheidenden Phase meiner Tochter schlapp gemacht habe und mit einem Schwächeanfall im Krankenhaus lag. Heute weiß ich, daß ich mich nie wieder einem Menschen so geben werde. Man darf nur soweit gehen, daß man sich nicht selbst vernichtet.«

Karin Kraus kann heute genau sagen, was ihr damals gut tat: »Einfach in den Arm genommen zu werden, an Weihnachten nur einen schlichten Anruf zu erhalten mit den Worten: ›Ich denke an Dich.‹ Das ist Balsam auf meine Wunde.« Mehr ist manchmal gar nicht nötig, meint sie. »Wichtig war es auch, einen sehr verständnisvollen Pastor zu finden, der mir Beispiele von ähnlichen Suiziden erzählt hat mit dem für mich beruhigenden Fazit: Es gibt nun einmal Menschen mit einem intensiven Todeswunsch, und sie sind davon einfach nicht abzubringen. Ein Junge in der Nachbarschaft hatte seinen eigenen Suizid sogar gefilmt.«

Was für sie »Gift in der Trauerarbeit« war, erzählt Karin Kraus ebenfalls freimütig: »Der strikte Rat, jetzt an meinen Mann, meinen Sohn zu denken: ›Reiß' Dich zusammen, das Leben geht weiter.‹ Und die Reaktion meines Mannes: ›Selbstmörder sind Egoisten, die wollen nur Rache nach dem Motto: Jetzt guckt mal, was Du mir angetan hast‹.« Die Ehe von Karin Kraus begann zu kriseln, die unterschiedliche Art zu trauern trennte die Eheleute. Für Karin Kraus war es eine Marter, ihre Schuld zu sortieren, sich einzugestehen, hilflos und verzweifelt gewesen zu sein: »Da überkam mich Wut, weil meine Bemühungen total ins Leere liefen, ich fühlte die Ohnmacht, nichts ändern zu können, mich verfolgte der Gedanke, total versagt zu haben.« Heute kann sie den Suizid akzeptieren. »Carmen war in furchtbaren Nöten. Jeder Mensch hat ein Recht, seinen Weg zu gehen, der ihm möglicherweise auferlegt ist. Ich kann ihr nicht nur verzeihen, sondern ihre Entscheidung akzeptieren, ja respektieren. Ich lebe heute mit meinem Kind in Frieden. Es gibt keinen teuflischen Bann wie bei Menschen, die ihr Leben beenden, um sich an ihrer Umwelt zu rächen.«

Der Suizid eines Partners: »Warum hast Du mir das angetan?«

Psychiater erzählen sich gerne eine Anekdote über Viktor E. Frankl, den Begründer der Logotherapie. Eine Frau kommt zu Frankl und klagt ihr Leid: »Herr Doktor, Herr Doktor, mein Mann hat sich das Leben genommen, und nur wegen mir.« Frankl sieht sie an und erwidert darauf ganz trocken: »Das könnte Ihnen so passen, gnädige Frau.«

Was wollte Frankl mit seinem zugegebenermaßen recht trockenen Humor ausdrücken? Ein Suizid hat nie nur einen Grund. Gerade wegen seiner Rätselhaftigkeit taugen scheinbar bequeme Erklärungen auf den ersten Blick nicht. Auch wenn es Konflikte in einer Partnerschaft gab, wird sich kaum ein Mensch allein deshalb das Leben nehmen. Und es ist eine hoffnungslose Aufgabe, eine Selbsttötung »ganz« verstehen zu wollen. Zudem karikiert Frankl die zumeist zwanghafte innere Schuldzuweisung der Angehörigen.

Einer der populären Irrtümer über den Suizid lautet: Man muß einen Menschen nur tüchtig genug lieben, damit er sich nicht umbringt. Diese These ist haltlos, und das müssen sich die Angehörigen immer und immer wieder vor Augen führen. Ist jemand schwer depressiv, nutzt auch eine »Rund-um-die-Uhr-Versorgung« zumeist nichts. Ich habe von zuwenig Liebe während meiner Interviews mit Angehörigen nie etwas gespürt. Dennoch schwebt dieser Vorwurf immer unausgesprochen über den Hinterbliebenen. Besonders betroffen davon sind Frauen. Das Beispiel von Rosie Karger* aus Nordrhein-Westfalen ist typisch: »Die meisten Freunde und Bekannten sind weg, melden sich nicht mehr oder tun so, als ob man nicht mehr existiert. Obwohl ich drei Kinder habe, kümmert sich die ganze Verwandtschaft nicht mehr um uns.«

Die hinterbliebenen Frauen erfahren oft Hilflosigkeit statt menschlicher Wärme, Distanzierung statt Anteilnahme. Aber es ist nicht nur der Schmerz, der durch die Reaktionen anderer verursacht werden kann. Hat sich ein geliebter Mensch das Leben genommen hat, ist plötzlich die gemeinsame Zukunft weg. Auch die Vergangenheit wird massiv in Frage gestellt. Was habe ich nicht gesehen? Hat er mich immer betrogen, weil er ganz anders war? Habe ich mir etwas vorgemacht? Habe ich ein Phantom geliebt? Hat er mir etwas vorgespielt?

Trotz aller Irritationen neigen viele Zurückbleibende zu Verschmelzungsphantasien und Wiedervereinigungswünschen. Der Tod trennt manche Paare nicht, sondern verbindet sie scheinbar noch intensiver. Annemarie Hartwig*, die heute mühsam ohne Psychopharmaka zu leben versucht, um sich wieder ins soziale Leben zu integrieren, beschreibt dieses Phänomen: »Mein Leben mit seinen Philosophien und allem, woran ich geglaubt habe, ist zusammengebrochen. Irgendwie hat er nun das erreicht, was er wollte: Ich gehöre ihm. Und ich gönne es ihm. Das Einzige, was mir ein wenig Trost verschaffen kann, ist mein größter Wunsch: Ihn eines Tages in einer anderen Welt wiederzusehen. Ich träume und wünsche nichts mehr – nur das eine: Mit ihm zusammensein für alle Ewigkeit.«

Ein Jahr lang hat Angelika Weber* die Gardinen nicht mehr in ihrer Wohnung abgenommen. Sie müßte dazu auf eine Haushaltsleiter steigen. Genau das aber will sie nicht. Auf eine Haushaltsleiter war auch ihr Ehemann gestiegen, bevor er sich auf dem Dachboden mit einem Abschleppseil erhängt hatte. »Ich bin ein Mann der Tat«, hatte er drei Wochen vor seinem Suizid angekündigt. Noch Jahre danach zuckt die 46jährige Münchener Büroangestellte zusammen, wenn über ihr die Holzdecke knarrte. »Ich hatte Angst vor allem. Ich bekam Magenprobleme und Ohnmachtsanfälle, fühlte mich wie ein vergreistes altes Mütterchen. Sämtliche Ängste, die mein Mann hatte, fühlte ich auf einmal auf mich übertragen.«

Das starke Geschlecht ist häufig ziemlich schwach, meint der Psychologe Herbert Ehmann, der Autor des Buches *Männerängste*. Wer die Angst nicht überwinden kann, ist vom Suizid nicht mehr so weit entfernt. Woher die Ängste unter anderem rühren, erklärt Ehmann: »Erstmals in der Humangeschichte ist das starke Geschlecht in der Defensive. In reinen Männerrunden ist das Angstthema verpönt, wo richtige Kerle zusammenkommen, wird es geradezu zwanghaft vermieden. Männer empfinden Kranksein als zutiefst unmännlich. Weil sie sich keine Blöße geben wollen. Sie wollen richtige Prachtexemplare ihres

Geschlechtes sein und keine wandernden Krankenstationen, die ständig Tabletten schlucken. Viele sagen sich: Was soll ich denn beim Psychoklempner, die haben doch sowieso alle einen Schatten, das weiß doch jeder. Männer sind es von Kindesbeinen an gewöhnt, sich allein durchzubeißen. Sie wursteln lieber allein vor sich hin. Nur sehr selten schließen sich Männer Selbsthilfegruppen an oder suchen von sich aus einen Therapeuten auf.«[59]

Aus Schock wurde Engagement

Barbara Schiller* liebte ihren Mann. Er war ein liebevoller Familienvater und verläßlicher Partner. 20 Jahre war sie mit ihm verheiratet, es hätte gern lebenslänglich sein können, sagt die 44jährige. Daß eine berufliche Krise ihr gemeinsames Leben zerstören könnte, hätte sie sich nie vorstellen können. »Ich wußte zwar, daß mein Mann in seinem Büro ein Perfektionist war, aber Wahnvorstellungen waren mir bis dahin bei ihm nie aufgefallen. Im Dezember 1991 merkte ich, daß mit ihm etwas nicht stimmte. Es waren fünf entscheidende Tage. Er nahm scheinbar verschiedene Dinge nicht mehr wahr. Und er schien richtig geschrumpft zu sein. Wenn ich ihn umarmte, dachte ich, er ist kleiner geworden. Seit Wochen und Monaten suchte er danach, warum ein Projekt in der Firma nicht mehr weitergeht. Am Ende hatte er eine einfache Lösung gefunden: Er selbst sei schuld.«

Barbara Schiller konnte reden, soviel sie wollte, sie drang mit ihren Argumenten, daß er sich sein Scheitern nur einbilde, nicht durch. »Mein Mann warf sich vor, daß er in seiner Firma einen Fehler gemacht habe und ein Schaden in Millionenhöhe daraus entstehen könne. In Wirklichkeit gab es diesen Schaden gar nicht, er existierte nur in der Phantasie meines Mannes.«

Martin Schillers* Denken drehte sich im Kreis, er fühlte sich immer minderwertiger. »Ich bin dir kein guter Mann gewesen, sagte er zu mir, ich hätte mir schon lange einen anderen suchen sollen.« Eine Woche vor dem Suizid schickte Barbara Schiller ihren Mann zum Hausarzt und versuchte ihn auf langen Spaziergängen zu beruhigen. »Am besten springe ich gleich hinein, sagte er, als wir am Kanal vorbeigingen. Ich packte ihn am Kragen und nahm ihm das Versprechen ab, es nicht zu tun.« Er brach es. In der Nacht zum 12. Dezember 1991 lag er im Ehebett wach und konnte wieder einmal nicht einschlafen. Barbara Schiller war längst eingeschlummert, er stand auf und ging. Nur einen Zettel mit zwei Zeilen hinterließ er in seinem aufgeklappten Aktenkoffer: »Es ist aus, mir kann man nicht verzeihen.«

Um 3.43 Uhr ist Barbara Schiller aufgewacht, sie wird die Uhrzeit nie mehr vergessen. Am Anfang versuchte sie sich zu beruhigen, warum ihr Mann nicht mehr neben ihr lag: »Vielleicht kann er wieder nicht schlafen. Vielleicht ist er spazierengegangen.« Sie suchte ihn in der Dunkelheit. Und fand erst einmal nur auf dem Schuhschrank seinen Reisepaß und seine Brieftasche, die er abgelegt hatte. Um sechs Uhr früh entdeckte ihn die Polizei erhängt in einem kleinen Wald ein paar hundert Meter vom Haus entfernt. »Wir haben eine schlechte Nachricht für sie«, sagten sie an der Haustür. Barbara Schiller war scheinbar gefaßt: »Ich weiß es schon.«

Bevor die Kripo kam, schickte sie ihre Tochter in die Schule. Natürlich hatte die Sechsjährige gefragt, warum der Papa nicht mit frühstückt. »Der Krankenwagen hat ihn geholt, es ging ihm schlecht«, entgegnete die Mutter. Als die Tochter wieder aus der Schule kam, sagte Barbara Schiller ihr schrittweise die Wahrheit. »Dein Vater ist tot.« Am nächsten Tag erfuhr das Mädchen dann, daß er sich das Leben genommen hat. Eine sehr dosierte Art der Aufklärung, Barbara Schiller wollte sichergehen, daß ihre Tochter es zuerst von ihr erfährt, und nicht später von anderen Leuten.

Barbara Schiller erlebte in den ersten Tagen trotz äußerlichen Funktionierens alles wie unter Schock. »Ich stand neben mir, als hätte ich mich verdoppelt, als sei ich gar nicht mehr ich selber. Ich fror, in mir war ganz viel Kälte von innen heraus spürbar.« Sie organisierte eine intime und sehr persönliche Beerdigung, die von dem Pfarrer geleitet wurde, der das Paar auch getraut hatte. In der folgenden Zeit kümmerten sich die Freunde und Verwandten intensiv um sie. »Wir waren nie allein, es war immer jemand da, Freunde und Verwandte gaben sich die Klinke in die Hand. Manche kamen von weit her gereist und blieben so lange, wie sie nur konnten. Die Nachbarin half im normalen Alltag und stellte zum Beispiel die Mülltonne raus. Dinge, für die ich keinen Nerv mehr hatte.«

Für Barbara Schiller war es befreiend, daß sie mit vielen Freunden und auch den Eltern ihres Mannes immer wieder über den unbegreiflichen Tod sprechen konnte. Zugleich entdeckte sie den Kontakt mit Gleichbetroffenen in der Selbsthilfegruppe *Agus*. »Jeder hatte eine andere und doch gleiche Geschichte. So etwas passiert nur mir, dachte ich anfangs, bevor ich bei anderen Betroffenen sah, daß es noch weitaus schlimmere Fälle als meinen gab. Bevor ich mich zwangsweise mit Suizid beschäftigen mußte, war ich bei diesem Thema genauso ein oberflächlicher Mensch wie jeder andere. Als ich sporadisch Meldungen über Suizide in der Zeitung las, war mein erster Gedanke: Na, irgendwas wird in solchen Familien schon nicht in Ordnung gewesen sein«.

Die erste Trauerzeit war für Barbara Schiller schwierig: »Alles war mir gleichgültig. Es wäre mir egal gewesen, ob der Dritte Weltkrieg ausbricht und ob ich etwas zu essen bekomme. Das Leben hatte für mich seinen elementaren Sinn verloren. Ich wollte Liebe geben und konnte es nicht mehr. Er war nicht mehr da, nur noch unsere Tochter, in ihr lebte er für mich weiter.« Später kam die Trauer in Wellen, aber die haben sich verflacht, der Ausschlag ist geringer geworden. Nach einiger Zeit gestattete sie sich auch Zorn auf ihren Ehemann. »Ich darf böse auf ihn sein, begriff ich, früher hätte ich mir das nicht zugestanden, weil man ja über die Toten nichts Böses sagen soll. Dabei hat Zorn eine so befreiende Wirkung, nur die Äußerung von Gefühlen kann zu einer echten Versöhnung führen.«

Heute engagiert sich Barbara Schiller in der Bamberger Selbsthilfegruppe *Trauer nach Suizid*. »Als Bereicherung und Belastung« empfindet sie es, wenn sie andere Hinterbliebene berät. »Dieses Thema läßt einen nie wieder los, aber man kann lernen, wieder neues Glück zu empfinden. Weihnachten 1998 bin ich mit meiner Tochter nach Paris gefahren, das war wunderbar.« Symbolische Feiertage, Geburts- und Hochzeitstage sind für sie aber immer noch schmerzliche Erinnerungen an glückliche Zeiten mit ihrem Mann. Am schwierigsten war für sie ihr 43. Geburtstag: »Mein Mann war 43, als er sich das Leben nahm.«

Er hatte eine Vorliebe für Lokomotiven und Bahnfahrten. Jedes Jahr war er ein paar Tage mit einem Freund unterwegs, um alte Dampflokomotiven zu fotografieren. Daß die Leidenschaft für die Eisenbahn sich einmal so destruktiv äußern konnte, bleibt für Beate Assmann unvorstellbar. Sie bekommt die Lautsprecheransage »Der verspätete Interregio von Saarbrücken nach Köln hat in wenigen Minuten Einfahrt« nicht mehr aus ihrem Kopf. Die Bilder der letzten Reise mit ihrem Mann schieben sich ihr immer wieder ins Bewußtsein. In der literarischen Erzählung *DUNKEL DANN HELLER – einen Freitod verstehen* beschreibt sie seine letzten Sekunden. »Ich sehe den Zug kommen, ich trete zurück und sehe ihn in seinem hellen Mantel warten. Aber er wartet nicht auf den Zug, er wartet auf die Erlösung und läuft und springt. Mein Schrei läßt es mitten im Tag dunkel werden. In jener Nachmittagsstunde senkten sich alle Sterne der Nacht über ihn und trugen ihn fort.«[60]

Wenn Beate Assmann heute daran denkt, kommt ihr alles wie in einem Film vor, der mit ihr gedreht wurde, ohne daß sie das Drehbuch kannte. »Auf der Zugfahrt vorher hatte mein Mann zwei Stunden lang kein Wort gesprochen. Zweimal mußten wir umsteigen, wir wollten eine alte Tante im Krankenhaus besuchen. Ich ging neben ihm her und erzählte von Erinnerungen, als wir durch die Stadt fuhren, in der wir studiert hatten. In seinem Blick lag eine Ferne. Der alten Tante, der sie die Uhr abgenommen hatten, schenkte er seine Uhr. Seine Zeit war abgelaufen, er brauchte keine Uhr mehr, eine Stunde später wußte ich es.«

Blitzartig lief auf dem Bahnhof die Maschinerie der Bergung an. »Der Arzt und der Sanitäter wollten ein Abteil freimachen für mich. Wie aber konnte man verlangen, daß ich in einen Zug einsteigen sollte, unter dem er lag? Ich wehrte mich, bis man mich schließlich zum Krankenwagen brachte. Als ich durch den Bahnhof gebracht wurde, hielt mir ein Reporter ein Mikrophon entgegen und sagte: ›Können Sie uns etwas dazu sagen?‹ Der Arzt schubste ihn zur Seite, ich ging wortlos vorüber.« Beate Assmann kam mit einem schweren Schock ins Krankenhaus.

Beate Assmanns Mann war ein erfolgreicher Unternehmer gewesen: fröhlich, laut, selbstsicher. Der Chef einer 150 Jahre alten Fabrik. Was aber kaum einer wußte: Er litt unter der schweren Bürde seiner Biographie. Als er ein Jahr alt war, beging sein Vater Suizid, er war Oberlandesgerichtsrat und hoher Nazifunktionär gewesen. Seine Mutter starb, als er zehn Jahre alt war. Er kam ins Internat

Beate Assmann suchte Hilfe außerhalb der Familie. »Um kein Lebenstrauma entstehen zu lassen, wandte ich mich an Psychotherapeuten und Ärzte, sie gaben mir das Gefühl, in einer berechtigten Ausnahmesituation krank sein zu dürfen. Sie dürfen alles sein und alles empfinden, sagten sie zu mir, auch wieder Freude. Da fiel mir meine kluge Großmutter ein, die sich über das Lachen ihrer Tochter gefreut hatte. Ihr Mann war zwar im Krieg gefallen, aber sie hatte ein Kind erwartet.« Langsam ging es bergauf.

Dennoch litt Beate Assmann unter Kreislaufbeschwerden und Angstattacken in der Nacht und vor allem auf Bahnhöfen. Sie beschäftigte sich fast süchtig mit dem Thema Suizid, wollte alles begreifen lernen. Über die Kunst versuchte sie Selbstheilungskräfte zu aktivieren. »Ich lasse mich einfach berühren und mitnehmen von Sprache und Musik, die jemand vor mir vielleicht auch unter Schmerzen und Grenzerfahrungen geschrieben hat. Darin kann ich mich wiederfinden und weiß meinen Schmerz aufgehoben. Deshalb bin ich heute so weit, daß ich sagen kann: Ich akzeptiere das furchtbare Todeserleben als Teil meiner Lebensgeschichte. Es gehört dazu wie die Liebe zu meinem Mann, die Geburt unserer Kinder, das gemeinsame Glück, aber auch die Konflikte, die es in jeder guten Ehe mal gibt.«

Beate Assmann wird nie aufhören, Fragen zu stellen. »Warum ist mein Mann diesen Weg gegangen? Es vergeht keine Minute, in der ich nicht an ihn denke.« Ihr soziales Umfeld unterstützte sie, und es gab auch keine Probleme mit einer kirchlichen Beerdigung, obwohl ihr Mann aus der Kirche ausgetreten war. Auf eine Verleugnung des Suizids, die andere Hinterbliebene aus Angst vor neugierigen Fragen wählen, hat sie sich nie eingelassen. »Ich habe nie um den Tod meines Mannes herumgeredet. Bei Nachfragen wäre es leicht gewesen, Krebs oder Herzinfarkt zu sagen. Das habe ich nie getan, da ich die Entscheidung meines Mannes zu respektieren gelernt habe. Gelernt ist das falsche Wort, in unzähligen zerquälten Stunden habe ich Antworten bekommen, die mich dem Verstehen dieser Gewalttat näher brachten. Eine Akzeptanz meiner Gedankengänge kann ich von der Gesellschaft nicht erwarten. Da sie aber weder mich noch meinen Mann kennt, darf sie nicht urteilen. Die Entscheidung für den Tod ist eine der intimsten des Menschen. Das muß man respektieren.«

Das eigene Tempo in der Trauer

Der Anruf kam morgens im Büro. Cornelia Hanser* erinnert sich noch genau an den schrecklichsten Tag ihres Lebens. »Es war wie bei einem körperlichen Schlag, den man noch spürt, bevor man das Bewußtsein verliert. Ich höre mich noch in den Hörer betteln, flehen, schreien: ›Sag', daß das nicht wahr ist.‹ Aber der beste Freund meines Freundes blieb dabei: Jörg* hat sich erschossen.«

Jörg Rupprich*, Cornelia Hansers Freund, war Kriminaloberkommissar. Auf dem Gelände einer nahen Klinik hatte er sich mit seiner Dienstpistole das Leben genommen, ein Vorgesetzter mußte ihn identifizieren, seine Freundin hatte nicht die Kraft dazu. Später fehlte ihr dieser letzte Blick zum inneren Abschied. »Meine verzweifelte Vorstellungskraft hat mir alle möglichen absurden Theorien eingegeben, wie es anders gewesen sein könnte. Alle diese Vorstellungen endeten immer damit, daß Jörg noch lebte.« Cornelia brach zusammen: »Es war wie ein Stich in meine Eingeweide. Ich fiel zusammen und war augenblicklich aller normalen Funktionen meiner Seele und meines Körpers beraubt. Die Minuten, Stunden, Tage, Wochen danach versanken und versinken noch heute für mich in eine Welt, die so unwirklich für mich war, daß ich sie nur noch durch einen Schleier wahrnahm. Ich verlor jeglichen Kontakt in meinem Innern zu der mich umgebenden Welt, auch meinen eigenen Platz in ihr.«

Die Welt hatte sich für Cornelia aus den Angeln gehoben. Daß das Leben einfach weiterging, empfand sie als unglaublichen Hohn. »Ich hatte meinen Platz in dieser sich drehenden Welt, in dieser weiterlaufenden Zeit eingebüßt.« Jeder Suizid ist furchtbar, solch ein Suizid aus »heiterem Himmel«, ohne jede Ankündigung ist unbegreiflich. Neun Tage vor der Tat waren Cornelia und Jörg erst aus dem Urlaub zurückgekommen. Da strahlte der Kripomann noch Glück und Ruhe aus, harmonische Tage lagen hinter ihnen. Was danach mit ihm geschah, bleibt ein Rätsel. Er zog völlig überraschend bei seiner Freundin aus. Vier Tage vor seinem Suizid tauchte er dann völlig unter.

Cornelia hatte nur ein Bedürfnis: Von Jörg zu erzählen, sich Fotos anzuschauen, in Erinnerungen zu wühlen. »Dieses Miteinanderweinen, das Sich-in-den-Arm-Nehmen, dieses Teilen der Empfindung und der Verzweiflung war für mich unendlich wichtig. Auch weil dann so viele Dinge folgten, die verletzend und demütigend waren. In der Ansprache in der Kapelle wurde zwar über die Art von Jörgs Tod gesprochen, Konflikte und die Lebenssituation, in denen er sich zum Zeitpunkt seines Todes befunden hatte, wurden ausgespart.«

Cornelia Hanser leidet noch heute unter Schuldgefühlen. Sie war die Geliebte, deretwegen Jörg seine Ehefrau verlassen hatte: »Ich habe lange Wochen und Monate damit gekämpft, daß ich mich selbst als diese unfaßbare Krise in Jörgs Leben gesehen habe, daß ich glaubte, daß ohne mich, ohne mein Eintreten in Jörgs Welt das nicht passiert wäre. Ich habe sogar geglaubt, daß die Liebe, die wir füreinander empfunden haben und der Versuch miteinander eine Beziehung aufzubauen und gemeinsam eine Zukunft zu planen, daß das alles falsch und schlecht gewesen sei, daß wir jetzt beide dafür bestraft werden. Alles nach dem Motto: Jörgs Probleme hätten ja erst mit seiner neuen Liebe begonnen, die wohl keine gewesen sein kann, wenn er sich lieber das Leben nahm, als mit mir zu leben.«

Die Schuldgefühle konnte ihr niemand »wegdiskutieren«. Cornelia weiß: »Ich war immer argwöhnisch gegen Menschen, die allzu schnell dabei waren, sie mir zu verbieten, weil sie Quatsch waren. Ich mußte mein eigenes Tempo in der Trauer gehen, das war vielen zu langsam.« Es kam zum großen Knall mit ihrer eigenen Mutter. »Ich habe ihr damals gesagt, wie wenig es mir hilft, wenn sie mich mit einer ›wunderbaren Zukunft‹, die doch irgendwie ganz sicher auf mich wartet, über meine Gegenwart hinweg trösten will und aus ihr zerren will. Wie unmöglich ihre Hoffnung ist, irgendwann ihre alte Tochter wiederhaben zu wollen. Wie wenig hilfreich es für mich ist, wenn sie mich bittet, mir keine Vorwürfe zu machen, keine Schuld zu empfinden, weil ich keine Schuld habe. Das führt bei mir nur dazu, daß ich zwar nicht mehr über diese Empfindungen spreche, sie aber weiterhin habe. Ich warf ihr vor, daß sie mich unter einen für mich nicht erträglichen Druck setzt, wenn sie von mir erwartet, daß ich positiv und der Zukunft vertrauend die schreckliche Episode in meinem Leben durchstehen soll. Daß ich Hoffnung haben muß, wo ich nicht einmal mehr wußte, was Hoffnung eigentlich sein soll.«

Jörgs Eltern trösteten Cornelia sensibler. Sie fand bei ihnen ein emotionales Zuhause, das sie nicht für möglich gehalten hätte. »Wir haben gelernt, miteinander zu sprechen, immer und immer wieder den Gefühlen und Reaktionen der anderen Raum zu geben, zuzuhören und den anderen in all seiner Verschiedenheit gelten und stehen zu lassen.« Jörgs Schwester zeigte Cornelia dann auch die Fotos von Jörg, die das Bestattungsinstitut aufgenommen hatte. »Mit zitternden Fingern sah ich Jörg, wie er aufgebahrt im Sarg lag, eine gelbe Rose in den Armen«, Cornelias Lieblingsblume, die er ihr häufig geschenkt hatte. »Es war unendlich schwer für mich, hinzusehen. Aber seitdem bin ich meine Vorstellungen von dem lebendig begrabenen Jörg los. Ich habe gesehen, daß das, was ich an ihm liebte, seine Wärme, sein Lächeln, seine Sehnsucht nicht mehr in seinem Körper, sondern schon an einen anderen Ort gegangen war.«

Heute muß sich Cornelia nicht mehr in ein körperliches Unwohlsein flüchten, um ihrem Schmerz Ausdruck zu verleihen und akzeptiert zu werden. Und eine Mitteilung von ihr, daß sie jetzt ein paar Nächte am Stück richtig gut geschlafen hat, führt nicht mehr zwangsläufig zu der Annahme, daß jetzt alles wieder gut wird. Sie hat durch den Suizid ihres Liebsten viel gelernt: »Gerade bei Menschen, für die ich greifbar war, wenn sie Probleme hatten, erlebte ich große Enttäuschungen. Vielleicht weil ich als bislang Starke und Helfende plötzlich selbst Hilfe brauchte und keine mehr geben konnte. Ich habe Vorwürfe erlebt, daß ich mich nicht mehr ausreichend um andere kümmere, daß ich zuviel mit mir selbst beschäftigt sei, daß ich zu einer Belastung werde. Die beste Freundin hat sich seit der Nachricht von Jörgs Tod nicht mehr bei mir gemeldet, mir aber auch zu diesem vollständigen Abbruch der Verbindung nie etwas gesagt oder geschrieben.«

Andere Freundinnen versuchten Cornelia mit Gewalt von ihrer Trauer abzulenken. Und reagierten mit Aggression, wenn das nicht klappte. »Eine sagte mir nach einem halben Jahr, daß es langsam albern wird und mit Trauer nichts mehr zu tun hat, wenn ich mich nicht endlich wieder wie ein normaler Mensch benehme und nicht wüßte, daß ich auch in einer Freundschaft etwas zu leisten habe. Als ob das in dieser extremen Situation von meinem guten Willen abhängig gewesen wäre.« Solche Erfahrungen warfen Cornelia zurück, aber sie ließ sich nicht beirren. »Ich ging meinen Weg. Das hieß für mich: endlose Spaziergänge. Das sichere Gespräch bei der Therapeutin, das jede Woche zum selben Termin stattfand. Und mein Tagebuch. Ich schrieb meine Gefühle auf. Morgens nach dem Aufstehen, tagsüber, in der Nacht, immer und immer wieder. Sogar im Büro habe ich, wenn ich unbeobachtet war, geschrieben.«

Das Reden in der Selbsthilfegruppe *Agus* half ebenfalls, die Trauer langsam zu lösen: »Hier werde ich ernst genommen. Hier hören wir einander richtig zu und glauben dem anderen, wenn er uns von chaotischen Gefühlen erzählt, auch wenn wir nicht jedes einzelne Gefühl miteinander teilen. Wir glauben es uns zumindest und lassen es gelten, die Scheu, in den Abgrund zu sehen, gibt es hier nicht. Hier dürfen auch die Toten dabei sein, hier sind sie da und nicht, wie woanders, nicht mehr da, und deshalb am besten auch nie wahr gewesen. Hier treffe ich nicht auf den guten Wunsch, ich möge doch vergessen lernen. Hier kann ich aussprechen, daß mich das wohlgemeinte ›Du bist ja noch so jung, Dir stehen alle Türen offen, Du wirst einen neuen Mann finden und mit ihm glücklich werden‹, das ich immer wieder zu hören kriege, eher entmutigt als bestärkt. Es ist für mich eher ein Fluch als ein Segen, mein ganzes Leben noch vor mir zu haben, weil meine Gefühle mir sagen, daß ich einen wunderbaren Teil meines Lebens gegen meinen eigenen Willen bereits hinter mir habe.«

Spurensuche als Trauerarbeit

Susanne Dörr* hat keinen Menschen auf dem Gewissen. Obwohl sie in der Talk-Show *Fliege* mit dem Titel *Ich habe einen Menschen auf dem Gewissen* aufgetreten ist. Susanne wollte auf das Thema Suizid aufmerksam machen. Ein Jahr lang war die 40jährige Verlegerin mit ihrem Freund Klaus Bachmann* zusammen, einem 43jährigen Sozialarbeiter mit therapeutischer

Zusatzqualifikation, der seine Diplomarbeit zum Thema Suizidvorbeugung geschrieben hatte. Im sozialen Bereich war er als einfühlsamer Supervisor gefragt, der das Gefühlschaos bei anderen gut ordnen konnte. Nur bei sich nicht. Susanne Dörr erzählt: »Er hatte so etwas Heimatloses an sich. Mit dem Elternhaus hatte er unter anderem deswegen gebrochen, weil ihm vom Vater seine Halbgeschwister verschwiegen worden waren.«

Susanne Dörr liebte Klaus und schätzte ihn wegen der tiefsinnigen Gespräche, die sie mit ihm führen konnte. »Er war meine große Liebe im reiferen Alter. Ich war 39 und hätte mir vorstellen können, mit ihm noch einmal ein Kind zu bekommen. Das heute mit einem anderen Mann anzugehen, ist undenkbar, meine biologische Uhr tickt, und ich bin noch lange nicht offen für eine neue Liebe.«

Susanne Dörr hat sich auf die Spurensuche begeben. Details eines unglücklichen Lebens fügten sich ineinander, verdichteten sich. Sie erinnerte sich an Gespräche, die heute eine ganz andere Bedeutung haben: »Das Thema Suizid war kein Tabu, wir redeten offen, wenn auch in sehr allgemeiner Form darüber. Ich war verblüfft, wie sehr er in der Theorie darauf beharrte, einmal den Suizid für sich in Anspruch zu nehmen. Daß wir uns über den Tod unterhielten, war für uns nichts Ungewöhnliches, weil es ein sehr menschliches Thema ist und wir keine oberflächlichen Menschen waren.«

Über seine Not und seine Selbstzerstörungsphantasien hat Klaus Bachmann nie mit seiner Freundin gesprochen. »Das wollte er offenbar mit sich selbst abmachen«, meint Susanne Dörr, »er kannte die Anzeichen einer Suizidgefahr und hat sie ignoriert, er hätte Hilfe bekommen können und wollte es nicht. Eine Therapie hat er abgelehnt, weil er einmal eine gemacht hatte, die ihm immer noch in der Seele steckte: ›Da wird man zerlegt und dann wieder zusammengesetzt, es ist zu schmerzlich für mich‹.« Susanne Dörr wußte, daß ihr Freund depressiv war, aber am letzten Abend, als sie ihn noch einmal sah, war alles wie immer. Alles? Vielleicht doch nicht alles. »Er drückte mich fester an sich als gewöhnlich, so daß es mir fast lästig wurde. Wir wollten uns am nächsten Morgen bei mir zum Frühstück treffen. Da war er schon tot. In der Nähe von Köln hatte er auf einem Bahnhof auf den Schnellzug gewartet.« Klaus hatte vorher seine Wohnung gründlich aufgeräumt: Unterlagen sortiert, reinen Tisch gemacht, das Testament hingelegt. Susanne sollte alles erben. War dieses Vermächtnis ein letzter Liebesgruß? Oder ein Fluch für Susanne, mit ihm für immer verbunden zu sein?

Susanne war schwer angeschlagen. Als sie die Polizeiakten las, die sie über ihren Rechtsanwalt bekommen hatte, wurde sie richtig wütend auf ihren Freund. Was hatte er bloß getan? »Ich war zornig darüber, daß er einen so gräßlichen Tod gewählt hat, bei dem von seinem Körper nichts mehr übrig blieb. Irgendwie war es ja auch mein Körper, denn ich hatte ihn früher berührt und geliebt. Der Polizeibericht schilderte im Detail, wie er starb. Er hatte sich aufrecht in die Mitte der Schienen gestellt. Der Zug kam mit 160 Stundenkilometern heran. Er erwartete den Zug frontal, er wollte ganz sicher tot sein.«

Diese grauenhaften Bilder sind Susanne Dörr bis heute immer präsent. »Wenn ein Zug vorbeifährt, ertappe ich mich, wie ich zusammenzucke. Ich habe kein Auto und fahre oft mit der Bahn. Manchmal durchfahre ich auch den kleinen Bahnhof in der Nähe von Köln, es kostet jedesmal viel Überwindung. Irgendwo muß mein Haustürschlüssel noch im Gelände liegen, den hatte er mitgenommen.« Im grausamen Schienentod von Klaus Bachmann fand Susanne auch ein Quentchen Trost. »Ich glaube, der Tod war eine Erlösung für ihn, keine Qual. Ich habe mir am Bahnhof mal vorgestellt, was das für ein Gefühl ist. Ich glaube, in diesem Moment ist es nichts Fürchterliches, sondern eher etwas Ekstatisches, eine fast sexuell aufgeladene Hingabe. Als kommt das Schicksal auf einen zugefahren, dem man sich total anvertraut. Diese Vorstellung hat mir sehr geholfen, sie war auch für mich erlösend.«

Susanne Dörrs Brüder spendeten ihr Trost, von einer Schuldzuweisung war keine Rede. Zusammen mit einem Freund organisierte sie einen Grabstein aus Irland, dem Land, das Klaus Bachmann so liebte. Ein großer runder Findling wurde mit dem Auto nach Deutschland geschafft. Ein letzter Liebesbeweis. Die Trauerfeier wurde zu einem kleinen Happening, so wie es sich der unkonventionelle Klaus, der längst aus der Kirche ausgetreten war, gewünscht hätte. Alle Trauernden schrieben einen Brief an ihn, alle sollten vorgelesen werden. Aber das hätte Stunden gedauert, der Stoß der Briefe war zu hoch. So wurden ein paar Zeilen stellvertretend für alle vorgetragen.

Susanne Dörr fühlte sich begleitet, unterstützt und in den Arm genommen. Sie kann heute die einzelnen Phasen ihrer Trauer sehr gut beschreiben. »Der Suizid ist bis heute immer präsent. Ich konnte nie gut verdrängen. Ich würde gern mal ein paar Wochen ohne den Gedanken an den Suizid leben, es ist nicht möglich. Zwei Monate habe ich unentwegt geheult, Gott sei Dank wohnte meine Freundin Anne* bei mir und fing mich, so gut sie konnte, auf. Ich dachte, die Gewalt, die Klaus sich angetan hat, bringt mich um, sie treibt mich in den Wahnsinn.« Von dem belastenden Gefühl, der entscheidende Faktor für den Suizid gewesen zu sein, ist Susanne verschont geblieben. »Bei meiner Psychotherapeutin sortierte ich: Was ist Klaus? Was ist meine Sache? Ich hatte nicht so furchtbar viele Schuldgefühle, weil ich wußte, daß die Sehnsucht nach dem Tod aus ihm heraus kam und nicht an mir lag. Ich habe ihn sehr geliebt, wie ich heute weiß, auf eine sehr naive Weise. Ich dachte, wenn jemand so viel Liebe bekommt, kann er sich unmöglich das Leben nehmen.«

Manchmal ist die Depression stärker als die Liebe. Auch Susanne Dörr fiel in einen Abgrund, den sie vorher so nie durchschritten hatte. »Ich hätte nichts dagegen gehabt, auch zu sterben, nur umbringen hätte ich mich nicht gekonnt. Aber Krebs wäre mir gerade recht gekommen, ich hätte mich freudig in mein Schicksal ergeben.« Selbst an schier unerträglichen Depressionen zu leiden, war für sie die entscheidende Zerreißprobe, die sie in ihrer Persönlichkeitsentwicklung weitergebracht hat. »Es war nicht schlecht, das mal kennenzulernen. Es schien mir wie eine Buße zu sein, die ich mir auferlegte. Ich habe mich nicht darin gesuhlt, aber ganz hineinfallen lassen. Dieses Gefühl völliger Ausweglosigkeit in meiner eigenen Seele zu erleben hat mich mit Klaus noch einmal viel stärker verbunden. Ich lief herum wie ein Zombie, es war so, wie wenn alle Gliedmaßen eingefroren wären und langsam auftauen. Das tut höllisch weh, weil man in dieser Phase alle Gefühle ungeheuer intensiv erlebt – positiv wie negativ.«

Susanne Dörr brauchte eine Auszeit. In einer psychosomatischen Klinik kam sie langsam wieder zu Kräften. Der Nebel lichtete sich, die Lebensfreude kam wieder, auch wenn es immer wieder Rückfälle in abgründige Gefühlswelten gab: »Ich hatte Todesangst, in seine Wohnung zu gehen. Aber ich mußte sie als Alleinerbin auflösen, weil Klaus keine Verwandten mehr hatte. Ich verschenkte seine Sachen an seine Freunde, jeder durfte sich etwas aussuchen.« Heute hat sie soviel Abstand zu der Tragödie, daß sie wieder einigermaßen befreit leben kann. Sie zieht nicht mehr das T-Shirt von Klaus an, mit dem sie die ersten Wochen nach dem Suizid immer ins Bett gegangen war. Und sie hat eine realistische Sicht auf ihren Freund gewonnen. »Ein Mensch ist ein Universum, du kriegst nur ein Stück von ihm mit. Es ist wie bei einem Eisberg: da sind auch fünf Sechstel unter Wasser.«

Wenn man sich völlig wertlos vorkommt

Den 18. Dezember möchte Brigitte Maier* am liebsten abschaffen. An diesem Tag zuckt sie immer zusammen, wenn der Zeiger der Uhr auf 19 Uhr vorrückt. Dann hört sie wieder den Schuß, der ihr Leben von Grund auf veränderte. Die Zeit heilt alle Wunden, sagt man. Doch das stimmt nicht immer.

Brigitte Maier erzählt: »Ich hatte mit Weihnachtsvorbereitungen zu tun. Die Kinder waren da, alles schien ganz normal zu sein. Ich wußte zwar, daß mein Mann ziemlich angespannt war, aber ich habe nie damit gerechnet, daß er sich etwas antun könnte. Es war am frühen Abend. Er ging die Treppe hoch, ich dachte er legte sich ins Bett. Dann habe ich es oben krachen gehört. Ich dachte, vielleicht ist eine Schranktür zugefallen. Ich habe mir überhaupt nichts dabei gedacht. Mein Sohn kam rüber zu mir in die Küche und sagte: ›Mutti, das war doch eben ein Schuß.‹ Wer soll da schießen, habe ich gesagt? Und dann sind wir raufgegangen, weil uns das doch sehr komisch vorkam. Und da war die Schlafzimmertür verschlossen. Wir haben gerufen, und es hat sich nichts getan. Dann haben wir den Schlüssel gesucht, und ich habe gemerkt, daß eine Waffe aus dem Waffenschrank fehlt. Als mein Sohn die Tür eingetreten hat, haben wir ihn gefunden.«

Friedrich Maier* lag neben dem Ehebett tot auf dem Boden. Sechs Tage vor Weihnachten hatte sich der leidenschaftliche Jäger erschossen. Mit einem einzigen Schuß aus einem Revolver bereitete der pflichtbewußte Beamte seinen Sorgen und seinem Leben ein Ende. Der Schuß traf auch Brigitte Maier in die Seele.

»Plötzlich fehlte ein Teil von mir. Ich stand völlig außerhalb, wußte überhaupt nicht, was los ist. Ich saß nur da und dachte, das gibt es doch nicht, das kann mir doch nicht passieren. Ich konnte überhaupt nicht damit umgehen und habe mich die erste Zeit überhaupt nicht auf die Straße getraut. Wenn ich einkaufen gegangen bin und der Laden war voller Leute, wäre ich am liebsten wieder hinausgelaufen. Friedrichs Suizid war immer um mich, und begleitet mich überall hin. Ich konnte überhaupt an nichts anderes denken als: ›Dein Mann hat sich umgebracht. Er kommt nicht mehr. Es geht nichts mehr. Du kannst nichts mehr richtig machen‹.«

Brigitte Maier fühlte sich bestraft: »Was habe ich verbrochen, daß ich das verdient habe? Gibt es überhaupt ein Leben für mich nach dem Tod von Friedrich? Und wenn, welchen Sinn hat mein Leben noch? Friedrich hatte doch 24 Ehejahre den zentralen Punkt in meinem Leben dargestellt.« Sie spürte schnell, daß die Trauer um ihren Mann sehr schwer sein wird, eben weil er sich umgebracht hat. »Es hat zwar jeder versucht, mir Trost zu spenden und zu helfen. Aber ich habe dann immer gedacht, was wißt ihr denn, ihr habt nicht das Gleiche erlebt, ihr habt leicht reden, bei euch ist alles ganz anders. Es fiel mir alles so schwer. Jeder gut gemeinte Ratschlag kam bei mir nicht an. Ich bin oft weggerannt bei Einladungen, das war alles zuviel für mich. Ich wollte in Ruhe gelassen werden, hatte genug von Ratschlägen wie ›Es wird schon wieder‹.«

Ihr hätte stilles Mitgefühl ohne große Worte, das weiß sie heute, besser geholfen. Das soll kein Vorwurf sein, denn wie Brigitte Maier betont: »Wer kann die Situation einer Frau, deren Mann sich umgebracht hat, nachvollziehen?« Sie leidet auch Jahre danach immer noch unter großen Schuldgefühlen. »Vielleicht hätte ich noch stärker auf ihn eingehen sollen. Ich dachte immer, wir führten eine gute Ehe. Wir haben auch immer über alles geredet und gesprochen, und deswegen war das alles für mich völlig unverständlich. Die erste Zeit wollte ich überhaupt nicht mehr leben. Ich konnte nichts mehr denken und nichts mehr machen. Ich kam mir ja völlig wertlos vor. Untauglich oder zu nichts nutze. Nicht einmal fähig, eine gute Ehe zu führen. Nur der eine Gedanke: Am liebsten wäre mir, ich wäre auch tot. Ich hatte mir schon Verschiedenes ausgedacht, aber irgendwie bis zum letzten Schritt, da hatte ich noch eine gewisse Hemmschwelle. Mit meinem Hund bin ich lang durch den Wald gelaufen und hatte insgeheim gedacht: Vielleicht nimmt mir jemand die Arbeit ab. Nur der Gedanke an meine Kinder hielt mich davon ab. Sie haben mich da einigermaßen wieder herausgerissen, und ich mußte ja auch für sie da sein.«

Brigitte Maier hat mit ihrem Schicksal gehadert, aber nicht mit ihrem Mann. »Ich habe nie in Wut und Zorn an meinen Mann gedacht, ich war nur furchtbar traurig und entsetzt, daß er mich allein gelassen hat, so ohne alles, ohne für mich ersichtlichen Grund.« Die 55jährige hat Konsequenzen aus dem Suizid gezogen, ihr Lebensgefühl hat sich verändert. »Ich plane nicht mehr voraus, denke nur noch von einem Tag auf den anderen. Ich lasse alles auf mich zukommen. Und wenn ich jetzt sterben müßte, dann würde ich es annehmen. Insoweit hat mich das dem Tod nähergebracht. Sterben hat für mich nun nichts Abschreckendes mehr.«

Schuldgefühle wie Bleiklumpen

Für Helmut Roth* kam der Selbsttod seiner Frau völlig überraschend. Erst im nachhinein sieht er die möglichen Gründe klarer: »Sie hat eine Reihe von Mißerfolgen nicht verkraftet: Geschäftlich lief ihr Büro nicht, sie war tief in den Miesen. Dann fing sie an zu trinken, wurde gegen die Kinder aus ihrer ersten Ehe und gegen mich aggressiv. Ich erkannte sie nicht wieder. Streit mit den Schwiegereltern kam dazu und chronischer Streß beim Hausbau.«

Helmut Roth hatte mit ihr zusammen ein Haus gebaut, das sie innerlich nicht wollte. »Sie sagte mir mehrmals, daß eine größere Wohnung für sie völlig ausgereicht hätte. Aber sie machte dann doch mit und überforderte sich mit dieser Mehrfachbelastung wahrscheinlich. Einmal sagte sie mir: Ich kann bald nicht mehr. Ich versuchte mit ihr darüber zu reden, aber es griff nicht mehr. Ich bemerkte, daß sie anders geworden war. Ich kam ihr nicht mehr nah.«

Unheimlich nah kam Helmut Roth seiner Frau an einem Augustsonntag, als er um 18.15 Uhr heimkam. »Ich sah sie sofort, sie hatte sich am Fensterkreuz erhängt. Ich nahm sie ab und rief den Notarzt, der mit dem Hubschrauber in unserem

Vorgarten landete. Er konnte nur noch den Tod feststellen, meine Wiederbelebungsversuche hatten nichts mehr gebracht.« Vor dem Haus hatten sich rund 30 Schaulustige angesammelt. Ein Hubschrauber und ein Suizid: das war eine Sensation in dem kleinen Ort. Helmut Roth sieht heute noch diesen »abscheulichen Menschenauflauf« vor sich: »Ich kippte fast um und ließ mich ins Krankenhaus einliefern.« Seine Schwägerin stand ihm hilfreich zur Seite. Sie erfaßte die Situation sofort und sagte zu ihm: »Helmut, Du kümmerst Dich jetzt mal im Haushalt um gar nichts. Ich bin da.«

Das Haus, das ihm und seiner Frau soviel Pech gebracht hat, wollte Helmut nicht mehr betreten. »Ich hatte Angst davor und wollte es verkaufen, selbst mit großem Verlust. Aber ich konnte das gar nicht allein entscheiden, meine Frau hatte eine Hypothek an ihre Schuldner abgetreten.« Nicht nur finanziell, auch körperlich spürte Helmut Roth, der an Multipler Sklerose leidet, die Folgen des Suizids. »Ich bekam neue Schübe meiner Krankheit, meine körperlichen Kräfte reichten oft nicht mehr für einen ganzen Tag. Das Schuldgefühl hing an mir wie ein Bleiklumpen am Fuß. Ich hatte das Gefühl, daß ich an ihrem Suizid mitgewirkt habe, weil ich auf den Hausbau gedrängt hatte. Aber es war mein Lebenswerk.«

Helmut Roth trauert auch heute noch. Er fühlt sich auch neun Jahre danach noch einsam. Wenn er auf Frauen zugeht, ist er immer noch blockiert. Irgendwann kommt immer die Rede auf seine erste Frau, die Erzählungen vom Suizid klingen nicht sehr charmant, sie schrecken manche potentielle neue Lebensgefährtin ab. Entsetzen ist in ihren Gesichtern zu lesen. »Mit einem Suizid umgehen, wer kann das schon?« fragt Helmut Roth.

Was an Helmut Roths Fall auffällt ist, daß Männer als Hinterbliebene lange nicht so streng beurteilt werden wie Frauen. Die Schuldzuweisung gegenüber weiblichen Angehörigen ist deutlich schärfer als bei Männern. Ihnen wird pauschal unterstellt, sie hätten ihre Männer nicht genug geliebt.

Angehörige berichten von bizarren Racheaktionen. Manche bekamen Briefe mit Kreuzzeichen und der Aufschrift: »Es ist vollbracht.« Bei anderen ging der Haß soweit, daß sie auf dem Friedhof angespuckt wurden und Morddrohungen aus dem Kreis der Verwandten erhielten.

Wut überwiegt die Trauer

Heike Albert* hat sich gewehrt. So gut sie nur konnte. Gegen die verächtlichen Blicke der Nachbarn. Gegen die üble Nachrede im Ort. Gegen die Nachstellungen der Schwiegereltern in der niedersächsischen Kleinstadt. Ihr Mann Georg* war, gelinde gesagt, ein schwieriger Typ. Äußerlich ein erfolgreicher Zahnarzt in einer gutgehenden Praxis, verwandelte er sich zu Hause in einen Tyrannen. Heike Albert sah es zunächst als vorübergehenden Zustand bei ihrem Mann an. »Ich dachte, der Mann liebt mich und ist eben nur eifersüchtig, aber das legt sich. Ich war jung. Weil ich ihn bedingungslos unterstützen wollte, nahm ich mich und meine Bedürfnisse total zurück, damit er den Rükken frei hatte. Er wollte, daß ich auf fast alles verzichte, und versuchte mich einzusperren. Das war nicht mehr lustig.« Psychologische Hilfe wollte Georg Albert nicht, nur zu einer Eheberatung ließ er sich halbherzig überreden, die er bald abbrach. Hilfe bei »fremden Leuten« zu suchen war ihm suspekt.

Georg Albert erpreßte seine Frau fünf Jahre lang mit Suiziddrohungen. »Anfangs hat er dieses makabre Spiel monatlich gebracht, dann wöchentlich, dann täglich. ›Komm jetzt, sonst bringe ich mich um.‹ Das war sein Spruch! Ich bin immer gesprungen, nervlich war ich am Ende. Wenn ich einen Arzt holte, lachte er uns aus: ›War doch alles nur ein Scherz‹.« So ging alles seinen Gang. Bis Heike Albert schließlich aus der gemeinsamen Wohnung mit den Kindern in ein anderes Haus zog, ein paar hundert Meter entfernt. Wo sie sich weiter um ihren Mann kümmerte. Sie kam nicht los von ihm, er sprach immer wieder das Pflichtgefühl in ihr an. Nur einmal wagte Heike Albert Nein zu sagen. Wieder kam die Drohung: »Wenn du jetzt nicht kommst, bringe ich mich um.« Sie alarmierte seine Mutter, die nur abwinkte: »Ach, mir ist das egal. Das stimmt doch nicht.«

Als er am nächsten Morgen nicht in die Praxis kam, wurde seine Frau alarmiert. Sie öffnete die Haustür. Es war der schrecklichste Moment ihres Lebens, erzählt sie mit bitterer Ironie: »Er hing demonstrativ im Hauseingang. Er hat es ganz toll gemacht, so daß ich ihn auf jeden Fall sofort sehen mußte.« Den Tod hatte er offenbar festlich inszeniert. Mehrere Kisten Champagner standen in der Wohnung, ein neues Auto war bestellt, Anzüge von Armani und Boss waren gekauft.

Den Suizid als erste zu entdecken, war das eine grauenhafte Erlebnis für Heike Albert. Das andere war die rüde Behandlung durch die zuständigen Behörden. Die Polizisten verhielten sich demonstrativ ruppig, der Arzt würdigte sie keines Blickes. Und was Heike Albert fast zum Wahnsinn trieb, waren die vielen Schaulustigen vor dem Haus. Zudem machten die »Honoratioren« des Ortes Heike für den Tod ihres Mannes verantwortlich. »Der Pfarrer war der erste, der sich umgedreht hat, auch dem Kirchenvorstand stand im Gesicht geschrieben: ›Die ist schuld.‹ Ein Journalist schrieb einen Nachruf, ohne mich zu erwähnen, ganz so, als ob ich nicht im Leben meines Mannes existiert hätte. Er blieb für viele Leute der erfolgreiche Zahnarzt, und ich die Böse.« Doch damit nicht genug. Seine Mutter, die die letzte Suizidankündigung ihres Sohnes nicht ernst genommen hatte, verstieg sich zu der Behauptung, daß Heike Albert die »Mörderin« ihres Sohnes sei. »Das sagte sie meinen Söhnen. Nur gegen die Androhung einer gerichtlichen einstweiligen Verfügung war sie davon abzubringen, diese Ungeheuerlichkeit weiter zu behaupten.«

Ihre Kinder waren acht und zehn Jahre alt, als der Suizid passierte. Sie versuchte sie zu schützen: »Ich habe sie erst einmal aus der Schule geholt und ihnen die Wahrheit erzählt. Danach habe ich versucht, jeden neuen Lehrer über unsere Situation aufzuklären. Eine Lehrerin war völlig uneinsichtig, für die waren wir selbst daran schuld, daß wir keine intakte Familie mehr waren. Andere Pädagogen haben sich den Schülerbogen, in dem der Suizid mit einem Ausrufezeichen verzeichnet war, nicht durchgelesen und wußten so nicht, daß meine Kinder manchmal anders reagieren, weil sie einen anderen Hintergrund als andere haben.«

Die Kinder waren in psychologischer Behandlung und haben inzwischen mit dem Suizid ihres Vaters leben gelernt. Überhaupt hat sich das Leben von Heike Albert radikal verändert. Sie fühlt sich heute freier. Sie ist härter geworden, und nicht mehr so gutmütig. Auch hat sie mittlerweile einen neuen Lebensgefährten. Sie weiß nicht, ob sie jemals um ihren toten Mann trauern kann, die Wut überwiegt: »Wenn ich gekonnt hätte, dann hätte ich ihn im nachhinein selbst noch erwürgt. Aus einem Grund hätte ich die Leiche gern noch einmal gesehen: Um ihm ins Gesicht zu sagen, was er uns angetan hat.«

Und das Leben mit dem Suizid ihres Mannes ist nicht leicht, Tag für Tag wird sie daran erinnert. »Beim Einwohnermeldeamt habe ich gezögert, bevor ich auf einem Formular in der Rubrik ›Todesursache des Mannes‹ Suizid hineinschrieb. Der Mann vom Nachlaßgericht war mißtrauisch und unterstellte mir offenbar, ich würde das Erbe der Kinder verschleudern. Er legte mir beim Verkauf des »Selbstmörderhauses« solche Steine in den Weg, daß die Käufer absprangen. Dann wollte er ein Gutachten über den Wert des Hauses, das ich natürlich bezahlen mußte. Daß es für mich ein unbeschreiblicher Horror ist, dieses Haus überhaupt wieder zu betreten, interessierte diesen Beamten nicht. Manchmal frage ich mich, wofür soll ich noch bestraft werden? Nicht einmal die Geldanlage meiner Kinder darf ich frei bestimmen. Der Bankbeamte sagt dann schon mal vor allen Leuten im Schalterraum: ›Da ist ein Vermerk drin‹.«

Der Suizid des Vaters: »Wir haben ihn immer für so stark gehalten.«

Männer dürfen alles sein, nur nicht schwach. Das geht an ihre Ehre, damit können sie nicht leben. Sicher, das ist ein Klischee, aber viele Männer leben danach. Und häufig spielt diese Vorstellung von Männlichkeit auch beim Suizid eine Rolle: übersteigerte Leistungsanforderungen und mangelnde Fähigkeiten, Schwäche und Hilfsbedürftigkeit zuzugeben. In den vermeintlichen Siegertypen stecken oft sensible Männer, die in Krisen leicht straucheln können. Wenn bestimmte Lebensentwürfe zusammenbrechen, fliehen manche Männer so aus dem Leben.

Selbstvorwürfe

Wenn Karl Baumgartner von seinem Vater erzählen soll, fällt ihm das Reden schwer. Er muß über einen Alkoholkranken sprechen. Über einen Mann, der in seiner Familie großes Unglück ausgelöst hat. Und über seinen Vater, den er liebt. Helmut Baumgartner war ein Kerl wie ein Baum. In der Kleinstadt kannte jeder den Metzgermeister. Daß er seine Familie terrorisierte und seine Frau schlug, wenn er betrunken nach Hause kam, interessierte kaum einen. Daß er ein Verhältnis mit seiner Nachbarin hatte, flog erst auf, als ihn seine Frau im Hinterzimmer der Metzgerei in flagranti ertappte. Zwei Tage später nahm sich der 53jährige Mann mit einem Bolzenschußgerät, mit dem er normalerweise das Vieh tötete, das Leben.

Mit allem hätte Karl gerechnet, aber nicht damit. Er stürzte mit der Mutter und seinem Bruder in ein bodenloses Gefühlschaos. »Man will sich noch soviel sagen, aber es geht nicht mehr. Er liegt im Sarg und hat sich davongemacht. Es war, als würde eine Welt zusammenstürzen. Man macht sich verdammt viele Selbstvorwürfe. Ich besonders, weil ich ihn ja mehr oder weniger, dachte ich mir, in den Tod getrieben habe. Ich habe ihm erzählt, daß er jetzt mit der Scheidung rechnen müsse und habe hinzugefügt, ich setze das durch, wenn meine Mutter zu schwach dafür ist.«

Die blutige Tat lag wie ein Fluch auf der Familie. Eine Woche lang war die Metzgerei zu, dann mußte Franziska Baumgartner wieder öffnen. »Am Anfang fühlte ich mich angestarrt, auf dem Präsentierteller. Aber verkriechen war nicht, ich wußte, ich muß da jetzt durch.« Auch Karl, der früher immer einen lockeren Spruch auf den Lippen hatte, war nicht mehr der Alte. »Der Suizid war auf einmal ein dominierendes Thema. Tag und Nacht hat er mich verfolgt. Ich hatte massive Schlafstörungen. Mein Bruder, der meinen Vater damals mit der anderen Frau überraschte, schien es eher wegzustecken. Aber er hat einen Hautausschlag gekriegt, was ja auch ein Zeichen dafür ist, daß was mit dem Nervensystem nicht stimmte.«

Es dauerte einige Monate, bis Karl langsam überblickte, was mit ihm passiert war. »In dieser Zeit macht man alles mechanisch, völlig automatisch. Man verliert jegliches Interesse an irgendwelchen Freizeitaktivitäten. Auf Hobbys wird verzichtet, der Fußballplatz ist gestrichen. Lachen ist verpönt.« Karls Vater war zwar tot, und doch schien er immer noch da zu sein. »Anfangs habe ich wirklich mit ihm gesprochen, habe ihn gehaßt, war aggressiv gegen ihn, habe ihm versichert, der Faden reißt nicht ab. Man glaubt schon noch, irgendwo ist da was, ist da wer oder er ist da und könnte einen sehen oder hören.« Die ständige Beschäftigung mit seinem Vater brachte Karl selbst auf Suizidgedanken: »Einmal, da habe ich mich fürchterlich betrunken und dann habe ich mir gedacht, so jetzt stürzt du dich in die Donau. Allerdings war mein bester Freund dabei, und der hat mich davon abgehalten.«

Heute ist Karl Baumgartner nicht mehr suizidgefährdet. Der Suizid seines Vaters ist ein selbstverständlicher Teil seiner Biographie geworden, den er bekennen kann, selbst vor einem Millionenpublikum bei *Schreinemakers live*, wo Karl Studiogast war. Für ihn war das ein Teil seiner Therapie. »Der TV-Auftritt hat mich gestärkt, ich mußte es nicht mehr jedem einzelnen erzählen, was da in mir abgelaufen war. Ich habe akzeptiert, daß es passiert ist. Es hat bei mir ungefähr ein Jahr gedauert. Jetzt zucke ich nicht mehr zusammen, wenn andere Leute Witze reißen über irgendwelche Selbstmordkandidaten, die von Brücken springen. Früher war das für mich furchtbar, weil ich innerlich so beteiligt war.«

Es gibt keinen Suizid ohne Folgen. Man kann nicht weiterleben wie bisher. Karls Freundeskreis sortierte sich: »Ich habe sehr wohl festgestellt, wer die guten und die schlechten Freunde sind. Beziehungsweise, wer mich oberflächlich kennt und wer mich mag. Ich war früher ein Mensch, der negative Dinge eigentlich immer verdrängt hat. Ich habe auf jeden Fall besser gelernt, mit ernsten Situationen umzugehen, in mich reinzuhören. Für leidende Menschen habe ich jetzt viel mehr Verständnis. Mich kann nichts mehr aus der Ruhe bringen, ich lebe viel mehr in der Gegenwart.«

Karl Baunmgartners Trauer wurde auch dadurch erleichtert, daß er von Schuldzuweisungen weitgehend verschont blieb. »Glücklicherweise waren die meisten Bewohner meiner Heimatstadt voller Anteilnahme und Mitgefühl, aber die Kerbe, die ein solch ungeheuerlicher Tod hinterließ, war groß. Innerlich vereisten wir, und dieses Eis brach erst im Gespräch mit Betroffenen in der Selbsthilfegruppe *Agus*. Endlich konnte man über sein Schicksal berichten, soviel man wollte.« Bei aller Anteilnahme der Bekannten war er sich vorher schon ein wenig lästig vorgekommen. »Immer wieder dieselbe Leier, immer wieder dieselben Fragen, die keine Antwort fanden. Warum wir, warum so und warum überhaupt? In der Gruppe war die Berechtigung dieser Fragen kein Thema. Es war selbstverständlich.«

Neid auf Angehörige von Todkranken

9. März 1992, kurz vor 12 Uhr: Die 25jährige Vera Christ* will gerade zum Spätdienst ins Krankenhaus gehen, als ihre Schwester Andrea* völlig verheult in die gemeinsame Wohnung stürmt. »Es ist etwas Schreckliches geschehen. Mutter hat gerade angerufen. Vater hat sich umgebracht.« Vera Christs erste Reaktion war: »Nein, das kann nicht sein. Dann fielen wir uns in die Arme und weinten zusammen. Wir hatten nur noch einen Wunsch: schnell nach Hause kommen und erfahren, daß es alles nicht wahr ist. Doch erst mußte ich zur Arbeit und mir freigeben lassen. Dort mußte ich es zum erstenmal aus-

sprechen: Mein Vater hat sich das Leben genommen. Es fiel so schwer.«

Martin Christ* ist am Tag, als seine Frau mit ihm zum Psychologen gehen wollte, gesprungen. Er war Elektriker, der in die Arbeitslosigkeit »freigestellt« worden war: ohne Abfindung, ohne Blumenstrauß. Mit 47 Jahren fühlte er sich zum alten Eisen gehörig. Und auch seine Ehe wackelte. Er hatte sich in eine andere Frau verliebt und sah offenbar keinen Ausweg aus dem Dilemma.

Vera Christ hat bis heute nichts von den Tagen nach dem Suizid vergessen. »Erst in Dresden erfuhren wir, daß er sich aus dem Flurfenster eines Hochhauses gestürzt hatte. Wir wollten ihn unbedingt noch einmal sehen, schon um zu fassen, daß er tot war. Doch die Standesbeamtin stand diesem Wunsch völlig ablehnend gegenüber: ›Das ist pietätlos. Bedenken Sie doch, wie er starb‹.« Beim »Einlieferungsfriedhof«, wie es im Behördendeutsch hieß, lag ihr Vater dann in einem geschlossenen Sarg hinter einer Fensterscheibe. »Nun können Sie in Ruhe Abschied nehmen«, meinte der Friedhofswärter. Vera Christ schüttelt heute noch den Kopf über soviel Ignoranz. »Auf unser Drängen hin, das sich bis zum Brüllen steigern mußte, wurde uns zugesagt, wir würden vor der Beisetzung nochmals Gelegenheit zu einem letzten Blick erhalten. Das sah dann so aus, daß der Sargdeckel zur Seite geklappt wurde, nicht mal abgenommen. Nach kurzer Zeit wurden wir gedrängt: ›Nun lassen Sie ihm schon seine Ruhe‹.«

Den Abschiedsbrief ihres Vaters konnten die Töchter wochenlang nicht lesen, ohne in Tränen auszubrechen. »Trotzdem mußten wir es immer wieder tun, war er doch ein letztes greifbares Stück von ihm. Er schrieb: ›Soviel möchte ich meinen Töchtern noch sagen. Vielleicht können sie manchmal mit Nachsicht an mich denken‹.« Die Schwestern denken nicht nur manchmal, sondern immer mit Nachsicht an ihren Vater.

Vera Christ sagt: »Soviel wollte ich ihm noch sagen. Zuallererst, daß ich ihn lieb habe, auch wenn ich seine Entscheidung nicht verstehe. In solchen Momenten habe ich dann einfach laut mit ihm gesprochen. Neulich wurde ich durch eine kleine Geste an ihn erinnert. Eine junge Frau nahm die Hand eines Mannes beim Stadtspaziergang und sagte Papi. Das gibt es für mich nicht mehr. Er wird seine Enkel nicht mehr aufwachsen sehen, aber ich werde dafür sorgen, daß sie wissen, wie er war und auch, daß er sterben wollte.«

Vera Christ ertappt sich als Krankenschwester, die täglich mit menschlichem Leid zu tun hat, bei ungeahnten Gefühlen. »Ich bin neidisch auf Angehörige von Sterbenskranken, die können sich verabschieden. Das hat uns gefehlt.« Den Suizid ihres Vaters verschweigt sie nicht. »Es ist falsch, nicht offen darüber zu sprechen, daß sich mein Vater umgebracht hat, dadurch wird es nur rätselhafter und bedrohlicher. Wenn man darüber spricht, ist es ein Teil des Lebens. Es geschieht ja, und es kann jedem und jeder passieren.«

Vera Christ kann die Motive ihres Vaters ein wenig nachempfinden, wirklich begreifen kann sie sie noch lange nicht. Bei einem Waldspaziergang hatte sie ihn noch einmal fotografiert. »Wie wichtig mir dieses letzte Bild von ihm ist! Heute weiß ich, daß er lange über diesen Schritt nachgedacht hatte. Ob er dieses Wochenende bewußt als Abschied erlebte?« Sie hat es nicht gewußt, und seitdem begleitet sie das Gefühl, daß sie ihren Weg mit ihrem Vater nicht zu Ende gehen konnte. Ihre Schwester Christine kann inzwischen mit anderen über den Suizid ihres Vaters sprechen, ohne in Tränen auszubrechen. »Aber das hat fünf Jahre gedauert. Manchmal war es so, als ob alle meine Gefühle abgestorben seien. Dann brachen sie mit Wucht hervor. Oft habe ich mir auch im Kindergarten, wo ich arbeite, gewünscht, einfach zusammenzubrechen. Narben werden zurückbleiben, und wenn die Wunde verheilt ist, werden die Narben ab und zu schmerzen.«

Brief an den toten Vater nach 50 Jahren

Kann man nach 50 Jahren noch trauern? Verjährt die verdrängte Trauer um einen Suizid nie? Maria Herrig leidet bis heute unter dem Tabu, das ihre Mutter über die Familie verhängte. In der Familie war das Gespräch über den Vater nach seinem Suizid verboten. Er war zur Unperson geworden. Als ob es ihn nie gegeben hätte. Der sensible Mann, der damals mit hoher Wahrscheinlichkeit als Rot-Kreuz-Helfer Gefangene der Nationalsozialisten begleiten mußte, und dieses Elend nicht verkraftete, wird jetzt von seiner Tochter wieder geehrt. Mit einem

Brief, in dem sie sich von ihm verabschiedet, in dem sie ihren Gefühlen Raum gibt.

»Später Brief an Papa«, überschreibt sie diesen späten Akt der Befreiung: »Je älter ich werde, desto mehr setzt sich bei mit der Gedanke fort, was ich Dich gern fragen möchte? Wie war es damals 1942 in Deinem Geburtsort Berlin? Du warst seit Kriegsbeginn beim Deutschen Roten Kreuz? Ich fand Dich chic in Deiner Uniform. Ich war so stolz auf Dich. Einmal wurdest Du ausgewählt, daß Du einen Zug in die Slowakei begleiten solltest. So weit ins Ausland zu fahren, empfanden wir, da es mitten im Krieg war, als eine Abenteuerfahrt. Sie sollte nur ein paar Tage dauern.

Du kamst zurück, wir fragten Dich: ›Wie war es, was hast Du gesehen vom Land?‹ Doch Du warst still. Ganz bedächtig sagtest Du: ›Ich habe bei der Fahne geschworen, daß ich schweigen werde. Was ich gesehen habe, war grausam.‹ Wir haben nicht weiter gefragt. Wir sagten uns untereinander: ›Er hat bestimmt verwundete Soldaten versorgt. Der Anblick wird also entsetzlich gewesen sein.‹ Doch Du warst verändert, Du wurdest zusehends nervöser. Mutter hat Dich nicht mehr verstanden. Du bist immer gern zu den Bereitschaftsabenden Deiner DRK-Gruppe gegangen. So auch am 8. Mai 1943. Du hast noch einen Fliederstrauß geschnitten, weil jemand Geburtstag hatte. Wieder fand ich Dich chic in Deiner Uniform. Und wie Du auf dem Gartenweg noch mit dem Blumenstrauß winktest, habe ich mich gefreut.

Du bist in der Nacht nach Hause gekommen. Wir hörten Dich nicht. Du mußt sehr verzweifelt gewesen sein. Du hast keinen Sinn mehr gesehen. Du fandest eine starke Kordel und nahmst Dir das Leben. Du hast Dich fallen lassen in eine andere Welt. Unser Nachbar sah Dich am frühen Morgen. Du warst schon kalt, wie Mutter Dich berührte. Was war in Dir, weil Du diesen Weg des Freitodes als den einzig richtigen angesehen hast? Wir, Mutter und Deine zwei Kinder waren doch noch da. Du bekamst ein Begräbnis mit allen Ehren Deiner Kameraden. Sie standen Deinem Sarg zur Seite. Tränen rollten von den Gesichtern. Was haben sie Dir an Wissen mit ins Grab gelegt, die Kameraden? Du wußtest nicht, Mutti zu diesem Zeitpunkt auch noch nicht, daß neues Leben in ihr wuchs. Du hast noch eine Tochter im Januar 1944 bekommen. Durch die

Aufregungen des Kriegs, der verstärkten Angriffe auf Berlin, den Nachkriegsjahren waren wir alle mit dem Überleben beschäftigt. Aber mit den Jahren bist Du noch mal gestorben.

Ich habe Dich vermißt. Ich wollte etwas von Dir wissen. Ich nahm Bücher von Dir mit nach Köln. In diesen Büchern hast Du mir etwas hinterlassen. Du machtest Dir Gedanken über das Leben, denn es waren philosophische Bücher. Eins über Psychologie und über das Leben nach dem Tod. Eine religiöse Erziehung war für Dich wichtig, und die Bücher habe ich in Buchpapier einschlagen lassen. In ihnen war Dein Geist. Jahrelang habe ich über Deinen Tod geschwiegen, nichts in Frage gestellt. Ich habe nur von Deinem plötzlichen Tod gesprochen. Doch nicht wie Dein Tod war. Es war, als wenn ich eine Schande in mir herumtrage. Du allein trägst die Schuld, hat Mutter mir immer wieder gesagt. Mutter wurde sehr böse, wenn ich noch einmal danach fragte. Vielleicht war es hart von mir, eine Antwort zu verlangen. Ich konnte nicht verstehen, daß von ihr kein versöhnliches Wort kam, kein Schuldbewußtsein mal nur anklang. Hat sie alles verdrängt?

Nun ist sie tot. Tot nach 50 Jahren Deines Lebens. Meine Gedanken sind jetzt frei für alle Fragen. Damals war ich ein Kind von zwölf Jahren. Ich wurde schlagartig erwachsen. Heute bin ich 64 Jahre. Jetzt möchte ich wissen, was Dich damals so ›nervös‹ gemacht hat? Was hast Du damals bei dem Transport gesehen? Später hörte ich, daß durch internationale Abkommen die Judentransporte in die Arbeitslager eine Begleitung des Roten Kreuzes haben mußten. Hast Du da etwas von den KZ's erfahren? Das DRK schweigt. Ich werde noch einmal schreiben, denn ich möchte Dich rehabilitieren.«

Versöhnung nach dem Suizid

Bettina Wiemer ist eine erfolgreiche Frau. Nicht unterzukriegen, um keinen Spruch verlegen und kontaktfreudig. Als Pressesprecherin eines Stadttheaters steht sie ihre Frau. Daß sie eine Frau mit Vergangenheit ist, spürt jeder, der mit der 40jährigen ein paar Takte spricht. Aber wie gewaltsam diese Vergangenheit mitunter aussah, verrät sie nur wenigen. »Ich bin ein Mensch, der häufig einen Blick in den Abgrund wirft. Schon mit 15 Jahren dachte ich an Selbstmord, mehr als einmal stand ich kurz davor. Für den Notfall habe ich noch heute einen schönen Vorrat an Schlaftabletten, ohne meine beiden Kinder hätte ich ihn wohl schon genutzt.«

Bettina Wiemer hatte im Leben Pech mit Männern: Die sie haben wollte, bekam sie nicht, die anderen wollte sie nicht. Von ihrem Ehemann, der sie in einen goldenen Käfig einsperren wollte, lebt das Temperamentsbündel längst getrennt, von ihrem Vater hatte sie 25 Jahre lang nichts gehört. Bettina war froh darüber. »Ich habe ihn nicht vermißt, unsere Familie glich einem Tollhaus. Für uns Kinder war es ein Martyrium. Mein Vater quälte meine Mutter, wenn es ganz schlimm wurde, gingen wir dazwischen. Er war ein erfolgreicher Unternehmer, der aber als Erwachsener an Kinderlähmung erkrankte. Er konnte sich nur noch auf Krücken fortbewegen. Das erbitterte ihn, und er ließ es an der Familie aus.«

Der »familiäre Terrorist« wanderte nach Mallorca aus und distanzierte sich völlig von seinen Kindern. Die Ehe wurde geschieden, als Bettina Wiemer 15 Jahre alt war. Sie hätte ihren Vater, den sie zuletzt nur als cholerischen Unterdrücker erlebt hatte, wohl vergessen, wenn nicht 1998 eine Nachricht vom Gericht gekommen wäre: »Es ging um eine Erbschaftssache eines Verwandten, am Rande wurde uns mitgeteilt, daß unser Vater vor sechs Jahren auf Mallorca verstorben war: durch Suizid.«

Die Gewalttat setzte sie und ihre Schwester in Bewegung. Die beiden Frauen fuhren nach Mallorca und suchten die zweite Lebensgefährtin ihres Vaters. Sie fanden sie. »Für uns war sie immer eine Haßfigur. Wir dachten, sie hat uns den Vater entfremdet. Aber sie beteuerte am Telefon, daß sie erst dann ein Verhältnis mit ihm hatte, als er sich längst von unserer Mutter gelöst hatte. Wir erfuhren von ihr, daß er sich umgebracht hatte, weil er kein Pflegefall sein und niemandem zur Last fallen wollte. Im Badezimmer hatte er sich erschossen.«

Für Bettina Wiemer war jedes Detail wichtig, ihr Leben veränderte sich dramatisch. »Ein natürlicher Tod hätte mich längst nicht so erschüttert, das Verhältnis zu meinem Vater hätte sich dann kaum geändert, ich hätte es achselzuckend zur Kenntnis genommen und mir gedacht, endlich! Ich habe nicht das Gefühl gehabt, daß ich selbst noch soviel aufarbeiten muß. Nur der Suizid löste das aus, weil er soviel aufrührte. Das Feindbild, das ich zeitlebens hatte, ist weg. Er bekommt zwar jetzt keinen Heiligenschein, aber ich kann ihm Gerechtigkeit widerfahren lassen.«

Stundenlang hat sie im strömendem Regen das Grab gesucht, vergeblich. Beim nächsten Besuch will die zweite Frau ihres Vaters, der Bettina Wiemer längst unbefangen gegenübertreten kann, sie hinführen. Und ihr seinen Abschiedsbrief zeigen. Auch das Verhältnis zur Mutter, die den Vater bis heute innig haßt, hat sich dadurch verändert. Ihr ist einiges klar geworden. »Sie hat mich mißbraucht, um den Vater auszuspionieren, ich wurde zur Kronzeugin der Ehekrise gemacht. Durch den Suizid habe ich 20 Jahre Lüge erkannt.«

Der Suizid der Mutter: »Sie hat immer nur für uns gelebt!«

Das gesellschaftlich gültige Rollenklischee ist immer noch klar festgelegt: Mütter schenken Leben und haben für andere da zu sein. Sie sind die Verkörperung von Geborgenheit, Wärme und Hingabe. Und viele Frauen opfern sich auch immer noch für ihre Kinder, ihren Mann oder die Eltern auf. Sie sind meist die tragende Säule der Familie. Wenn sie sich umbringen, ist es eine furchtbare Katastrophe für die Kinder.

Das Alter der Kinder spielt für die Trauer keine Rolle. Daß es aber für Kinder, die noch nicht erwachsen sind, noch härter ist, mit dem Suizid der Mutter klar zu kommen, bezweifelt niemand. Frank Schäfer* war 15, als sich seine Mutter das Leben nahm: »Das Schlimme ist, daß man sie so wahnsinnig vermißt. Man steckt mitten in der Entwicklung, macht eine für sich selbst schwierige Zeit durch. Eine Mutter ist doch immer der Fels in der Brandung, unterstützt einen, ermutigt einen. Und plötzlich steht man diesen Aufgaben allein gegenüber. Kurz nach ihrem Tod habe ich mich gefragt, was passieren würde, wenn ich mich auch umbringen würde. Ob ich sie dann sofort wiedersehen würde. Ich hätte es nie gemacht. Aber ich vermisse sie ganz schrecklich. Wenn ich sehe, wie manche Leute mit ihrer Mutter umgehen, möchte ich am liebsten aufspringen und sie anbrüllen. Sie wissen gar nicht, wie gut sie es haben, ihre Mutter jeden Tag bei sich zu haben. All das, worüber sie sich aufregen, würde ich nur gern in Kauf nehmen, wenn ich dafür meine Mutter wiederhaben könnte. Leider weiß man so etwas immer erst hinterher zu schätzen.«

Traumatische Bilder

Karin Reich* ist beruflich sehr erfolgreich. »Ich leite die Geschäftsstelle einer Versicherung und habe die Verantwortung für zehn Mitarbeiter. In den letzten Jahren habe ich unheimlich viel gearbeitet und mich ständig fortgebildet. Ich glaube, es war auch eine Art Therapie für mich, immer unterwegs zu sein.«

Karin Reich wollte vergessen. Nicht mehr an den unfaßbaren Suizid ihrer Mutter denken. »Als ich die Tür aufsperrte – ich hatte meine Mutter für ein paar Tage zu uns genommen – umfingen mich sofort Rauch und Nebelschwaden. Ich schrie verzweifelt nach ihr. Dann fand ich sie. Sie saß aufrecht in der Badewanne. Sie hatte sich mit Spiritus übergossen und verbrannt. Zusätzlich hatte sie sich noch mit Tabletten vergiftet.« Was veranlaßte die 67jährige, auf so brutale Weise aus dem Leben zu gehen? Karin Reich hat sich abgewöhnt, diese Frage ergründen zu wollen. Aber ein zentrales Motiv steht für sie fest: »Mein Vater war ein Jahr vorher gestorben, sie war sehr auf ihn fixiert. Nach seinem Tod baute sie radikal ab, wurde mager, klagte darüber, daß ihre Gedanken nicht mehr funktionieren und sie sich an manchen Tagen nicht einmal mehr anziehen kann. Daß es sich um eine Depression handelte, wußte ich nicht.« Die 48jährige machte sich immer mehr Sorgen um ihre Mutter. »Sie hat mich immer so angeguckt und gesagt: ›Du wirst schon sehen, Du kannst zu allem lachen, ich nicht‹.«

Karin Reichs Mutter drohte mit Suizid, daher drängte sie ihre Mutter, ärztliche Hilfe in Anspruch zu nehmen. Der behandelnde Arzt untersuchte sie und gab ihr lediglich einige Pillen mit. »Das wird schon wieder.« Die Tochter versuchte die Mutter abzulenken, es nutzte alles nichts. Als sie zur Arbeit ging, ging ihre Mutter zum letzten Mal ins Badezimmer. Die Reaktionen des behandelnden Arzt sind Karin Reich gut im Gedächtnis geblieben. »Er sagte nur: ›Seien Sie froh, daß nicht mehr passiert ist, das ganze Haus hätte abbrennen können‹.« Es war der gleiche Arzt, der ihr auf die Frage, wie sie sich gegenüber ihrer Mutter verhalten solle, geantwortet hatte: »Ach, das ist eigentlich egal.« Als sie den Mediziner am Tag der Beerdigung anrief, um den Behandlungstermin der Mutter, der noch für diesen Tag vereinbart war, abzusagen, kommentierte er das Drama salopp: »Ach wissen Sie, solche Sachen kommen immer wieder mal vor.«

Heute kann Karin Reich solche Ungeheuerlichkeiten locker erzählen. Damals war sie aufgelöst. »Den Tod meines Vaters konnte ich annehmen, den meiner Mutter nicht. Das hat sich geändert. Zehn Jahre danach kann ich ihren Suizid besser verstehen, ich kann ihn so stehen lassen. Ihr Gesicht sah jung und schön aus, als ich sie fand, sie wirkte verklärt, ja gelöst. Man sollte den Suizid wie einen natürlichen Tod begreifen lernen. Ich versuche es.« Am Anfang ging sie allerdings durch eine Hölle. »Ich konnte lange nicht mehr alleine zu Hause sein, das Bad mied ich. Später ließ ich es komplett umbauen, so daß es nicht mehr wiederzuerkennen war.« Doch damit nicht genug: »Wenn ich im Haus meiner Mutter war, mußte ich mich übergeben. Ich habe zum erstenmal gemerkt, wie es ist, wenn man nicht mehr über seine Kräfte verfügen kann. Ansatzweise muß es meiner Mutter wohl auch so gegangen sein.«

Verkriechen und Vergraben

Gertrud Schack* hatte als kleines Mädchen ein prima Verhältnis zu ihrer Großmutter. Sie lernte von ihr Kochen und lauschte ihren Geschichten. In dem kleinen Harzstädtchen gab es damals nicht viel Abwechslung. Es lag durch die deutsch-deutsche Teilung fast im Niemandsland. Gertrud Schack war 13 Jahre alt, als sie die Schreckensnachricht hörte. »Meine Großmutter hatte sich das Leben genommen, nachdem ihr Mann gestorben war und die Behörden ihr eine fremde Familie ins Haus setzen wollten. Sie fühlte sich alleingelassen. Wir, ich und meine Mutter, waren zwar nur acht Kilometer weggezogen, aber für sie war das eine Weltreise.«

Daß sich die Tragödie eines Tages wiederholen könnte, daß sich auch ihre Mutter in ihrem Haus das Leben nehmen könnte, war für Gertrud unvorstellbar. Den Suizid ihrer Oma hatte sie schnell verdrängt. Sie heiratete, bekam Kinder und arbeitete als Krankenschwester. »Eigentlich wollte ich Friseurin werden, aber durch den Suizid meiner Oma hatte ich beschlossen, anderen Menschen zu helfen.«

Aber auch ihre Mutter fühlte sich isoliert. Sie folgte dem Beispiel ihrer Mutter. Gertrud Schack erinnert sich. »Ich hatte mir eingebildet, mich gut von meiner Mutter abgenabelt zu haben. Das stimmte aber nicht. Durch ihre seelische Krankheit kamen wir wieder eng zusammen. Wenn wir spazierengingen, fühlte sie sich von den Vögeln belauscht. Sie litt unter Verfolgungswahn.

Wir lebten schließlich im Grenzgebiet der DDR, wo Zwangsumsiedlungen häufig vorkamen und täglich Schikanen angeordnet werden konnten.«

Die familiären Bindungen waren in ihrer Familie immer stark ausgeprägt, berichtet Gertrud Schack: »Mein Vater machte 1948 in den Westen rüber, meine Mutter blieb wegen ihrer Mutter hier, und ich blieb wegen meiner Mutter, so einfach war das.« 1985 starb der Lebensgefährte von Gertruds Mutter, die dadurch in eine Depression abglitt.

Neben dem Verfolgungswahn litt sie unter Verarmungsphantasien. Als ihre Mutter tot war, kam heraus, daß sie 45 000 Mark gespart hatte, ein Vermögen, wie sich Gertrud wunderte: »Ich hatte nur einen Haß auf dieses geerbte Geld und habe es schnell für die Kinder ausgegeben. Selbst hätte ich es nicht anrühren können. Gertrud Schack wechselte ihren Job bald nach dem Suizid. Sie arbeitete nun in einem Altenheim. Auf den ersten Blick eine paradoxe Entscheidung. »Ich hatte auf der Straße gespürt, daß ich einen Haß auf alte Leute entwickelt habe. Warum dürfen die leben, fragte ich mich, wenn sie an mir vorbeigingen. Warum nicht meine Mutter?« Mit dem Job im Pflegeheim wollte sie den »Teufel mit dem Beelzebub austreiben«. Und die Arbeit tat ihr gut. »Eigentlich wollte ich mich dort verkriechen, mich regelrecht begraben, es sollte ein kleiner Selbstmord werden. Aber dort konnte ich mein Helfersyndrom ausleben und die alten Menschen waren sehr dankbar. Das Helfersyndrom wird man nie los, man kann es nur kontrollieren.«

Die Erinnerung an ihre Mutter und ihre Großmuter muß Gertrud Schack nicht eigens wachhalten. Die Erinnerung hält sich selber wach. Rituale, wie die Besuche an den Gräbern, hat sie drastisch eingeschränkt, da die Tage dann in Trauer zu versinken scheinen.

Wie kann ein Kleinkind den Suizid seiner Mutter verarbeiten?

Wenn Herbert Frank* und seine Frau ihr dreijähriges Enkelkind auf den Arm nehmen, strahlen sie übers ganze Gesicht. Aber Schatten verdunkeln diese Freude. »Die Aufgabe, die wir mit seiner Erziehung und damit auch der Unterstützung unseres Schwiegersohnes auf uns genommen haben, ist für uns der ›Sinn des Lebens‹ geworden. Wir leben in zwei Welten: Wenn der Junge da ist, sind wir glücklich. Wenn er von seinem Vater wieder abgeholt wird, fallen wir in unsere Trauer zurück. Wir lassen eigene Wünsche kaum zu und leben in dem Bewußtsein, daß es das beste ist, was wir für unsere Tochter tun können.«

Herberts Tochter ist tot. Petra Frank* hat sich während einer klassischen Depression nach dem Wochenbett das Leben genommen, ihr Kind war damals drei Monate alt. Es war ein furchtbares Ereignis für alle Hinterbliebenen. Petras Vater erinnert sich: »Bis dahin hatte ich 31 Jahre lang eine tüchtige, lebensfrohe Tochter, die zu ihren Eltern und ihrem Mann das denkbar beste Verhältnis in liebevoller, gegenseitiger Zuneigung hatte. Ich habe ihr am Tag nach ihrem Tod versprochen, kein komischer Opa zu werden. Die Tatsache, daß der Suizid nur durch eine Krankheit, nämlich eine Depression, ausgelöst wurde, läßt mich weiterhin mit Stolz von meiner Tochter reden.«

Täglich besuchen die Eltern das Grab, reden mit der Tochter, obwohl sie nicht an »religiöse Märchen« glauben. Die Mutter zündet in der Wohnung immer eine Kerze vor ihrem Bild an. Es ist für sie schwer, nicht mit dem Schicksal zu hadern. Immer und immer wieder haben sich die Eltern gemartert, was sie falsch gemacht haben könnten. »Wir haben uns oft die Frage gestellt, ob wir nicht im entscheidenden Moment auf die Einweisung unserer kranken Tochter in eine geeignete Klinik hätten bestehen sollen? Wir wissen inzwischen aber, daß Fachleute in einer solchen Maßnahme auch größere Risiken für die Psyche der Patienten sehen.«

Die Großeltern hatten sich auf die Fachleute verlassen. Der Hausarzt verschrieb ihrer Tochter zuerst Johanniskraut und empfahl Herbert und seiner Frau, sich zunächst von ihrer Tochter nach der Geburt ein bißchen fernzuhalten. »Sie wird wieder gesund, das ist einer Sache von wenigen Wochen.« Was für ein Irrtum, sagen Petras Eltern heute, die wenig über Depressionen wußten. »Die Aussage ist nicht mehr angekommen bei ihr. Sie hatte einen hohen Anspruch an sich. Nicht zu funktionieren war für sie undenkbar. Von einem Tag auf den anderen fand sie sich in ihrer Wohnung nicht mehr zurecht, war zu schwach, um Brot zu kaufen.«

Petras Eltern hätten nach dem Suizid gerne jemandem von den Geschehnissen vor dem Suizid ihrer Tochter erzählt, aber nur wenige wollten zuhören. »Seit dem Tod unserer Tochter erfahren wir eine Isolation seitens unserer Freunde, in den Familien und im Bekanntenkreis. Mit wenigen Ausnahmen scheuen sich alle, uns zu begegnen. Fast alle haben sich abgesetzt. Vermutlich weil sie sich denken: Da muß doch was nicht stimmen. Da muß es doch einen Grund geben.«

Anfangs wollte Herbert »wie ein Familiensoldat mannhaft funktionieren«, aber lange ging das nicht gut. »Am Abend vor der Beerdigung habe ich noch kontrolliert, ob sie auch das richtige Grab ausgehoben haben. Ich war sehr verbissen, im wahrsten Sinn des Wortes. Ich habe mir meine Zunge im Schlaf zerbissen.«

Herbert begann richtig zu trauern. Rasch mußte er merken, daß verwaiste Väter nicht viel gelten. »Als Mann habe ich die Erfahrung gemacht, daß die Gesellschaft glaubt, Männer trifft ein solches Schicksal nicht so hart. Auf andere Weise kann ich nicht verstehen, wenn man mich immer nur wieder fragte, wie meine Frau ›damit‹ fertig wird. Ich brauchte zumindest ein bis zwei Jahre, um wieder einigermaßen geradeaus denken zu können. Da wir den Enkel seit dem Ausbruch der Krankheit schon teilweise versorgten und nun ganz versorgen, konnten wir uns nicht fallen lassen. Ich denke, an dieser Hypothek trage ich noch längere Zeit ab.«

Eine Sorge bewegt die Großeltern besonders: »Wie wird unser Enkel den schrecklichen Tod seiner Mutter verarbeiten? Wird der Suizid ihn als Erwachsener belasten, ihn Lebensfreude und Selbstwertgefühl kosten? Können wir, die Großeltern, und sein Vater dem wirksam entgegensteuern?«

»Wir wußten viel zu wenig von dem Wesen der Depression, keiner der behandelnden Ärzte hat uns genügend darüber aufgeklärt, daß Depressive eine gestörte Bindungsfähigkeit haben. Ich bin sicher, daß diese Aufklärung auch für meine Tochter eine große Hilfe gewesen wäre, ihre Situation besser zu verstehen. Statt dessen, so fürchten wir, hat sie unter ihrer Wesensveränderung gelitten und sich selbst im fortgeschrittenen Krankheitsstadium als schlechten Menschen empfunden, da sie die mütterlichen Gefühle zunehmend schwinden sah. Depressive Menschen fühlen sich eingesperrt in einem Gefängnis der Gefühllosigkeit, wollen keine Verwandten und Freunde mehr sehen, ihre Krankheit nimmt ihnen Herzlichkeit und Wärme, ihr

Gefühlsleben ist total blockiert. Die Ärzte müssen da besser aufklären.«

Die Großeltern hoffen, daß sie noch lange leben, um ihren Enkel begleiten zu können, wenn er die Wahrheit über das Schicksal seiner Mutter erfährt. »Er fragt jetzt schon nach Mama, meine Frau sagt ihm dann, ich bin auch eine Mama, eine Großmama. Ich schreibe dem Enkel regelmäßig Briefe, die auf CD gebrannt werden. Dazu bekommt er ein Familienalbum. Er soll seine Geschichte einmal nachvollziehen können.«

Der Suizid eines Bruders oder einer Schwester: »Ich wollte stark sein, auch für meine Eltern.«

Sie hören stundenlang Musik und sperren sich in ihr Zimmer ein. Sie empfinden Neid, wenn sie heilen Familien begegnen. Sie versuchen, den letzten Streit ungeschehen zu machen: »Ich habe sie ›blöde Kuh‹ genannt. Nun ist sie tot, und ich habe sie sterben lassen, obwohl ich es nicht so gemeint habe.« Der tote Bruder, die verstorbene Schwester bekommen einen Heiligenschein, sie selbst stehen im Schatten. Geschwisterkinder brauchen nach einem Suizid Hilfe, weil sie eine ganz eigene Problematik haben. »An die Mutter denkt noch mancher beim Verlust eines Kindes, an den Vater schon weniger und an die Geschwister schließlich niemand mehr«, hat die Sterbeforscherin Elisabeth Kübler-Ross einmal gesagt.[61] In Hannover ist das erkannt worden. Die Beratungsstelle der *Evangelischen Jugendhilfe* richtet 1999 eine Suizid-Trauergruppe für Geschwisterkinder und junge Menschen im Alter von 17 bis 30 Jahren ein. In Gesprächen, Phantasiereisen und kreativen Ausdrucksformen wollen die Gestalttherapeutin Melanie Kieback und die Familientherapeutin Nina Ronstedt den Geschwistern Gelegenheit zum Austausch und Hilfen geben.

Das ist sehr nötig, bestätigt Hannah Dusch-Seifert, Leiterin von Geschwistergruppen bei den *Verwaisten Eltern*. In ihren Seminaren hat sie viel Erfahrung mit der Trauer von Geschwistern gesammelt. »Hinterbliebene Geschwister geben sich nach außen hin cool. Aus diesem Verhalten wird nicht selten geschlossen, sie seien gefühlsmäßig nicht berührt. Aber auch da, wo es äußerlich nicht sichtbar wird, kann Trauer stattfinden. Die Geschwister verstorbener Kinder erleben eine doppelte Belastung. Sie verlieren nicht nur ihren Bruder oder ihre Schwester, sondern für eine gewisse Zeit auch ihre Eltern, vor allem wenn dem Tod eine länger andauernde Krankheit vorausgeht. Ist der Tod dann eingetreten, sind die Eltern so von ihrer Trauer in Anspruch genommen, daß sie für die anderen Kinder keine

Energie mehr übrig haben. Zudem nehmen sich die Geschwister aus Rücksicht auf die Eltern mehr zurück, als es gut ist für sie, weil sie die Eltern nicht noch zusätzlich belasten wollen. In der Schule geht es den betroffenen Brüdern und Schwestern nicht anders als deren Eltern im Beruf. Spätestens nach einem Vierteljahr hat die Trauer abgeschlossen und die ganze Angelegenheit vorbei zu sein. In Wirklichkeit wird der Verlust erst dann in seiner ganzen Tragweite begreifbar.«[62]

Irma Schmidt* steht für viele Mädchen, die eine Schwester durch Suizid verloren haben: »Ich gehe meist irgendwohin in den Garten oder an die Stelle, an der meine Schwester das letzte Mal war, als sie noch lebte. Da gibt es einen großen Baum. Und dort setze ich mich hin. Ganz lange, meistens nach dem Abendbrot. Dann kann ich weinen, soviel ich will. Meine Schwester ist ganz nah bei mir, es stört mich nicht, daß sie sich aufgehängt hat. Meine Mutter soll mich dabei nicht sehen.« Dieses Zurückhalten von Gefühlen ist typisch: »Meine Eltern sind schon so furchtbar traurig und weinen so oft um meine tote Schwester, da kann ich doch nicht auch noch anfangen zu heulen.«

Der Zorn über den Suizid machte sie mutig: die Geschichte der Freya Klier

Freya Klier redet nicht gern über das Thema Suizid. Es schmerzt sie noch heute mit einem Abstand von 18 Jahren, wenn sie von ihrem Bruder spricht, der sich das Leben genommen hat. Die ehemalige DDR-Bürgerrechtlerin, die 1988 mit ihrem damaligen Mann Stephan Krawczyk in einer Nacht- und Nebelaktion aus dem »Arbeiter- und Bauernstaat« hinausgeworfen wurde, hat die Energie für einen Großteil ihres Widerstandes gegen die SED-Diktatur aus ihrer frühen Biographie gezogen. »Der Tod meines Bruders Steffen hat meine Wut auf diesen Staat entscheidend verschärft. Es war, als hätte sich eine Weiche bei mir umgestellt: ich wurde radikaler, mutiger, listiger. Ich dachte mir, ich zahle ihnen das Schicksal meines Bruders heim: mit aller Kraft und Intelligenz, die ich habe. Vor dem Tod hatte ich plötzlich keine Angst mehr, mich konnte man nicht mehr einschüchtern.«

Freya Klier hatte ein sehr enges Verhältnis zu ihrem Bruder

Steffen. »Mein Bruder und ich, wir waren wie Zwillinge. Nach der Verhaftung unseres Vaters waren wir früh ins Kinderheim eingewiesen worden. Den Tag durchzogen Appelle, es gab Brüllerei und einen Erziehungsplan, bei dem sich Freundlichkeit ausschließlich an erfüllte Planpunkte knüpfte.« So traf es sie ganz ganz besonders hart, mitansehen zu müssen, wie ihr Bruder systematisch von SED, Stasi, Justiz und Psychiatrie zerstört wurde. »Wegen ›Aufruhr, Bandenbildung, Staatsverleumdung und Widerstand gegen die Staatsgewalt‹ wurde er zu vier Jahren Gefängnis verurteilt.« Der banale Anlaß: er hatte Beatles-Texte verteilt. Als nach einer endlos langen Folge von Destruktion und Psychoterror ihr Bruder nach drei Jahren zum erstenmal Ausgang aus der Psychiatrie erhielt, nutzte er ihn zur Beendigung seiner Leiden.

Freya Klier erzählt: »Zu dieser Zeit war er eigentlich schon tot, er hatte in diesem Staat keine Perspektive mehr. Sein Körper war aufgeschwemmt, die Haare waren ihm ausgegangen, er sah aus wie Quasimodo. In einem verlassenen Haus steckte er dann den Kopf in den Gasofen.« Für Freya Klier gab es nach dem Tod ihres Bruders nur einen Weg: »Es war wie eine Art Vermächtnis von Steffen, daß ich mich nicht unterkriegen lasse und jeden Tag so leben wollte, als ob es der letzte wäre. Ich wollte nie mehr zaghaft und feige sein. Ich war nach dem Suizid kompromißlos gegenüber diesem System. Steffens Tod war ja vermeidbar gewesen. Die Ärzte in der Psychiatrie ließen mich übrigens auf meine Bitte um Aufklärung über Steffens Behandlung einfach abprallen.«

Vor dem Tod hatte Freya Klier auf einmal keine Angst mehr, aber sie wollte sich auch nicht wie Steffen ins offene Messer stürzen. »Ich wußte, daß man für den wirksamen Widerstand einen langen Atem und einen kühlen Kopf braucht. Ich wollte strategischer vorgehen als mein Bruder, auch weil ich Verantwortung für meine Tochter Nadja hatte. Sie war sechs, als Steffen starb.« Freya Klier nutzte die wenigen Freiheiten, die ihr blieben. Sie gründete mit Freunden in kirchlichen Räumen einen Friedenskreis und protestierte gegen den DDR-Militarismus ebenso wie gegen die NATO-Hochrüstung. Sie machte die erste geheime Jugendbefragung und untersuchte die Situation von DDR-Frauen, bevor sie aus dem SED-Staat hinauskatapultiert wurde. Die Gelegenheit, zum Grab des Bruders zu gehen, wurde ihr dadurch genommen.

Wenn Freya Klier heute in Dresden ist, zieht es sie oft auf den Friedhof: »Ich bin gerne dort, es ist eine Atmosphäre zum Nachdenken. Ich befinde mich im Gespräch mit meinem Bruder.« Steffens Foto hängt heute in ihrer Berliner Wohnung zwischen denen ihres Vaters und ihres geschiedenen Mannes. Nicht exponiert, nicht versteckt. Ein Stück Normalität ist eingekehrt. Wenn ihr Bruder Geburtstag hat, macht sie stets einen langen Spaziergang. Einmal hatte sie das Datum vergessen, erinnert sich Freya Klier: »Ich saß an der Schreibmaschine und hatte plötzlich das Gefühl, daß er neben mir ist. Dann kam mir schlagartig ins Bewußtsein, was das für ein Tag war. Mein Bruder war ein Glück für mich, sein Tod ein tiefer Einschnitt in meinem Leben.«

Gefühlschaos nach der Versteinerung

Cornelia Stamm* ist gern Krankenschwester. Anatomie ist kein Fremdwort für sie. Aber merkwürdig fand sie die Frage ihres Bruders schon ein bißchen: »Sag mal, Cornelia, wie bricht man sich eigentlich das Genick? Und hast Du schon einmal einen Toten gesehen?« Sie stutzte, dann sagte sie es ihm, es war für sie eine rein theoretische Unterhaltung. Nie hätte sie sich vorstellen können, daß ihr Bruder Gedanken an Suizid hatte. 1990 hat er sich dann in der Gartenlaube erhängt. Cornelia Stamm erzählt: »Er war 15, und ich habe ihn entdeckt. Ich versteinerte auf der Stelle. Seitdem hat sich mein Leben völlig verändert. Der Schock und der Schmerz sitzen tief. Wir hatten doch Vertrauen zueinander. Hätten wir uns schlecht verstanden, wäre es mir vielleicht leichter gefallen, darüber hinwegzukommen.«

Erst nach einem halben Jahr konnte sie erste Gefühle zulassen. »Ich wollte stark sein, auch für meine Eltern. Traurigkeit, Einsamkeit, Schmerz, Enttäuschung, Ratlosigkeit und vor allem das Gefühl, versagt zu haben, erfüllen mich seitdem. Zuerst hatte ich gar keine Gefühle. Doch dann kamen sie. Und nun tanzen diese Gefühle ganz intensiv in mir. Und das ist schwer mit meinem Verstand zu vereinbaren.«

Im Verhältnis zu den Eltern hatte Cornelia Stamm ähnliche Probleme wie andere Kinder nach dem Suizid eines Bruders oder einer Schwester. »Unsere Gefühle zum Tod meines Bruders sind sehr unterschiedlich. Die Meinungen und Gedanken sind noch viel unterschiedlicher. Der Vater hat sich total verschlossen, ich rede da gegen eine Mauer. So kommt es oft vor, daß wir uns mißverstehen oder gar nicht miteinander reden können. Wir haben Angst vor Konflikten, packen uns in Watte und versuchen Gefühle schnell wieder rund zu machen. Weil wir mehr Angst um uns haben. Wir legen uns jetzt immer Zettel hin, damit wir ganz sicher sind, wo jeder einzelne ist.«

Cornelia Stamm leidet heute unter Verlustängsten, besonders bei Liebesbeziehungen zu Männern spürt sie das. Insgesamt fühlt sich die 25jährige dennoch durch die seelische Prüfung gereifter. »In meinem Beruf spreche ich viel mit Krebspatienten über den Tod. Aber ich liebe auch das Leben, es kann viel Spaß machen. Wenn ich gerade wieder ein Glücksgefühl habe, denke ich an meinen Bruder und sage mir: ›Warum bist du jetzt nicht da, nur einen kleinen Moment?‹« Das Zimmer ihres Bruders ist ausgeräumt worden, sie hat sich seinen Schreibtisch ausgewählt. »Der bleibt bei mir.« In die Gartenlaube aber ist sie nie mehr gegangen, schon beim Schritt durchs Tor zum Garten bekommt sie Beklemmungen: »Ich bremse ab, schwitze Blut und Wasser. Von mir aus hätten sie die Laube einreißen können.«

Auch die Reaktionen ihres sozialen Umfelds haben sie verwundert. »Mit einigen ist es intensiver geworden, einige Freunde sind allerdings auf der Strecke geblieben. Manche Leute haben mich auch nur nach den Eltern gefragt, wie arm die dran sind. Nach meinem Befinden haben nur wenige gefragt, ich hätte schreien können.«

Trauern Schwestern anders als Brüder?

Schwestern scheinen wesentlich intensiver um ihre Geschwister zu trauern als Brüder. Ob das etwas mit männlicher Sozialisation zu tun hat? Männer versuchen mit Zerstreuung und Verdrängung das Trauma abzulegen – meistens vergeblich. Martin Polchau* macht eine Ausnahme. Er geht oft in den Wald zu einem mit Rosen geschmückten Kreuz: »Er fehlt mir einfach, fehlt mir überall. Noch zwei Jahre danach ist es für mich wie ein Schock, ich gehe kaum noch aus, vermisse meinen Bruder nahezu jede Minute. Früher dachte ich, das sind Feiglinge, die sich das Leben nehmen und somit den Problemen aus dem Weg gehen. Seit Franks* Tod denke ich ganz anders darüber. Er war kein Feigling. Wenn jemand Suizid begeht, entsteht so eine Entscheidung über Jahre hinweg. Es sind Schwierigkeiten, die sich ansammeln, irgendwann ist das Limit erreicht.«[63]

Besonders leiden Geschwister, wenn Eltern die Tat als Unfall verdrängen. Fährt der Sohn ohne Helm mit dem Motorrad gegen ein geparktes Wohnmobil, ist das leicht möglich. Sabine Goedeck* erzählt: »Ich muß meine Eltern trösten und brauche doch selbst Trost. Freunde und Bekannte meiden mich. Der Suizid bedeutet nicht nur Schmerz und Verlust, er hat meinem Leben mehr Bewußtheit und Tiefe gegeben.«

Der Mehrfach-Suizid in der Familie: »Liegt auf uns ein Fluch?«

In den 70er Jahren war sie das teuerste Fotomodell der Welt, als »Gesicht einer Generation« wurde sie gerühmt. Aber Ruhm verblüht. Margaux Hemingway wurde nur 41 Jahre alt. Sie wurde im Juli 1996 tot aufgefunden. Sie hatte sich umgebracht. Umgebracht wie auch ihr Großvater Ernest Hemingway, wie auch dessen Schwester, dessen Bruder, dessen Vater. Hemingway, einer der berühmtesten Schriftsteller dieses Jahrhunderts, hatte sich nach einem Jagdausflug in einer Hütte durch einen Schuß in den Kopf erschossen. Die Angehörigen versuchten den Suizid zu vertuschen, verwiesen auf alle möglichen Krankheiten, bevor sie den Suizid zugaben und sogar ein Geschäft aus ihm machten: Devotionalien von Hemingway sind heiß begehrt, seine Selbsttötung hat seinen Mythos verstärkt. Daß Hemingway seinem Vater nachfolgte, dessen Suizid er immer mit einer Mischung aus Verachtung und Bewunderung beurteilt hatte, ist in der Suizidforschung kein ungewöhnliches Ereignis.

Es gibt Familien, in denen sich Suizide dramatisch häufen. Oft handelt es sich um Familien, wo eine gewisse »emotionale Kargheit« herrscht. Die klassischen deutschen Sekundärtugenden wie Gehorsam, Pflichterfüllung, Pünktlichkeit sind dort wichtiger als Lebendigkeit im Ausdruck oder das Austragen von Konflikten. Als Beispiel sei hier aus dem Brief eines Suizidangehörigen zitiert: »Leider neigt meine Mutter zum Verdrängen. Jeder muß selbst damit fertig werden, das ist ihre Einstellung. Zuwendung holt sie sich über ihre Krankheiten. Heute weiß ich, daß das Problem unser Familie die Unfähigkeit war, sich Gefühle zu genehmigen und mitzuteilen, sowohl angenehme wie auch weniger angenehme. Es gab keine Auseinandersetzungen, nur Verstimmungen und ein In-Sich-Zurückziehen. Ordnung, Sauberkeit und nach außen einen guten Eindruck machen, das war wichtig.«

Häufig tragen auch sich selbst bewahrheitende Prophezeiungen mit dazu bei, daß sich in einer Familie mehrere Menschen das Leben nehmen. So beschreibt Caroline Mehling* die Erziehung ihres Mannes: »Er ist zum Alkoholiker erzogen worden, und auch zum Suizid. Sein Onkel hat es auch gemacht. Ihm wurde nur immer gesagt: ›Du endest so wie dein Onkel‹.« Caroline Mehling nutzt die Chance, den Teufelskreis zu unterbrechen. Sie fühlt sich als Barriere gegen den familiären Fluch, möchte das letzte Glied dieser Kette sein. Der Suizid ist für sie kein genetisches Problem, sondern ein Sozialisierungsproblem.

Söhne von Suizidopfern beschäftigen sich besonders häufig mit dem Selbstmord, viele von ihnen halten es für möglich, daß sie ihrem Vater nachfolgen, haben US-Studien ergeben: »Charakteristisch ist, daß sie das Leben schal finden. Noch mehr als die meisten Menschen in einer ohnehin offenkundig entwurzelten Gesellschaft neigen sie dazu, sich wertlos zu fühlen. Die Vergangenheit interessiert sie nicht, sie widert sie an, und der Zukunft sind sie apathisch gewiß, in einem grauenvollen Maße gewiß: Sie halten es für wahrscheinlich, daß auch sie sich selbst töten werden.«[64]

Und die Ärztin Elisabeth Lukas meinte dazu in der Zeitschrift *Suizidprophylaxe:* »Ein Selbstmord in der Familie gefährdet alle Familienangehörigen, insbesondere Kinder, enorm, wird doch ein so schreckliches und meist schockartig hereinbrechendes Erlebnis von keinem Familienmitglied je vergessen und wirkt manchmal noch über Generationen hinweg deprimierend. Wie von einem Zwang beherrscht ringen Kinder und Kindeskinder von Selbstmördern mitunter ein Leben lang mit dem regelmäßig wiederkehrenden Gedanken einer ›radikalen Auslöschung aller ihrer Sorgen‹ und müssen ein unvergleichlich höheres Maß an Widerstand dagegen aufbringen als Personen, in deren Familie eine solche ›Problemlösung‹ niemals auch nur zur Debatte gestanden hat.«[65]

Ein Lichterfest mit den Toten

Hanne Jäger* grinst genüßlich, die Lachfalten sind unübersehbar. Die Hamburger Frührentnerin, die als Ernährungsberaterin gearbeitet hat, wirkt fröhlich, resolut, tatkräftig, engagiert und direkt. Und das ist ein kleines Wunder: Beim Telefonieren hatte sie früher oft einen Hustenanfall beim Thema Suizid bekommen. Heute sagt sie: »Ich bin an diesen grausamen Schicksalen gewachsen, echtes Umdenken geschieht nur durch Leid.« Sie hat gleich vier Suizide in ihrem Umfeld zu verkraften. 1979 brachte sich ein Freund um. Weihnachten 1979 nahm sich ihr Ehemann das Leben. 1984 ihre Schwester. Und 1986 folgte ihr Sohn. Er war 19 Jahre alt.

Wenn man sich vorstellt, wie sehr schon der Schatten eines einzigen Suizids einen Angehörigen verfolgen kann, sind vier Suizide »ein bißchen viel« für einen Menschen. 1992 hatte sie einen psychischen Zusammenbruch und geriet in eine schwere Krise, aus der sie aber gestärkt hervorging. »Plötzlich war ich von meinem Schuldkomplex befreit. Danach hatte ich den dringenden Wunsch, mich um Hinterbliebene zu kümmern. Irgendwie bin ich das meinem Sohn schuldig, daran zu arbeiten und anderen zu helfen, zu verstehen. Ich will die Welt aufrütteln, auch wenn sie nur Sensationen sehen will. Dem Suizid geht häufig eine jahrelange Krankheit voraus, bis das Faß überläuft oder platzt.«

Die Art der Suizide war für sie von entscheidender Bedeutung. »Ich war meinen Männern immer dankbar, daß sie sich mit Autoabgasen und Tabletten gleichsam schlafen legten, nicht brutal Hand an sich legten. Mein Sohn war keine kilometerlange Leiche, die verstreut am Bahndamm lag, das hat mir vieles leichter gemacht.« Hanne Jäger begab sich auf eine gefährliche Gratwanderung, die keineswegs zur Nachahmung zu empfehlen ist.

Sie trank: »Natürlich hab ich mich damals oft zugeschüttet und betäubt, und heute bin ich froh darüber. Denn hätte ich den Alkohol nicht gehabt, hätte ich dem Sog bestimmt des öfteren nachgegeben, hätte heute die Karriere einiger Suizidversuche hinter mir und wäre noch stärker gebrandmarkt. Doch so hatte ich mich selbst oft rechtzeitig Schachmatt gesetzt. Meine unendliche Trauer, die in Depression bis zum Zusammenbruch überging, endete erst, als ich mit sehr viel seelischer Arbeit (Loslassen, Verabschieden) um mich selber, um mein inneres Kind, trauerte, welches schon sehr früh auf der Strecke geblieben war.«

Geholfen hat Hanne Jäger bei dieser seelischen Schwerarbeit kaum jemand. »Ich kam mir vor wie ein halbes Monster, weil ich dazu gemacht wurde. Wie oft wollte ich auf dem Friedhof ganz einfach erfrieren. Meine eigene Schwester sagte zu mir: ›Halt doch Du den Mund, Du hast schließlich zwei Menschen unter die Erde gebracht.‹ Meine Sippe! Noch schlimmer die Sippe meines Mannes! Bei Kindern haben immer die Eltern schuld! Der einfachste Weg der Gesellschaft. Alles nach dem Motto: ›Wenn Du heute noch jammerst, wirst Du schon wissen, was Du verkehrt gemacht hast.‹ Eine Verwandte sagte zu mir: ›Ich habe auch ein Kind verloren, aber das ist unschuldig an Krebs gestorben und ich komme zurecht.‹ Solche Sachen habe ich jahrelang geschluckt und in mich eingemauert! So etwas zieht man nicht aus wie ein Hemd.«

Heute kann Hanne Jäger innerlich wieder wachsen: »Der Rucksack, der immer auf meinen Schultern lastete, drückt nicht mehr, er ist zwar da und steht neben mir, so daß ich ihn anschauen kann. Ich habe nicht mehr diese entsetzliche Hoffnungslosigkeit und innere Einsamkeit. 16 beziehungsweise zehn Jahre konnte ich nicht darüber reden. Nun bin ich an sehr tiefe Schichten gekommen.«

Unter anderem durch die Hilfe der Familienaufstellung des Therapeuten Bert Hellinger.[66] Dort treffen sich Fremde und spielen auf offener Bühne ihre Familienkonstellationen nach. Sogar Tote und Familienmitglieder, die immer im Abseits standen, kann man damit besser begreifen, meint Hanne Jäger: »Ich war so befreit, daß ich danach mit meinen Toten ein Lichterfest gefeiert habe. Ich habe die Komplexe weggetanzt. Seitdem stehen in meiner Wohnung wieder Bilder der Menschen, die ich verloren habe.« Aber der Weg dorthin war weit. »Es wäre wahrscheinlich leichter gewesen, ich hätte einen ausgeprägten Rheumatismus und könnte in der Rheuma-Liga weinen. Wenn Nerven und Depressionen im Spiel sind, ist man halt schnell als unzuverlässig abgeurteilt. Und die Gesellschaft möchte, daß man den Kopf einzieht und vor lauter Sündenlast zusammenbricht. Diese Norm erfülle ich nicht mehr.«

Eine ganze Menge Wut hatte sich in Hanne Jäger angestaut: »Es ist manchmal ganz gut, den Verstand abzuschalten und mehr auf Intuition und Instinkt zu vertrauen. Denn diese innere Stimme – das verlorengegangene innere Kind – wird niemals falsch raten. Es hat es halt sehr schwer gegen das äußere Ego, gegen diesen äußeren Goliath. Ich habe zu sehr auf äußere Stimmen vertraut, und auf die von Psychologen. Die hatten ja studiert, die mußten es ja wissen. Aber sie haben mich als hysterische Mutter abgestempelt, die ihr Kind nicht losläßt, mit der Pubertät nicht zurechtkommt. Nach dem Suizid versuchten sie mich mit ihrem Expertengeschwafel als kleine Elternsünderin mundtot zu machen.«

Hanne Jäger hat mittlerweile mehrere heftige Krisen durchgemacht. »1989 war ich selbst im Suizidzwang, 1994 im Suizidsog. Ich wollte das Unerträgliche abstellen, nur noch Ruhe haben, so wie andere eine Schmerztablette einnehmen.« Seitdem kann sie ihren Sohn gut nachempfinden. »Ich glaube, er hatte den gleichen gestörten Stoffwechsel wie ich, wir litten immer gleichzeitig, obwohl ich damals dachte, es wäre die Sorge um ihn.«

Ihr Sohn zeichnete mit Vorliebe. Sein Markenzeichen: Ein lachendes Gesicht mit seinen Anfangsbuchstaben. Und Feuer, immer wieder Feuer. Hanne Jäger kann heute damit etwas anfangen: »Heute verstehe ich das Feuer, das in ihm brannte, es brannte und qualmte ja auch in mir. 14 Tage nach dem Tod meines Sohns habe ich von ihm eine Mitteilung bekommen: Ich formte Worte in meiner Sprache, die nicht meine Gedanken waren. Sie durchzogen, durchflossen mein Gehirn, und ich hätte sie am liebsten mit der Hand festgehalten, eingefangen. Das war für mich die Erlösung. Ich wußte, daß es ihm gut geht.«

Mit ihrer Mehrfachbetroffenheit empfindet sie sich als ein lebendes Beispiel, daß Suizide überhaupt nicht genetisch verankert sind: »Ich bin mir sicher, daß mein lebender Sohn das Familientrauma ablegen kann.« Die Sichtweise zu ihren Toten, die sich das Leben genommen haben, hat sie grundlegend geändert: »Ich verspüre jetzt eine Hochachtung für ihre Gewißheit: Das schaffe ich nicht, die Kraft habe ich nicht und bevor ich in eine verachtete, verurteilte Lebensspur abrutsche, sage ich selbst Stop.«

Ihren Tod kann sie akzeptieren, Suiziddrohungen aber nicht: »Das ist eine perverse Waffe, um stumm und gefügig zu machen. Meine Mutter hielt mich immer in Angst, ich würde sie durch meinen Ungehorsam noch mal ins Grab bringen. Also lernte ich nie, mich zu wehren und schluckte geduldig alles, damit meine Mutter nicht tot umfällt. Deswegen habe ich nach dem Suizid 1 000mal schuldbewußt den Kopf eingezogen, obwohl ich ja wußte, daß ich gar keine Schuld haben konnte, aber ich verhielt mich so. Immer entschuldigend und rechtfertigend und nur nichts Falsches sagen.«

Heute kann Hanne Jäger sogar so etwas wie Sinn in ihrem schweren Leben sehen. »Ich habe mich mit meinem Schicksal ausgesöhnt. Wer viel durchgemacht hat im Leben, wird entweder mürbe, oder es erschüttert ihn im Alter nicht mehr so viel. Nur was wirklich weh tut, bewirkt auch was.«

Akzeptanz der Familiengeschichte

Hildegard Webers* Bruder war Bergsteiger. In der Natur fühlte er sich wohl und kraxelte gern herum. Dort fühlte er sich gut. Und in der Natur brachte er sich um. Er erhängte sich an einem Baum. Hildegard Weber war damals ein Teenager. »Ich war 16 und versuchte diesen Tod wie alle anderen Familienmitglieder zu verdrängen. Jeder hat für sich getrauert, alles nach innen, der Tod meines Bruders war kein Thema für die Familie.«

Einige Jahre später mußte sie sich erneut mit dem Thema Suizid auseinandersetzen. Ihre Mutter hatte sich das Leben genommen. Im Rückblick interpretiert sie diesen Suizid so: »Sie war für uns die wichtigste Person. Als die Kinder aus dem Haus waren und sie niemand mehr zu versorgen hatte, war ihr Pflichtgefühl aufgebraucht. Sie erhängte sich am Fenster. Meine Geschwister meinen, sie wäre meinem Bruder gefolgt, aber es lag wohl eher an ihrer schweren Depression. Sie wußte ja, welchen Schmerz ein Suizid in der Familie auslöst. Ihre Verzweiflung muß so stark gewesen sein, daß sie darauf auch keine Rücksicht mehr nehmen konnte.«

Mit 16 war Hildegard Weber, so sagt sie selbst, noch sehr oberflächlich, erst der Tod ihrer Mutter hat ihr Leben verändert. Aber auch da mußte noch ein Schlüsselerlebnis hinzukommen. »Als ich den Film *Der Club der toten Dichter* sah, in dem sich ein Junge wegen unmenschlichen Leistungsdrucks umbrachte, war das wie ein Aufschrei in mir. Da hatte sich soviel aufgestaut.« Sie gab als erstes ihre Lebenslüge auf. »Herzinfarkt« hatte sie auf Fragen geantwortet, woran denn ihre Mutter gestorben sei. »Ich wollte künftig die Wahrheit sagen, ohne daß ich mich schämen muß.«

Hildegard Weber begann nachzuforschen. Und einiges in der

Familiengeschichte kam ans Licht. Ihre vereinsamte Großmutter hatte sich auch das Leben genommen. Sie hatte sich in der Elbe ertränkt. Die Großmutter ihres Vaters ebenfalls. Sie hatte den Kopf in einen Gasofen gesteckt. Die Schwester des Vaters hat ebenfalls mit hoher Wahrscheinlichkeit Suizid begangen. Sie blieb verschollen, ihre Leiche wurde nie gefunden. Hildegard Weber hat das beste aus den Tragödien gemacht und ihr Leben geändert. Heute arbeitet die ehemalige Verwaltungsangestellte in einem Heilberuf. »Ich habe viel gelernt, bin heute fast dankbar, daß ich mich so mit den existentiellen Fragen des Lebens auseinandersetzen mußte, ich wäre sonst nie Heilpraktikerin geworden und hätte mich auch nie aus meiner Ehe befreit. Mein Mann hat seinen Vater übrigens auch durch Suizid verloren, aber das war damals kein Thema zwischen uns. Wir haben nie ausführlich darüber gesprochen.«

Aus Leid Sinn erfahren: an dieses Motto der Selbsthilfegruppe *Agus*, die Hildegard Weber häufig besucht hat, glaubt die Heilpraktikerin ebenso, wie daran, daß Selbsttötungen in ihrer Familie nicht zwangsläufig sind. »Ich kann die Suizide akzeptieren. Für mich selbst käme so etwas nicht in Frage, weil ich an Wiedergeburt glaube. Im nächsten Leben bekommt man die gleiche Aufgabe gestellt, nur in viel härterer Form, da bin ich mir sicher.« In Meditationen hat sie sich von ihrer toten Mutter verabschiedet. »Ich sah sie und hielt sie im Arm. Endlich konnte ich Abschied nehmen. Als der Suizid geschehen war, lag sie auf dem Teppich im Wohnzimmer und ich war nicht mehr hingegangen. Das habe ich jetzt nachgeholt.«

Der Mitnahme-Suizid: »Wir werden im Jenseits eine intakte Familie sein.«

18 Tage lang waren die beiden Leichen nicht entdeckt worden, in der Wohnung roch es nach Verwesung. Der Polizei bot sich am 19. Oktober 1992 ein Bild des Grauens: Gert Bastian, der ehemalige Bundeswehrgeneral und Bundestagsabgeordnete der Grünen, hatte mit einer Pistole seine schlafende Lebensgefährtin Petra Kelly mit einem aufgesetzten Schuß in die Schläfe erschossen. Bastian hatte diesen Plan schon 1991 einem Freund mitgeteilt. Er sehe phasenweise keine Perspektive mehr für Petra und denke manchmal daran, Petra im Schlaf zu erschießen und dann sich selbst. Laut Angaben der Staatsanwaltschaft, so die Berliner Tageszeitung *taz*, sei das ein absolut zuverlässig überliefertes Zitat des ehemaligen Generals gewesen.[67]

»Ich kann ohne dich nicht mehr leben«, soll Petra Kelly ihm mehrfach gesagt haben. Eine Entschuldigung dafür, daß er sie getötet hat und, von den Grünen bis zur Polizei, viele das Drama als Doppelsuizid darstellten, ist das nicht. Der Ex-General, der an Krücken ging sowie an Arterienverkalkung und Herzschwäche litt, hat Kelly wahrscheinlich ohne deren Einwilligung erschossen, ist sich Alice Schwarzer in ihrem Buch *Eine tödliche Liebe* sicher: »Nein, Petra Kelly wollte ganz gewiß nicht sterben! Genau darum hat Bastian sie auch nicht geweckt und gefragt – sie hätte NEIN geschrien. Die 46jährige Trägerin des Alternativen Nobelpreises hatte tausend Pläne und wollte 1994 ins Europa-Parlament. Sie ist nie gefragt worden, ob sie sterben will. Für die Staatsanwaltschaft scheint der von Kelly vielfach geäußerte Satz ›Ich kann ohne Gert nicht mehr leben‹ zwingend identisch mit dem Verlangen ›Bitte bringe mich um‹ zu sein.«[68]

Wenn nicht alles täuscht, handelt es sich hier um einen klassischen erweiterten Suizid oder Mitnahmesuizid. Der Psychiater Manfred Wolfersdorf definiert ihn so: »Die Mitnahme muß aus altruistischen oder pseudo-altruistischen Motiven geschehen. Bei einer wahnhaft-depressiven Mutter ist zum Beispiel die Mitnahme von Kindern eine logische Konsequenz aus ihrem fürsorglichen Empfinden für die ganze Familie: die Mutter liebt ihre Kinder, möchte ihnen deswegen den eigenen, gewiß erscheinenden Untergang ersparen. Nach einer Entscheidung des Bundesgerichtshofs ist eine Tat nicht heimtückisch, wenn der Täter glaubt, er habe zum besten der Opfers gehandelt.«[69]

Der Fall Bastian/Kelly ist nur ein prominentes Beispiel eines Mitnahmesuizids. Auch der Suizid von Adolf Hitler und Eva Braun im Führerbunker war nüchtern betrachtet ein klassischer Mitnahmesuizid. Wenn sich »normale Mitnahmesuizide« ereignen, spielt der Rundfunk nicht wie beim Tod des »Führers«, Richard Wagners »Götterdämmerung«, aber ein Weltuntergang in einem privaten Kosmos ist es dennoch.

Patriarchalische Familienväter, deren Lebensentwurf in einer Katastrophe mündet, bringen sich und ihre Familie um. Man könnte es, wenn es politisch nicht so belastet wäre und in die Irre führen würde, als »Goebbels-Syndrom« bezeichnen. Der ehemalige Reichspropagandaminister ermordete im Mai 1945, als die Rote Armee auf Berlin marschierte, seine sechs Kinder und seine Frau, bevor er sich selbst tötete. So weit weg heute Goebbels zu sein scheint, so nah ist das Leid. Allein in Bayern geschahen 1998 neun Mitnahmesuizide mit insgesamt 24 Toten. Hans-Jörg Trum, Leiter des zentralen *Psychologischen Dienstes* der bayerischen Polizei in München, bemerkte: »Suizid ist eine Aggression gegen sich selbst. Es besteht immer die Gefahr, daß auch andere Personen mit einbezogen werden. Die Aggression wird aber nicht von Haß oder Abneigung gespeist, sondern von Ängsten.«

Dorothea Rau-Lembke, die Gründerin der Bamberger Angehörigen-Gruppe *Trauer nach Suizid*, weiß um das Leid der Angehörigen nach einem solchen Drama. Sie kannte eine Familie, in der so eine Tragödie passierte, und hat in vielen Gesprächen gelernt: »Meistens sind es Männer, die sich als Familienoberhaupt zu viel aufgebürdet haben und an chronischer Erschöpfung und Überforderung leiden. Sie sitzen oft auf einem Schuldenberg und sind überfordert, wenn nur eine Kleinigkeit schiefgeht, irgendein Auslöser reicht. Sie haben ihre Pflicht, am Leben zu bleiben und ihre Familie zu versorgen, aus ihrer Sicht nicht erfüllt. Ich bin mir sicher, daß viele dieser Täter es ihren Kindern nicht zumuten wollen, daß sie als Kinder eines Selbstmörders gebrandmarkt wären. Und dann gibt es natürlich auch naive Wiedervereinigungsphantasien: Im Tod wieder zusammen kommen, wenigstens im Tod eine intakte Familie sein.«

Dorothea Rau-Lembke kennt das Gefühlschaos, das nach einer solchen Tat entsteht: »Der Täter ist nie nur ein Mörder, sondern auch ein Opfer, das unendliches Leid zu tragen hatte. Er wird nicht verdammt von den Angehörigen, das habe ich noch nicht erlebt. Manche können sich allerdings am Leben nicht mehr freuen und hadern eher mit ihrem Schicksal: Hätte er wenigstens doch mich auch noch umgebracht! Und sie stellen naheliegende Fragen: Wenn ich genetisch mit dem Toten verwandt bin, fließt dann in mir auch Mörderblut?«

Zeitungen berichten über diese spektakulären Suizide natürlich äußerst gerne. Die Auflagen steigen. Der meist hemmungslos ausgeschlachtete Sensationscharakter der Berichte erzeugt weiteres Leid für die verbliebenen Angehörigen. Die Bamberger Selbsthilfegruppe *Trauer nach Suizid* kann ein garstiges Lied davon singen. »Privatsender haben Betroffenheit gespielt und wollten sich bei uns einschleichen, die waren so scharf auf dieses Thema. Derjenige, der sich umgebracht hat, ist ein Mörder. Das ist ein ungeheurer Thrill für die Medien.« Aus den familiären Dramen werden schnell quotenbringende »Schocker« gemacht, an die Folgen für die Familie wird nicht gedacht.

Dorothea Rau-Lembke hat in einer eindrucksvollen Gedichtserie, die in einer Broschüre der Bamberger Gruppe nachzulesen ist, das Gefühlschaos und die Probleme noch einmal herausgearbeitet.[70] Was ist passiert? Den Kindern wird schon im Kindergarten beigebracht: Eine Familie hält zusammen, euren Eltern könnt ihr euch bedingungslos anvertrauen. Ein erweiterter Suizid zerstört das Urvertrauen und die Verläßlichkeit. Kinder können so etwas schwer verkraften. Wenn Kinder umgebracht werden, trauern ihre Spielkameraden und Schulfreunde mit. Ihre Eltern haben ihnen viel zu erklären, was eigentlich nicht zu erklären ist. Aber Kinder fragen unerbittlich. Auch das Vertrauen in ihre Eltern gerät ins Wanken.

Und wie reagieren Verwandte, die die Tragödie überlebt haben? Sie agieren meist wie in Trance. Erst viel später können sie den Schock in Worte fassen. Auch die Pflichten, die auf die Angehörigen nach einem Mitnahmesuizid zukommen, sind grauenhaft. Als Erben müssen sie sich um das Haus kümmern, in dem die Bluttat geschah. Niemand verkauft es für sie.

Der Suizid im Krankheitsfall und Alter: »Ich kann nicht mehr, ich mag nicht mehr.«

29. September 1981: Es war noch am Vormittag, als Réne Diekstra bei einem Treffen der WHO in Athen aus der Sitzung zum Telefon gerufen wurde. Ein Sprecher des holländischen Gesundheitsministerium hatte eine betrübliche Nachricht für ihn: Nico Spejer, der große alte Mann der holländischen Suizidforschung, hatte sich zusammen mit seiner Frau das Leben genommen.

Diekstra war sein Schüler und hätte trotzdem nie mit so einem Abgang seines Mentors gerechnet. Ehrenmitglied der *Internationalen Gesellschaft für Suizidverhütung* sein und sich das Leben nehmen, das paßte scheinbar nicht zueinander. Bei näherem Hinsehen aber doch. Nico Spejer litt an Darmkrebs in der Endphase und hatte sehr starke Schmerzen. Seine Frau, die selbst behindert war, hatte es vorgezogen, mit ihm zu sterben, anstatt allein zurückzubleiben. Als Diekstra nach Hause kam, war in seiner Post ein Brief von Spejer, den dieser ein paar Stunden vor seinem Tod geschrieben hatte. Réne Diekstra fühlte einen fast unerträglichen Schmerz, ein Gefühl, das familiär verbundene Suizidangehörige gut kennen: »Lieber Réne, wenn du diesen Brief erhältst, werde ich nicht mehr am Leben sein. Wie du weißt, leide ich an einem Karzinom mit vielen Metastasen. Bisher war ich in der Lage, die Schmerzen verhältnismäßig gut unter Kontrolle zu halten. Aber ich kann nicht mehr damit fertig werden und habe mich deshalb – wie du selbst sehr gut verstehen wirst – dafür entschieden, meinem Leben ein Ende zu machen. Meine Frau will mit mir gehen. Nach einer Ehe von 40 Jahren zieht sie es vor, mit mir zu sterben und nicht ganz allein zurückzubleiben.«[71]

Spejer hatte keine Angst vor dem Tod, aber davor, daß andere seinem nur für ihn individuell gültigen Beispiel folgen können. Die Sorge war berechtigt: Mindestens vier Paare kopierten den Suizid und hinterließen Briefe, in denen sie auf Spejer

Bezug nahmen. Nico Spejer wollte sterben, wie er gelebt hat, meint Diekstra, frei und selbstbestimmt: »Wie alles andere in seinem Leben wollte er vielleicht auch den Weg, die Zeit und den Ort seines Todes bestimmen. Er war nicht geistig verwirrt. Aber er gehörte wohl zu den Menschen, die nie passiv den Prozeß des Sterbens über sich ergehen lassen könnten, möglicherweise an ein Krankenbett gefesselt und abhängig von dem Erbarmen anderer.«

Der »rationale Suizid«

Was diesen Suizid noch bemerkenswerter machte: Ein Jahr vor Nico Spejers Tod hatte Diekstra noch zusammen mit ihm Kriterien für einen nachvollziehbaren Suizid festgelegt, denen Spejers Suizid später vollauf genügte.

- *Die Wahl, das Leben durch Suizid zu beenden, basiert auf einer freien Willensentscheidung des betreffenden Menschen und geschieht nicht unter Druck von anderen.*
- *Der Zustand dieses Menschen kann als Zustand unerträglicher körperlicher und/oder seelischer Schmerzen beschrieben werden, eine Besserung ist vernünftigerweise nicht zu erwarten.*
- *Der Wunsch zu sterben kann als unerschütterlich einwandfrei festgestellt werden.*
- *Der Mensch ist zu der Zeit, wo er sich entscheidet, Suizid zu begehen, im vollen Besitz seiner geistigen Kräfte.*
- *Der Suizid sollte in einer Weise durchgeführt werden, die anderen keinen unnötigen und verhinderbaren Schaden zufügt.*
- *Der Helfende sollte im Gesundheitswesen qualifiziert sein. Sollte eine tödliche Dosis eines Medikaments verschrieben werden müssen, müßte immer ein Arzt beteiligt sein.*
- *Schließlich sollte jeder Schritt, der getan wird, voll dokumentiert sein und die Dokumente sollten für die zuständigen Behörden bereitgestellt werden.*[72]

Mittlerweile sind diese Vorschläge in den Niederlanden längst von der Realität überholt worden. Spejers Suizid ist ein Paradebeispiel für das, was man heute »rationalen Suizid« nennt. Der

Begriff ist unter den Suizidforschern jedoch umstritten: Weil der Begriff »rational« sich ausschließlich auf eine reine Vernunftentscheidung bezieht und jedes Gefühl ausblendet. Das stört den Wiener Suizidforscher Elmar Etzersdorfer, der das für eine unerträgliche Rationalisierung eines Vorgangs hält, bei dem es immerhin um Leben und Tod gehe: »Warum die Leugnung jeglichen Gefühls in der Argumentation der Rationalität? Warum sollte jemand, der unheilbar krank ist und sich deswegen das Leben nehmen will, nicht auch gleichzeitig über seine Situation verzweifelt sein? Spräche ihm das das Recht ab, über seinen Tod zu entscheiden?«[73]

Für Etzersdorfer drängt sich der Verdacht auf, daß jede Emotionalität im Umgang mit suizidalen Menschen abgespalten wird, um die Tat weniger angreifbar zu machen. Er schlägt vor, den mißverständlichen und angreifbaren Begriff »rationaler Suizid« zu ersetzen. »Es geht gar nicht darum, ob der Betroffene seine Entscheidung vernünftig trifft, wie ›rationaler Suizid‹ suggeriert, sondern ob sie dem Beobachter verständlich, einfühlbar, nachvollziehbar ist.« Der Eindruck, es handele sich beim »rationalen Suizid« um eine geschäftsmäßig abzuhandelnde Sache, sei fatal. »Darin steckt die Gefahr, daß die Angehörigen die enorme Last, die sie sich aufgebürdet haben, nicht mehr loswerden. Wenn der Suizid rational war, ist kein Raum für Schuldgefühle, Wut; aber auch nicht dafür, vielleicht auch Gefühle der Erleichterung zu erleben, denn dann müßte vorher eine belastende Situation für die Angehörigen bestanden haben.« Dem durch die heftige Diskussion in der Öffentlichkeit entstandenen Eindruck, ein Großteil der Suizide sei rational, tritt Etzersdorfer entgegen: »Er entspricht nicht der klinischen Realität, an der Aufgabe der Suizidvorbeugung verändert sich nichts wesentliches.«

Der Gütersloher Psychiater Klaus Dörner geht noch weiter. Ihm ist kein einziger Fall von »Bilanzsuizid« bekannt, einem Begriff, der das betont nüchterne Abwägen von Für und Wider noch stärker betont. Den kalkulierten Suizid gebe es für ihn nicht. Der Berliner Theologe Klaus Peter Jörns sieht im Bilanzsuizid gar eine »Kreation der Umwelt eines Suizidenten, die alle Verantwortung abschütteln will.« Die Ursache für alle Suizide seien zerbrochene Lebensbeziehungen, deren Scheitern keinesfalls der freien Entscheidung unterliege.[74]

Dieser Meinung schließt sich tendenziell auch der Würzburger Psychologe Armin Schmidtke an: »Die These vom überlegten Freitod ist doch graue Theorie. In der Praxis kann man nicht abschätzen, ob wirklich eine freie Entscheidung vorliegt. Wenn man genau nachfragt, ist der Betreffende zum Beispiel depressiv oder hat starke Schmerzen. Das ist doch keine freiheitliche Entscheidung. Dann sind wir natürlich verpflichtet zu helfen.«[75]

Martin Walser würde sich jede Hilfe verbitten. Der Friedenspreisträger des Deutschen Buchhandels verteidigte in der *Bunten* das Recht auf Suizid. »Ich find es ganz toll, wenn man seinen Tod selbst wählt. Ich möchte nicht eines natürlichen Todes sterben, weil der natürliche Tod der schlimmstmögliche ist.«[76] Als Vorbild bezieht sich Walser auf Ernest Hemingway: »Das fand ich einfach wunderbar, auch daß er das Gewehr gewählt hat. Natürlich, wie man danach aussieht, da muß man sich bei denen, die übrigbleiben, entschuldigen. Man muß so etwas natürlich mit denen vereinbaren, ist klar. Man muß seine Sache gemacht haben.« Wie so eine Vereinbarung über den frei gewählten Tod aussehen soll, wie seine Angehörigen darauf reagieren würden, darüber sagt Walser in diesem Interview nichts. Martin Walser findet auch das dramatische Wort »Selbstmord« vollkommen untauglich. Im Interview schlägt er als Ersatz das einfache Wort »Schluß« vor: »Ich möchte den Schluß nicht der Natur überlassen, sondern ihn selbst bestimmen. Ich will nur sagen, in 200 Jahren wird man lachen über unsere Unterhaltung, weil dann sowieso jeder Mensch seinen Todesaugenblick selbst bestimmt. Legal, organisiert, einwandfrei.«

Gerd Hermann* hatte mit seinem Vater genug über den Tod diskutiert, davon ist er überzeugt. Wenn es einen akzeptierbaren Suizid gibt, dann wohl den Suizid meines Vaters, meint der Bankkaufmann, der auf dem Kulturkanal 3SAT in einer Sendung über Suizid seinen außergewöhnlichen Fall erzählte. »56 Jahre waren mein Vater und meine Mutter verheiratet. Am Todestag meiner Mutter sagte mein Vater, er möchte nicht mehr lange leben, er möchte zu seiner Frau. Vier Wochen später nahm er sich mit Tabletten das Leben.«[77] Gerd Hermann hat sich nach der Ankündigung seines Vaters, die in ruhigem Ton vorgetragen wurde und keineswegs als Drohung mißverstanden werden konnte, nicht in den Sessel gelehnt. »Ich war überzeugt, daß er die Trauer überwinden kann. Ich bot ihm an, zu uns zu ziehen, sein Klavier mitzubringen, wollte ihm eine Perspektive bieten: Bleibe!«

Umsonst, der Vater ließ sich nicht abbringen, und für Gerd Hermann wäre es würdelos gewesen, ihn gegen seinen Willen in die Psychiatrie einweisen zu lassen. »Er war ja nicht psychisch krank. Er wollte nur gehen. Er hat uns langsam auf seinen Tod hingeführt. Weihnachten hat er noch mit uns und seinen Enkelkindern verbracht, Silvester dann nicht mehr. Hilfe von Professionellen lehnte er mit der Begründung ab: ›Die glauben, sie wüßten besser als ich, was gut ist für mich‹.« Der Sohn steht auch Jahre danach zu seiner Entscheidung, seinem Vater keine Steine in den Weg zu legen: »Wenn ich an ihn denke, bin ich froh, daß er seinen Frieden gefunden hat. Als ich ihn auf seinem Bett liegen sah, waren keinerlei Spuren eines Todeskampfes zu sehen. Er hat sich noch telefonisch verabschiedet: ›Auf Wiedersehen in einer anderen Welt.‹« Wäre er seinem Vater in den Arm gefallen, hätte er ihn verraten, meint Gerd Hermann. »Ich wäre am liebsten im Tod bei ihm gewesen, aber er riet mir ab: ›Wenn Du das machst, kommst Du wegen unterlassener Hilfeleistung ins Gefängnis.‹«

Aids und Suizid

Nein, Angst vor dem Tod hat der schwule Schriftsteller Napoleon Seyfarth nicht. Sterben ist für ihn nur ein finales Spiel, das zum Leben gehört: »Wenn es zu Ende geht, möchte ich es ungefähr zwei Wochen ganz bewußt erleben, ja auskosten. Um dieses Erlebnis möchte ich mich nicht bringen, vom Barhocker zu fallen wäre mir zu abrupt. Suizid wäre ein Koitus Interruptus, für mich ist das kein Thema.« Für andere Aidsinfizierte schon. Seyfarth, der als Langzeitüberlebender gilt, weil er das HIV-Virus schon seit den 80er Jahren im Körper hat, kann aus dem Stegreif ein Dutzend Suizide in Berlin aufzählen. »Da gab es den Fernsehreporter, der sich in der Schweiz aus einem Hotelfenster gestürzt hat. Den Maler, der mit vielen Schlaftabletten den Zeitpunkt zu gehen, selbst bestimmt hat. Den Barkeeper, der sich im Grunewald an der Stelle erschossen hat, wo sich die Schwulen zum Sex treffen. Und den Künstler, der seinen Suizid als jäh abbrechendes Freudenfest inszenziert hat. Er feierte eine Party mit 1 000 Leuten und ging in den Weinkeller, um, wie er sagte, eine Flasche zu holen. Als er nach einer Stunde noch nicht zurückgekommen war, schaute jemand nach: Er hatte sich an der Kellerdecke erhängt.«

Publik werden Suizide von Aidsinfizierten kaum. Zum einen, weil sie aus versicherungstechnischen Gründen als natürliche Tode dargestellt werden. Zum anderen, weil viele Schwule, die aus der Provinz in die Großstadt gekommen sind, kaum gewachsene Freundschaften haben und so einsam, still und leise aus dem Leben gehen. Die Motive sind so verschieden wie die Menschen, weiß Napoleon Seyfarth. »Die meisten haben keine Angst vor dem Tod, sondern vor einem qualvollen Sterben. Als einige Kranke als Folge des Virus erblindeten und die Krankheit das Gehirn angriff, wollten viele das vermeiden, weil ihnen dieser Verfall würdelos erschien. Heute ist die medizinische Versorgung besser, vor allem die Schmerzttherapie.« Napoleon Seyfarth aber wird seiner Mutter, die sich in einer schizophrenen Phase das Leben genommen hat, nicht folgen, dafür lebt er zu gerne am Abgrund.

Auch für Mario Wirz, ebenfalls schwul, HIV-positiv und Dichter, ist der Suizid persönlich eine eher theoretische Versuchung: »Ich finde mein Leben lebenswert, manchmal sogar intensiver als vorher. Seit es die neuen Medikamente gibt, die die Krankheit scheinbar unter Kontrolle bringen können, haben viele eine neue Perspektive gewonnen, auch wenn Aids immer noch tödlich ist. Früher lebten wir in dem Gefühl, daß mit jedem Tag alles schlimmer wird, heute wissen viele, daß sie eine kleine Chance haben und die reicht ja manchmal zum Weiterlebenwollen. Vor 1996 haben sich sicher mehr Aidsinfizierte das Leben genommen als heute, über genaue Zahlen verfügt allerdings keiner.«

Es gibt nur Schätzungen, und die sind ein paar Jahre alt. In *aktuell*, der Zeitschrift der *Deutschen Aidshilfe*, war 1993 zu lesen, daß durch einige wenige begrenzte Studien folgendes abgesichert war: »Jeder zehnte Mensch, der sein positives Testergebnis erfährt, wird früher oder später einen Selbstmordversuch unternehmen. Jeder siebte erfolgreich. Stimmen diese unglaublichen Zahlen nur annähernd, dann funktionieren das öffentliche Schweigen und die private Geheimhaltung gut.«[78]

Mario Wirz hat das Lebensgefühl eines Aidsinfizierten in seinem Buch *Biographie eines lebendigen Tages* in schmerzlicher Klarheit beschrieben. »Der Tod ist allgegenwärtig, selbst wenn ich über Gänseblümchen spreche und mich überschlage vor Harmlosigkeit, wächst auf den Purzelbäumen der Tod, fruchtbar zu allen Jahreszeiten. (...) Aidsbesessenheit in meinen Schlafsümpfen, in die ich wehrlos falle, die Tode derer zu sterben, die schon gestorben sind. In meinen Träumen probt mein Tod seinen Auftritt, ein Verwandlungskünstler, der kein Plagiat scheut, um mich zu quälen, in meinen Träumen vereinigen sich die vielen Tode der anderen, um meinen Tod zu zeigen. Wie lange noch? fragt sich der long-term-survivor, der auch diese Nacht überlebt hat. Schneller und schneller das Kopfkarussell der irren Fragen, wahnwitzig kreisend hinter der Stirn, werde ich ersticken wie Thorsten oder wie Rainer Digitalistropfen schlucken, um das Karussel ein für alle Male zum Stillstand zu bringen?«[79]

Rainer Jarchow kennt diese Fragen sehr gut. Der Hamburger Pastor betreut seit 1994 Aidskranke seelsorgerlich und mußte sich immer wieder mit dem Thema Suizid auseinandersetzen. In seinem Buch *Leben durch Aids*[80] erzählt er die Geschichte von Jürgen: Anfang 60, erblindet, sein Freund war vor 22 Jahren gestorben. Er hatte sich zurückgezogen und seine ganze Liebe seinem Garten gewidmet. Er wurde ambulant betreut, weil er erblindet war. Jarchow sah die Mängel: »Ich war empört, daß niemand versuchte, ihn in die Welt der Blinden einzuführen. Er saß in seinem Sessel und konnte nichts machen, als auf die nächste Mahlzeit zu warten. Er wollte sich umbringen, indem er sich das Treppenhaus herunterstürzen wollte. Ich machte ihm deutlich, daß ich die Hoffnungslosigkeit seiner Situation und seinen Wunsch, das Leben zu beenden, nachvollziehen könne. Das nächste Mal besuchte ich ihn auf der Intensivstation: Er hatte sich über das Geländer im Treppenhaus gestürzt und war nach einigen Stunden gefunden worden. Schädelanbruch, Schürfwunden, aber lebend. Zehn Tage nach seinem Sturz starb er.«

Jarchow sieht zwei Momente, die für Aidsinfizierte hochgefährlich sind. »Wenn sie das positive Testergebnis erfahren und wenn ihnen der Arzt mitteilt, daß die Krankheit voll ausgebrochen ist. Viele haben Angst vor Siechtum, das sie bei Freunden schon erlebt haben, jeder Aidsinfizierte kennt mindestens einen, der an Aids gestorben ist, und zwar qualvoll. Sie sagen sich, bei mir soll es anders sein, ich will mir und meinen Freunden diesen unaufhaltsamen Sterbeprozeß ersparen.«

Wenn jemand den Suizid wählt, reagieren viele darauf verständnisvoll offen, es herrscht auch Erleichterung darüber, was dem Patienten an Leid erspart geblieben ist. Vor allem wenn der Suizid angekündigt war und niemanden überraschte, wird er akzeptiert. Etwas anders ist es bei den Familienangehörigen, die oft weit weg leben. Sie werden mit einem dreifachen Tabu konfrontiert: ihr Sohn war schwul, aidsinfiziert und hat sich umgebracht.

Auch heute noch nehmen sich aller Aufklärung zum Trotz Menschen das Leben, wenn sie ein positives Testergebnis erfahren haben, weiß Thomas Spolert, Sprecher der *Kölner Aidshilfe*: »Es sind vor allem junge Menschen, die wenig über Aids wissen und in Kurzschlußreaktionen handeln. Wegen möglicher Panikreaktionen darf es deshalb nie einen Test ohne Beratung geben. Der Test, den man zu Hause wie einen Schwangerschaftstest machen kann, ist aus guten Gründen nie eingeführt worden.« Der Suizid bleibt ein Fluchtweg aus dem Leid, erzählt Spolert: »Die neuen Medikamente, die 1996 auf den Markt kamen, wurden euphorisch begrüßt, aber viele sind inzwischen resistent dagegen, bei einigen haben sie nie gewirkt. Manche sind, um ein schreckliches Wort aus der Medizinersprache zu gebrauchen, ›austherapiert‹, andere weigern sich grundsätzlich, Medikamente zu nehmen. Auch das ist eine Art Suizid.«

Als Suizidvorbeugung ist das Hospiz zu sehen, das die *Kölner Aidshilfe* 1999 für die Todkranken baut, damit sie menschenwürdig sterben können. Manche wollen darauf nicht warten. Mario Wirz kann es verstehen: »Wenn die Aidskranken Flecken im Gesicht bekommen, das berüchtigte Kaposi-Sarkom, fühlen sich viele isoliert und aus dem Leben schon vorher weggenommen. Sie ertragen die Heiterkeit der anderen nicht mehr und spüren, daß sie keine Zukunft mehr vor sich haben, nicht einmal die gewohnte Gegenwart. Aids, Alkohol und Armut werden dann zu einer gefährlichen Mischung, bei manchen Singles kommt es zu Verwahrlosungserscheinungen, weil ja scheinbar alles egal ist, wenn die Welt sich abgewendet hat. Viele haben Angst, debil und dement zu enden.«

Der Suizid eines Aidskranken wird von vielen Angehörigen nicht als absolute Katastrophe betrachtet. Er bahnt sich meist an und wird als verständliche Reaktion betrachtet. Der Tod ist ein ständiger Begleiter. Es ist ein offenes Geheimnis, daß manche Ärzte auf Verlangen ihren Patienten Sterbehilfe leisten. Die Selbsttötung angemessen zu betrauern, ist häufig nicht ganz einfach: Die Familienbande sind oft gekappt, manche Eltern wußten nicht, daß ihr Sohn schwul oder HIV-infiziert war. Oft lassen die Eltern, die kaum mehr Kontakte zu ihrem Sohn hatten, den Leichnam zur Beerdigung in die Provinz überführen, die Trauer der eigentlichen Bezugspersonen des Toten wird dadurch erschwert. Sie haben kein Grab zum Trauern, weil sie von Gesetzes wegen keine Rechte auf ihren Freund besitzen.

Suizid von Aidskranken wird oft als klassischer rationaler Suizid betrachtet, aber von einem Freitod kann man trotzdem nicht reden, meint Jürgen Neumann, Herausgeber der Zeitschrift der *Deutschen Aids-Hilfe*: »Freitod sagen diejenigen, die hoffen, mit dieser sprachlichen Nebelkerze von dem aggressiven Inhalt abzulenken, der einer jeden Selbstauslöschung innewohnt. Sie tun dies in der ehrenwerten Absicht, die Aura des Minderwertigen, nicht Lebensfähigen von den Lebensmüden zu nehmen. Doch die Philosophie des Freitodes scheitert an der Wirklichkeit von Aids. Sie wird zum Zynismus, wenn sie dazu führt, die Entscheidung desjenigen, der sein Leben nicht mehr will, ungestraft als freien Willensakt zu respektieren und Hilfe nicht anzubieten. Unisono sagen die Helfer und Helferinnen, daß die allermeisten Selbstmorde zu verhindern seien, indem irrationale Angst genommen, Verzweiflung überwunden und Einsamkeit durchbrochen wird.«[81]

Verurteilen darf man den Suizid als Helfer nicht, die Münchener Krankenhausseelsorgerin Barbara Kittelberger ist weit davon entfernt: »Warum dauert es so lange, wenn es doch keinen Sinn hat? Warum kann ich nicht sterben? Immer wieder wurde ich gefragt, ob ich nicht helfen kann, all das zu beenden. Viele Antworten sind deshalb so schal und so verlogen, weil sie von oben, von außen, in Abgrenzung gegeben werden. Mir persönlich ist es nicht möglich, einem anderen eine tödliche Dosis zu besorgen. Was ich immer wieder anbiete, ist dazubleiben und einen anderen nicht allein zu lassen. Zu erlauben, alles, wirklich alles zu denken, auszusprechen.« Überrascht ist Barbara Kittelberger nicht mehr, wenn Menschen mit Aids ihrem Leiden ein selbstbestimmtes Ende setzen: »Zu viele qualvolle

Tode habe ich gesehen und mitleidend begleitet. Erschrocken und aufgeschreckt bin ich trotzdem immer wieder über die Macht der Krankheit Aids, die alle Hoffnung nimmt. Aber vieles wichtige habe ich durch Aidskranke gelernt. So nah an der Schwelle zum Tod, so nah an dem Wissen, daß es aufs Hier und Heute ankommt, sind viele Freunde und Freundinnen weise geworden und haben mich an dem Wissen teilhaben lassen, daß alles gut wird. ›Mach dir keine Sorgen, Kleines‹ und ›Geh du weiter deinen Weg und sorge dich nicht, ich gehen meinen auch weiter‹, sind Worte, Vermächtnisse von Menschen, die entlohnen, beflügeln und weitertragen.«

Suizid im Freundeskreis

»Mein Freund Peter Möller* wollte eine schöne Leiche sein, er hat es geschafft«, sagt Jürgen Wieser*. Sechs Jahre danach kann der 44jährige Krankenhausmanager nüchtern über seine und die Geschichte seines Freundes sprechen. Peter Möller hatte Aids. Er hat nach dem Ausbruch der Krankheit einen besonderen Weg gewählt: den wohlüberlegten Suizid in Anwesenheit der Freunde.

Für Jürgen Wieser war es ein klassischer Bilanzsuizid, den er auch bei anderen gut nachvollziehen kann. »Jeder definiert den Wert seines Lebens über bestimmte Dinge, die in der Summe die Lebensqualität ausmachen. Viele Aidskranke haben Angst vor dem Siechen, daran ändern auch medizinische Fortschritte nichts. Nur bei der Hälfte schlägt die Therapie an, nach zwei Jahren sind es nur noch 25 Prozent. Die Nebenwirkungen der Medikamente sind zudem enorm. Viele ertragen den täglichen Blick in den Spiegel nicht. Viele haben zu Hause einen tödlichen Pillencocktail, der sie beruhigt: Ich muß das nicht durchstehen, ich kann jederzeit durch einen Notausgang gehen.«

Auch bei seinem Freund kam der Suizid keineswegs überraschend, erzählt sein ehemaliger Liebhaber, der schon viele Menschen sterben sah. »Wir haben offen darüber gesprochen, er hatte einen Horror vor den Schläuchen auf der Intensivstation. Ich mußte ihm versprechen, ihn nicht gegen seinen Willen ins Krankenhaus einzuliefern und notfalls seinen Sterbeprozeß zu beschleunigen, wenn er es wirklich will. Ein Arzt sollte ihm ein schmerzloses Hinüberschlafen ermöglichen.«

Eine humane Aussicht auf den Tod, aber Peter Möller probierte es in seiner Verzweiflung erst einmal auf eigene Faust, erinnert sich sein Freund: »Eines Tages hatte er alle Pillen geschluckt, die er fand. Als er im Krankenhaus aus dem Koma erwachte, war er erst einmal stinkig: ›Warum holt ihr mich zurück?‹« Peter wollte tot sein, gerade weil er eine ungeheure Lebensenergie hatte und mit seiner zunehmenden Begrenzung nicht leben konnte. Mit 34 Jahren war er Frührentner. Er hatte Kaposi-Karzinome in der Lunge, erblindete und wollte die Spritzen in die Augen, die er bekam, nicht mehr. Völlig ›gaga‹ zu enden, war für ihn der Horror.«

Jürgen Wieser erneuerte die alte Abmachung mit seinem Freund. Wenn schon Suizid, dann richtig und in einem würdigen Rahmen, in dem man sich verabschieden kann. Aber was heißt Abschied? Für ihn hat es vorher schon viele Abschiede gegeben: vom Sexpartner, vom komischen Unterhalter, vom brillianten Gesprächspartner, vom Mann, mit dem man stundenlang spazierengehen konnte. Peter Möller hatte längst seine Medikamente abgesetzt und konnte trotzdem nicht sterben. Entkräftet versuchte er es noch ein zweites Mal ohne seinen Freund, diesmal mit Hilfe eines Anästhesisten. Auch dieser Versuch scheiterte. Nach diesem Suizidversuch litt er unter dem Tunnelsyndrom. Er war zwar wach, aber nicht mehr bewußt da.

Als sich sein Bewußtsein wieder aufklarte, kam es zum dritten Versuch, diesmal unter Jürgen Wiesers Regie und mit Hilfe eines Arztes, der die ganze Vorgeschichte kannte. Es war ein sanfter Tod im Kreis der Freunde, die lernen mußten, loszulassen. Sie hatten Respekt vor der Entscheidung.

Der aktiven Sterbehilfe, die in Deutschland verboten ist, hatte sich keiner schuldig gemacht. Peter Möller mußte selbst den Hebel umlegen, dann lief nicht die normale Infusion in seinen Körper, sondern die, die ihn einschlafen ließ. Der Apotheker, der Pflegedienst und der Arzt, der nachher den Totenschein ausstellte, alle waren eingeweiht. In diesem Moment waren sie nicht im Zimmer. Schuldgefühle hatte Jürgen Wieser danach keine: »Es war ja keine Kurzschlußhandlung. Egoismus wäre es gewesen zu sagen, er darf jetzt nicht sterben, weil ich noch da bin. Dieser Suizid war die ultima ratio, Peter hatte vorher jede denkbare Hilfe bekommen.« Eines war Jürgen aber wichtig: »Er ist nicht einsam gestorben. Ungefähr eine Minute war er noch mal bei Bewußtsein. Es war jener berühmte lichte Moment. Er hat gesehen, daß ich seinen Kopf gehalten habe, bei ihm war. Das war für ihn wichtig. Ein paar Minuten später ist er gestorben.«

Schmerzpatienten und Suizid

Auch Rüdiger Fabian spricht oft über den Suizid. Nicht weil sich der Präsident des *Bundesverbandes Deutsche Schmerzhilfe* selbst das Leben nehmen möchte, sondern weil das Thema in der Beratung zwangsläufig auftaucht. Fabian, gelernter Psychologe, versucht den Menschen Hoffnung mitzugeben. Nicht bei allen gelingt es: »Wir haben keine Erhebungen, aber es geistert immer wieder die Zahl von jährlich 2 000 bis 3 000 Suiziden unter den fünf Millionen chronischen Schmerzpatienten umher. Viele sagen, daß sie schon tausendmal daran gedacht haben, sich das Leben zu nehmen, aber vom Gespräch zum Vollzug ist es natürlich ein weiter Weg.«

Was sind Schmerzpatienten? Da gibt es die große Gruppe der Krebstumorpatienten, 250 000 Menschen sterben jährlich daran in Deutschland. Dann diejenigen, die an bohrenden Kopfschmerzen und Migräneattacken leiden, dann die Gruppe der Menschen, die nach Operationen starke Schmerzen spüren, selbst an amputierten Körperteilen, den sogenannten »Phantomschmerzen«. Die zahlenmäßig bedeutendste Gruppe bilden Menschen, die an unerträglichen Rückenschmerzen leiden. Fabian beschreibt ihren Alltag: »Die brauchen morgen zwei Stunden aus dem Bett und abends zwei Stunden hinein, sie können kaum richtig schmerzfrei sitzen. Natürlich fragen sich diese Menschen irgendwann, wofür sie noch leben.«

Schmerzpatienten leiden nicht nur an den akuten Schmerzen, sondern auch an dem Unverständnis, das ihnen von vielen Medizinern entgegengebracht wird, weiß Fabian. »Viele Ärzte verstecken sich hinter großen Apparaten, damit sie nicht mit dem kleinen Menschen, der da vor ihnen sitzt, reden müssen. Jeder Schmerzpatient hört mehrfach von seinen Ärzten diesen Satz: Das kann doch nicht sein, daß es da und da wehtut, die Operation ist doch sachgemäß ausgeführt worden. Ihre Beschwerden werden oft pathologisiert, oft haben sie vier ›Krankenkassenbefriedigungs-Diagnosen‹ ohne medizinischen Wert.«

Der Schmerz ist ein Grund für erste Suizidgedanken, die Isolation ein anderer, der noch stärker ins Gewicht fällt: »Schmerzpatienten vereinsamen immer mehr. Sie kippen voll aus ihrer sozialen Rolle, verlieren viel Selbstbewußtsein, wenn sie ihre Familie nicht mehr ernähren können.« Wenn die Entscheidung für einen Suizid fällt, billigt Rüdiger Fabian das jedem zu, nur sollte diesem Menschen vorher jede Hilfe zuteil geworden sein: »Da gibt es noch viel zu tun, die Versorgung der Schmerzpatienten ist regional sehr unterschiedlich. Wir haben viele Wackelkandidaten, bei denen ich immer nachschaue, ob der Mitgliedsbeitrag auch diesmal wieder gekommen ist. Ich möchte die Suizidrate von 2 000 auf 1 000 senken, das wäre schon ein Riesenerfolg.«

Am meisten schmerzen Rüdiger Fabian die jungen Leute, deren Lebensperspektive sich zum Beispiel durch einen Unfall völlig verändert: »Eine Ärztin muß zur Reisebürokauffrau umschulen, das ist nur ein Beispiel. Die jungen Leute haben schmerzvolle Jahrzehnte vor sich. Der Verlockung zum Suizid nicht nachzugeben, ist keine Selbstverständlichkeit, sondern ein täglicher Kampf.«

Die Angehörigen von Schmerzpatienten, die sich das Leben genommen haben, waren oft gefaßter als andere Suizidhinterbliebene. Aber auch sie befinden sich in schwierigsten Zuständen. Einerseits haben sie sich oft Jahre lang aufopferungsvoll um den Menschen gekümmert, und es hat scheinbar nichts genutzt: Am Ende steht der Suizid. Das kann eine große Kränkung sein. Andererseits spüren viele Angehörige und Freunde von Schmerzpatienten auch eine Erleichterung, weil ihr eigenes Leben häufig total auf den Kranken ausgerichtet war. Sie mußten einsehen, daß sie den geplagten Menschen nicht von seiner großen Last befreien konnten, sie konnten sie nur mittragen. Und das war wertvoll genug, auch wenn am Ende die Kraft des Kranken nicht mehr gereicht hat, den Schmerz zu ertragen.

Angehörige und Sterbehilfe

Ludwig Wittgenstein wollte die Welt vor dem Sittenverfall warnen: »Wenn der Selbstmord erlaubt ist, ist alles erlaubt.«[82] Darüber wird heute nicht mehr diskutiert, weil niemand den Suizid verbieten kann und der versuchte Suizid nicht mehr unter Strafandrohung steht. Vor Beginn des 21. Jahrhunderts geht es um die Frage nach der Beihilfe zum Suizid durch Ärzte, selbsternannte Sterbehelfer und leider auch windige Geschäftemacher. Das Töten auf Verlangen ist zu einem gesellschaftlich heiß diskutierten Thema geworden.

Der Philosoph Robert Spaemann sieht große Gefahren auf den schwächeren und betagteren Teil der »Fit-for-Fun«-Gesellschaft zukommen. »Wo das Gesetz es erlaubt und die Sitte es billigt, sich zu töten oder töten zu lassen, da hat plötzlich der Alte, der Kranke, der Pflegebedürftige alle Mühen, Kosten, Entbehrungen zu verantworten, die seine Angehörigen, Pfleger und Mitbürger für ihn aufbringen müssen. Nicht Schicksal, Sitte und selbstverständliche Solidarität sind es mehr, die ihnen dieses Opfer abverlangen, sondern der Pflegebedürftige selbst ist es, der sie ihnen auferlegt, da er sie ja leicht davon befreien könnte. Er läßt andere dafür zahlen, daß er zu egoistisch und zu feige ist, den Platz zu räumen. Wer möchte unter solchen Umständen weiterleben? Aus dem Recht zum Selbstmord wird so unvermeidlich eine Pflicht. Damit wird überdies noch eine moralische Prämie auf den Selbstmord gesetzt. Wer freiwillig aus dem Leben scheidet, kann das in dem Bewußtsein tun, seinen Mitmenschen eine Wohltat zu erweisen.«[83]

Für Barbara Weidmann* war der Tod ihrer Mutter keine Wohltat. Unter Anleitung der *Deutschen Gesellschaft für humanes Sterben (DGHS)*, der durch die Geschäfte ihres Ex-Vorsitzenden Hans-Henning Atrott etwas ins Zwielicht geratenen Organisation, hatte sie nach einer empfohlenen Anweisung versucht, sich zu töten. Dies führte zu einem sechstägigen Martyrium auf der Intensivstation, bis sie schließlich sterben konnte. Barbara Weidmann schrieb den aus ihrer Sicht ungebetenen Sterbehelfern einen Brief: »Ich möchte Sie hiermit vom Selbstmordversuch meiner Mutter unterrichten, der sechs Tage später zu dem von ihr in dieser Form sicher nicht gewünschten Erfolg geführt hat. Sie mußte durch die für mich an die Grenze der Kriminalität reichenden Anleitungen Ihrer Broschüre genau den Tod erleiden, vor dem sie sich jahrzehntelang gefürchtet hatte. Indem Sie den Tatbestand Selbstmord sinnverwirrend umformulieren und zur Selbsterlösung verniedlichen, verführen Sie Menschen, Dinge zu tun, die sie in ihrer letzten Konsequenz nicht überblicken können. (...) Dadurch, daß Sie meine Mutter verführt haben, ihrem Leben ein gewaltsames Ende zu setzen, hindern sie mich daran, ihr das ehrende Angedenken zu bewahren, das sie sich eigentlich verdient hatte.«

Die *DGHS* antwortete und verwahrte sich gegen die Anschuldigung, Barbara Weidmanns Mutter zum Suizid verführt zu haben. »Wir haben Ihre Mutter nicht ›verführt‹, ihrem Leben ein gewaltsames Ende zu setzen. Für viele Menschen ist es ein großer Trost, daß es die *DGHS* gibt und daß wir uns für die Rechte von Patienten einsetzen. Dabei haben wir wiederholt darauf hingewiesen, daß ein Freitod ultima ratio bleiben sollte und sich die betroffene Person sehr gewissenhaft darüber orientieren möge, ob es nicht andere Möglichkeiten gibt (zum Beispiel Schmerztherapie bei schwerstem Leiden).«[84]

Barbara Weidmann hat auf diesen Brief nicht mehr geantwortet. »Die wollten vermutlich nur Einzelheiten über die Wirksamkeit des Todescocktails hören, um ihre empfohlenen Rezepturen zu verbessern, da habe ich nicht mitgemacht.« Lange hat sie sich danach mit dem Todeswunsch ihrer Mutter auseinandergesetzt, heute hat sie gelernt, ihn besser zu akzeptieren.

Die *Deutsche Gesellschaft für humanes Sterben* legt Wert auf die Feststellung, daß sie keine Todespillen verschickt, das sei grundsätzlich für sie tabu. Sie verdiene auch nichts an dem Tod ihrer Mitglieder. Das einzige, was man über sie bekommen könne, ist eine Adresse, wo man eine Broschüre mit den am wenigsten schmerzlichen Arten, selbst zu Tode zu kommen, bestellen kann. Aber auch diese Broschüre, die es erst nach einem Jahr Vereinszugehörigkeit gibt, werde nicht von der *DGHS* herausgegeben.

Die Organisation, die aus dem *Bund für Geistesfreiheit* hervorgegangen ist und deren Grundgedanke, unheilbare Schmerzpatienten zu erlösen, auch nach Meinung ihrer Gegner nicht unethisch ist, glaubt, daß sie künftig wesentlich mehr Menschen als die bisherigen 38 000 Mitglieder ansprechen kann. *DGHS*-Präsident Karlheinz Wichmann begründet die Ziele der Sterbehelfer: »Wir setzen uns für ein hohes humanitäres Gut ein, das viele Menschen höher hängen als ihr verlöschendes Leben. Viele Menschen sind bereit, auf Lebenszeit am Lebensende zu verzichten, wenn sie sich dafür nicht fremdem Willen unterordnen müssen. Das ist nicht alleine die Apparatemedizin. Das beginnt mit Vorschriften im Pflegeheim und endet beim Bettgitter. Wenn Menschen aufgrund von Schmerzen ihr qualvolles Leben abkürzen, kann man dies nicht einfach auf Depressionen schieben und fordern, diese Patienten zu psychiatrisieren oder ihnen einen chemischen Knebel zu verpassen. Wer würde nicht depressiv werden, wenn er monatelang Schmerzen erleiden müßte? Die Denkhaltung ›Der Mensch sei in Schmerzen geboren, er müsse in Schmerzen sterben‹ ist ebenso weit verbreitet wie unmenschlich.«[85]

Die *DGHS* hat Helfer in der öffentlichen Auseinandersetzung um die Würde des Seins oder Nichtseins gefunden. Die Situation der Sterbehilfe in Deutschland ist auf Dauer völlig offen, meint der Schweizer Pfarrer Rolf Sigg, der 1998 zu einer Geldstrafe von 7 000 DM verurteilt wurde, weil er einer suizidwilligen Frau in Deutschland ein tödliches Medikament aus der Schweiz ins Haus gebracht hatte. Und der Autor Wolfgang Risse, ebenfalls *DGHS*-Mitglied, fordert für das Grundgesetz in Artikel 2 einen neuen Absatz 3: »Lebensmüde stehen unter besonderem Schutz des Staates. Einzelheiten regelt ein Gesetz. Dieses Gesetz müßte festlegen, daß lebensmüde Menschen, die statt bisheriger Methoden einen würdigen, begleiteten Freitod vorziehen, ihren Sterbewunsch vor einem Richter unter vier Augen zu Protokoll erklären müssen. Zweifelsfrei todkranke Patienten erhalten dann am Krankenbett ein gerichtliches Sterbezeugnis.«[86]

In allen anderen Fällen, so Risse, sollte eine Freitodberatung eingerichtet werden, die der Beratung für abtreibungswillige Schwangere entspricht. Wenn diese Gewissensprüfung am Todeswunsch nichts ändere, könne man sich dann von einer staatlich geprüften Fachkraft bewußtlos und schmerzlos mit einer Infusion und einem Medikament töten lassen. Wichtig für Risse ist dabei das Selbstbestimmungsrecht des Kranken. »Bis zur letzten Sekunde behält der Lebensmüde die Entscheidungsfreiheit, ob er sein Dasein durch eigenhändigen Knopfdruck beenden will oder ob er sich entschließt, auf die Selbsttötung zu verzichten.«[87]

Sind Sterbehilfe und Suizidvorbeugung zwei Seiten einer Medaille, haben beide humanitäre Grundanliegen? Vieles spricht dafür. Ein Indiz dafür ist, daß der ehemalige Vorsitzende der *Deutschen Gesellschaft für Suizidprävention*, Hermann Pohlmeier, später den Vorsitz bei der *Deutschen Gesellschaft für hu-*

manes Sterben übernahm. Pohlmeier starb eines natürlichen Todes. Aber er gab zu, daß seine wissenschaftliche Arbeit ein Stück Bewältigung eigener Suizidphantasien war. Zur Suizidverhütung hatte er ein pragmatisches Verhältnis. »Ich trauere manchen sehr nach, die ich in der Suizidverhütung verloren habe, aber ich tröste mich dann damit, daß ich nicht Gott bin. Und vielleicht hatte Gott etwas ganz anderes mit ihnen vor, als ich dachte.«

Die meisten deutschen Suizidforscher lehnen jedoch in einem Thesenpapier die aktive Sterbehilfe und Beihilfe zum Suizid ab. »Wir betreiben zwar keine militante Suizidverhinderung, beim Thema Freiheit zum Suizid bleibt dem Helfer/Therapeuten im Einzelfall offen, es ins Gespräch mit dem Klienten oder Patienten einzubeziehen. Suizidverhütung ist das höhere humanistische Gut, das es zu bewahren gilt, auch wenn sie zum Teil unpopulär ist. Die Gefahr der inflationären Folgen einer aktiven Sterbehilfe drängt Schwächere weiter an den Rand der sozialen Gemeinschaft. Die sozialdarwinistische These von der Unbezahlbarkeit des Alters gehört zu den Paradoxien unserer Gesellschaft. Andererseits: Eine überengagierte Medizin mit ihren bald schon fehlenden technischen Grenzen ignoriert potentiell Würde und Wahrung von Individualität und Schöpfung, ihre Begrenzung ist zwingend nötig.«[88]

Der Senioren-Suizid

Merkwürdig: In der Selbsthilfegruppe *Angehörige um Suizid* gibt es kaum Trauernde, die wegen alter Menschen kommen, die sich das Leben genommen haben. Hat das Gründe? Werden alte Menschen einfach abgeschoben, gelten sie als lästig und überflüssig, gilt ihr Leben schon als gelebt? Ihre Tat wirkt, anders als etwa bei Kindern, weniger als Tragödie, sondern wird häufig als Befreiung erlebt. Prof. Klaus Böhme, Leiter der Psychiatrie am Allgemeinen Krankenhaus in Hamburg-Ochsenzoll, berichtet: »Eine Gesellschaft, die das Junge, das Gesunde idealisiert, kann alten Menschen schwerlich helfen, für den dritten Lebensabschnitt neue, sinnhafte Konzepte zu entwickeln.«

Der Suizid alter Menschen nimmt von Jahr zu Jahr zu. Und

er tritt in vielen Formen auf. Im ARD-Magazin *Kontraste* wurde auf einen exemplarischen Fall verwiesen.[89] Die Landschaftsarchitektin Birgit Müller*, von ihrem Vater zeitlebens Teenie genannt, wurde von ihm per Anrufbeantworter informiert, daß er zum Äußersten entschlossen ist: »Hallo Teenie, wir haben uns entschlossen, Schluß zu machen. Es geht uns gesundheitlich sehr schlecht, es sieht nicht so aus, als ob es besser wird. Ich habe die Mutti schon ins Jenseits befördert und werde jetzt auch den selben Schritt vornehmen. Ich danke Dir für alles, was du uns im Leben gegeben hast.« Peter Müller* war 76, seine Frau 73. Ähnlich wie bei Petra Kelly und Gerd Bastian erschoß er erst sie und dann sich. Die Tochter war geschockt, aber sie versuchte die Entscheidung der Eltern, die nicht mit ihr abgesprochen war, zu verstehen. »Wenn schon, dann wollten sie beide gehen, niemandem zur Last fallen.« Peter Müller war halbseitig gelähmt aus einer Narkose aufgewacht und seitdem auf den Rollstuhl angewiesen.

Weltweit sind Doppelsuizide im Alter keine Einzelfälle. Immer mehr Rentnerpaare in den USA töten sich, meldete die Nachrichtenagentur *dpa* im Dezember 1998. Donna Cohen, Suizidexpertin an der Universität von Südflorida, bemerkte, daß viele ältere Männer verzweifeln, wenn sie aufgrund ihrer Hilflosigkeit nicht mehr in der Lage sind, sich um ihre ebenfalls hilflose Partnerin zu kümmern. Es fällt ihnen schwer sich vorzustellen, daß ihre Partnerin ohne ihre Hilfe lebensfähig ist. Die Gewalt geht fast immer von Männern aus. Über die Hälfte der getöteten Frauen wollten nicht sterben, worauf Kampfspuren hindeuten. Deshalb ist auch der oft von Angehörigen vertretenen These zu widersprechen, daß ein älteres Paar sich stets einmütig und aus Liebe zueinander zu diesem Schritt entschlossen habe. Es ist kein Akt der Liebe, es ist ein Akt der Verzweiflung.[90]

Die meisten Alten sterben einsam. Das Gerichtsmedizinische Institut der Berliner Freien Universität berichtet, daß keine Woche ohne solche Fälle vergeht. »Suizide von alten Menschen sind eine Alltagserscheinung. Teilweise werden die Leichen selbst in Heimen erst nach Tagen entdeckt, wenn sie schon in Fäulnis übergegangen sind, das liegt daran, daß diese Menschen einfach nicht vermißt werden«, meint der Rechtsmediziner Volkmar Schneider.[91] Die Entschlüsse der alten Menschen ins Wasser zu gehen, sind meist unwiderruflich, berichtet ein Sprecher der

Wasserschutzpolizei Duisburg, die für 900 Kilometer an Rhein und Ruhr zuständig ist. »Alle zwei Tage haben wir einen Todesfall, eine Wasserleiche wird angespült. Am Ufer finden wir dann Abschiedsbriefe mit Dokumenten, Sparbuch und ordentlich gefalteter Kleidung. Die Brille ist dazugelegt.«

Das Thema ist brisant, das wissen auch die deutschen Suizidforscher. Aus gutem Grund widmeten sie ihre Jahrestagung 1998 dem Suizid im Alter. Von den 12 256 Menschen, die sich 1997 das Leben genommen haben, waren 4 398 (36 Prozent) älter als 60 Jahre. Der Anteil der über 60jährigen Männer an allen Suiziden in Deutschland betrug in den letzten Jahren etwa 30 Prozent, obwohl sie im Durchschnitt nur 15 Prozent der männlichen Bevölkerung stellen. Bei den Frauen ist fast jeder zweite Suizid der einer über 60jährigen, obwohl ihr durchschnittlicher Bevölkerungsanteil in Deutschland nur 25 Prozent beträgt. Die Methoden der alten Menschen sind überwiegend harte Methoden, die ein Überleben unwahrscheinlich machen: 60 Prozent der Männer und 40 Prozent der Frauen erhängen sich. Keinen Eingang in die Suizidstatistik finden die sogenannten »stillen Suizide«: Essensverweigerung, Nichteinnehmen von Medikamenten, bewußtes Über- oder Unterdosieren, Boykott der Dialyse, Sterben an Lungenentzündung nach Medikamentenvergiftung.

Der Würzburger Suizidforscher Armin Schmidtke sieht eine steigende Tendenz beim Suizid alter Menschen, der trotz der Ausmaße ein wenig verharmlost werde: »Es besteht noch immer die Neigung, bei alten Menschen rationale Gründe für die Entscheidung zum Suizid anzunehmen und verschiedene Probleme dem natürlichen Alterungsprozeß zuzuschreiben, was aber eher von der Klärung der wahren Probleme alter Menschen wegführt: Nicht die erhöhte Vielfalt körperlicher Erkrankungen ist für eine erhöhte Suizidanfälligkeit verantwortlich, sondern Einsamkeit, Partnerverlust, Eheprobleme, psychische Erkrankungen. Die Erkennung und Behandlung von Suizidalität ist auch im Alter möglich. Es gibt keinen Grund für die Einstellung, daß man suizidales Verhalten im Alter eher tolerieren, wenn nicht sogar assistieren sollte.«[92]

Haben wir schon verstanden, was auf uns zukommt? Im Jahr 2030 wird nach Schätzungen ein Drittel der Bevölkerung über 60 Jahre alt sein. Die Alterspyramide wird zu einem Pilz.

In der griechischen Antike war es üblich, daß die Alten den Giftbecher gereicht bekamen, wenn sie nicht mehr gebraucht wurden. Sind wir von solchen Zuständen noch so weit entfernt? Dies haben sich die deutschen Suizidforscher auf ihrem letzten Treffen gefragt. Sie erzählten Fallbeispiele aus der Praxis. Vor allem die über 80jährigen seien enorm gefährdet. Ein 82jähriger Mann war überzeugt, das Finanzamt betrogen zu haben. Er legte sich eine Schnur um den Hals und bat Angehörige um ein scharfes Messer. Am Dachboden wurde er später stranguliert gefunden. Eine 84jährige Frau macht ihren Entschluß von den Fortschritten der Schmerztherapie abhängig: »Wenn die Schmerzen nicht da sind, kommt die Stimmung von selbst, sonst ist alles hoffnungslos.«

»Ich kann nicht mehr, ich mag nicht mehr« so reden viele. Der Sozialarbeiter Claus Fussek, der in München eine ambulante Altenpflege betreibt und sich als vehementer Kritiker der Zustände in Pflegeheimen profiliert hat, erlebt, daß sich immer mehr alte Menschen mit Suizidgedanken tragen. Die Kinder ziehen der Arbeit nach und wohnen längst nicht mehr in der gleichen Stadt, die Rente reicht nicht, um das Pflegeheim zu bezahlen, man will die Kinder finanziell nicht mehr belasten. Diese Toten tauchen nicht in der Suizidstatistik auf: »Es gibt kein gesellschaftliches Interesse an diesen Zahlen, da wird die Mama auch nicht wieder lebendig davon, wurde mir schon mal zynisch entgegengehalten.« *Fussek* ist sich sicher, daß krasse Mängel in vielen deutschen Pflegeheimen die Suizidzahlen fördern.

Wer im Heim landet, hat eine gute Chance, rasch auf Suizidgedanken zu kommen, meint Fussek: »Diese Menschen geben sich auf, sie haben zwei Kriege überstanden, aber es gibt eine Schmerzgrenze. Sie liegen tagelang da und starren an die Decke, wenn sie läuten, kommt lange keiner. Sie machen ihre Übungen nicht mehr und verwahrlosen immer mehr. Ich kenne eine Frau, die keinen Besuch mehr empfangen will, weil es in ihrem Zimmer ständig nach Kot stinkt. Die Frau neben ihr hat chronischen Durchfall. Das ist soziale Euthanasie: ein Teufelskreis. Jeder will alt werden, aber nicht pflegebedürftig. Wir lassen uns aus der Werbung ein Bild vom rüstigen Senioren vorgaukeln, das nicht der Realität der meisten Menschen entspricht.«

Hilfen für Angehörige

Mut zur Trauer

»Einer jungen Frau war das einzige Kind gestorben. Sie weinte über alle Maßen und konnte sich gar nicht trösten. Jede Nacht lief sie hinaus auf das Grab und jammerte, daß es die Steine hätte erbarmen mögen. Nun sah sie einmal in der Nacht einen Zug von Kindern vorüberziehen. Ganz hintendrein aber lief ein kleines Ding mit einem ganz durchnäßten Hemdchen. Das Kindlein trug in der Hand einen Krug mit Wasser. Es war ganz matt geworden und konnte den anderen nicht folgen. Ängstlich blieb es vor einem Zaun stehen, über den die anderen Kinder kletterten. Die Mutter erkannte in diesem Augenblick ihr Kind, eilte hinzu und hob es über den Zaun. Während sie es so in den Armen hielt, sprach das Kind: Du weinst mir meinen Krug sonst zu schwer und voll. Da sieh', ich habe schon mein ganzes Hemdchen damit beschüttet. Da weinte sich die Mutter noch einmal herzlich aus und dann nimmermehr.«[93]

Dieses Märchen der Brüder Grimm enthält einen wahren Kern über die Kunst des Trauerns, aber ganz so einfach wie im Märchen ist es im Leben leider nicht. Von einem Moment auf den anderen kann man nicht einfach mit dem Weinen aufhören, aber es gibt Erlebnisse und Wege, die aus dem Labyrinth herausführen und das Verharren in der statischen Trauer auflösen können.

Sicher: Trauern ist kompliziert geworden in einer Gesellschaft, die schon den »natürlichen« Tod verdrängt hat. Für den »unnatürlichen« Tod in Form des Suizids gilt das noch viel stärker. Eines müssen Angehörige von Suizidopfern erst einmal wissen.

Trauer ist keine Krankheit, sondern ein Zeichen von Gesundheit. Trauer ist ein Zustand, der unbedingt nötig ist, um Abschied zu nehmen und in ein neues Leben zu wachsen.

Wer Trauer um einen »Selbstmörder« für eine lästige Zeitverschwendung hält und seine Gefühle einsperrt, schadet sich selbst, betrügt sich um das »Gefühl der Wandlung«.

Warum trauerst Du so lange?

Die Suizidtrauer ist eine schwere Form der Trauer. Bei einem Mord kann man sich trösten, daß das Opfer leben wollte, bei einer Selbsttötung nicht. Die angebliche Selbstbestimmung des Toten erschwert die Akzeptanz der Trauer, berichtet Sylvia Hahn*: »Von einer Tante hörte ich, daß sie ganz verständnislos über meine Trauer war. Im Verwandtenkreis meinte sie ernsthaft: ›Warum sagt ihr denn keiner, daß ihr Sohn das doch gewollt hat, dann braucht sie nicht mehr zu trauern.‹ Und warum so viele junge Leute bei der Beerdigung gewesen seien, man hätte das doch lieber in aller Stille machen sollen. Diese Tante hat dann nach über zwei Jahren auf der Beerdigung meines Bruders zu mir gesagt: ›Jetzt kann ich Dich mal wieder besuchen, ist ja jetzt zwei Jahre her.‹«

Was kann man aus einem solchen hilflosen Satz lernen? Leider können die Angehörigen der Angehörigen mit einem Suizid oft auch nicht umgehen. Was auf der einen Seite verständlich ist. Auf Eltern aber wirken Verlegenheitsphrasen zynisch. Selbst Verständnis für die Sprachlosigkeit ihrer Umwelt wird von ihnen erwartet. Noch einmal Sylvia Hahn: »Die ständigen Sprüche, die Leute wissen halt nicht, wie sie sich verhalten sollen bzw. was sie sagen sollen, konnte ich irgendwann nicht mehr hören. Immer wurde von mir Verständnis erwartet, ja verlangt. Ich versuche, diese Äußerungen nicht mehr an mich ranzulassen, leider gelingt es nicht immer. Viele möchten das heikle Thema Suizid verdrängen.«

Der Versuchung, ihren Sohn wegen seiner Tat zu verdammen, hat sie widerstanden: »Meinem Kind habe ich nie Schuld gegeben, er wäre sicher gerne bei uns geblieben, wenn er es gekonnt hätte. Nach fast zweieinhalb Jahren Trauer kann ich sagen, daß mir und natürlich auch meinem Mann die zweieinhalb Jahre einfach fehlen. Für uns ist es, als wäre es gestern gewesen, für die Gesellschaft ist er schon wieder vergessen. Viele Menschen, die fragen, wie es geht, wollen nicht anderes hören als gut. Sagt man nicht so gut, werden einige Menschen verlegen, weil sie erschrocken erinnert wurden oder sie stellen Gegenfragen wie: ›Warum, hast du keinen Job mehr?‹«

Männern und Vätern wird noch weniger Trauerzeit von der Gesellschaft zugestanden. Sie müssen funktionieren, ihnen werden weniger Emotionen gestattet, weil das immer noch als ein Widerspruch zur Männlichkeit erscheint. Eine Auszeit in der Geschäftigkeit können sich die wenigstens leisten. Stefan Hörich* erzählt von sich: »Negative Reaktionen will man nicht zulassen. Die Gesellschaft macht mir am meisten zu schaffen, auch was die meisten überhaupt unter Suizid verstehen. Die meisten scheinen zu wissen, was der Freitod bedeutet, ohne sich überhaupt damit beschäftigt zu haben. Wir glauben, daß es mindestens so viele Arten von Suizid gibt wie Krebsarten oder Herzkrankheiten.«

Doch bis zu diesem Verständnis von Suizid ist es ein weiter Weg. Claudia Rosentritt*, deren Kind sich mit 22 Jahren das Leben genommen hatte, erzählte: »Von Verwandten bekam ich zu hören, wo denn das geschrieben stehe, daß wir dir helfen müssen. Sehr oft höre ich: ›Da müssen Sie durch, da kann Ihnen niemand helfen.‹ Ich funktioniere trotz Herzbeschwerden, Schlafstörungen und Abmagerung. Ich habe mir abgewöhnt, mich auf jemanden zu verlassen. Während und nach der Trauer ist nichts mehr, wie es war. Bei jeder Trauer um den Tod wird man existentiell aufgeschreckt, man beweint auch immer die eigene Sterblichkeit.«

In der Disziplin »Anteilnahme« sollten wir einen Blick nach Israel werfen oder in deutsche jüdische Familien. Bei den Juden gibt es die »Schiwa«. Die trauernden Angehörigen müssen sieben Tage lang nichts tun. Verwandte und Freunde kommen und versorgen sie, sie dürfen immer wieder vom Verstorbenen sprechen und ihre Trauer ausdrücken.[94]

Wie andere Kulturen trauern

Andere Kulturen gehen mit dem Tod weitaus lockerer um, berichtet der Psychologe Hermann Ehmann: »Indios fürchten den Tod nicht wie wir, sie sehen in ihm sogar einen Freund, der sie von den Qualen des Lebens befreit und zur Quelle des Lebens zurückführt. Ähnlich die Hindus: Sie freuen sich auf die endgültige Erlösung im Nirwana. Und lateinamerikanische Christen feiern Allerheiligen/Allerseelen nicht mit zitronengesäuerter Miene wie wir, sondern tanzen ausgelassen um die Gräber der Verstorbenen, um mit ihnen zusammen die Party des Jahrtausends zu feiern, daß Christus den Tod überwunden hat.«[95] Auch in Asien gibt es Trauerrituale, die wenig von unserer Düsternis haben. Hier gibt es viel Zeit und Raum für das Abschiednehmen. Der Tod wird als Anlaß zu einem großen Abschiedsfest genommen. Und Freude und Trauer schließen sich keineswegs aus, was in unserer Kultur bestenfalls beim Leichenschmaus spürbar wird.

Intensive Trauerrituale sind im christlichen Abendland fast ausgestorben. Die Trauerberaterin Maria Nestele sieht die Misere: »Uhren werden nicht mehr zur Sterbestunde angehalten, kaum jemand weiß einen Psalm zu sagen. Die Sprache und Gesten sind uns verlorengegangen, die Kultur des Sterbens ist verblaßt. Das heißt ja nicht, daß weniger getrauert wird, daß eine größere Gleichgültigkeit gegenüber unseren Toten existiert, aber da die äußeren Vorgaben fehlen, die Landschaften der Trauer geebnet sind, muß für alles alleine das Herz aufkommen.«[96] Und das ist häufig überfordert. Horst Kann*, dessen Sohn sich mit Lösungsmittel vergiftet hatte, berichtet: »Ich habe alle Trauerphasen durch und bin wieder am Anfang. Wir tragen doppelt soviel Last wie bei einer normalen Trauer. Unter anderen verwaisten Eltern zu sein, ist der einzige Ort, wo ich lebe. Ich warte auf den Tag, wo ich meinen Sohn wiedersehe.«

Die Trauer kommt in Wellen, und man muß ein guter »Wellenreiter« sein. Auf dem Peloponnes in Griechenland, dem Land mit der niedrigsten Suizidquote in Europa, gibt es die berühmten Klageweiber, die mit den Angehörigen am Leichnam während der ersten Tage poetische Gesänge anstimmen. Dieses Beispiel ist auf Deutschland nicht übertragbar, meint der prominente Trauerbegleiter Jorgos Canacakis. Aber von den Griechen lernen heißt trauern lernen: Gefühle in Gemeinschaft ausdrücken, nicht im stillen Kämmerlein jammern, nicht rasch wieder versuchen, zur Tagesordnung überzugehen.

Canacakis versucht in Seminaren, die Kunst des Trauerns zu lehren. Salbeigeruch liegt in der Luft, die Lyra, eine Art griechischer Harfe erklingt, mediterrane Klageweiber singen vom Tonband und die Töne eines großen Gongs breiten sich im Raum aus, um das Publikum in Schwingungen zu versetzen. Jorgos Canacakis ist ein sinnlicher Profi, der weiß, wie er Menschen ein Stück öffnen und verschüttete Gefühle freilegen kann. Gespräche über Trauer können sehr anziehend sein, das beweist der große Publikumszuspruch. Als ehemaliger Opernsänger kennt sich Canacakis mit großen Gefühlen aus. Heute singt der Grieche keine Arien mehr, sondern tröstet Untröstliche. Canacakis ist zu einem der anstößigsten Trauertherapeuten der Bundesrepublik geworden. Seine zentrale These lautet: »Die Trauer ist keine Krankheit, sondern das größte Geschenk, das die Natur uns gegeben hat. Durch sie verstehen wir das Gesetz vom Werden und Vergehen und können uns von der Vergangenheit lösen. Ohne Trauer gibt es keine Entwicklung.«

Canacakis redet nicht von Weinerlichkeit, wohl aber von den Tränen, die man auch am Friedhof und vor den Kindern vergießen soll: »Freude und Tränen sind zwei Zwillingsgeschwister, wenn wir eines wegsperren, ist das andere auch weg. Leute, die den Tapferen spielen und ihre Gefühle unterdrücken, versteinern, sie werden so niemals abschiedsfähig.« Was Canacakis wichtig ist: das Trauern in Gemeinschaft. »Wir brauchen Seilschaften, um Trauerberge zu besteigen. Nur so können wir auch lernen, daß wir beziehungsfähig sind und nicht nur an einem einzigen Menschen hängen müssen. Wir können lernen, loszulassen.«

Nicht so werden wie Orpheus, der sagenhafte Sänger, das rät Canacakis: »Orpheus war ein Trauerverweigerer, konnte sich nicht mit dem Tod seiner Frau abfinden. Er wollte Eurydice aus der Unterwelt zurückholen, aber das geht nicht. Es ist ein Mißbrauch des Toten: Erst wenn wir aufhören, mit jemand leben zu wollen, der nicht mehr da ist, können wir die Erinnerung an ihn mit Würde erleben.«

Der 63jährige öffnet die Menschen. Da erzählt eine Tochter von der Wut auf ihre Mutter, die sich ein Jahr vor ihrem Tod zurückgezogen hat, und eine Frau, die 50 Jahre verheiratet war, berichtet, daß sie nach dem Tod ihres Mannes jeden Tag in den Kleiderschrank geheult hat. Canacakis hört sich alles ruhig an, wertet kaum: »Es gibt so viele Trauerformen, wie es Fingerabdrücke gibt. Aber um die Trauerberge zu besteigen, brauchen manche Menschen erfahrene Bergführer.«

Solche wie ihn, die viel Leid erfahren haben. Der Grieche, der schon lange in Essen lebt, hat das Trauern von seinem behinderten Sohn gelernt: »Er hat mich gelehrt, Abschied zu nehmen von etwas, was nicht da ist: seine Gesundheit. Bei der Fruchtwasseruntersuchung hat man ihn durch einen Nadelstich so verletzt, daß er gelähmt blieb. Er ist 20 Jahre alt, aber auf dem Stand eines zweimonatigen Jungen. Und dennoch kann ich ihn bedingungslos lieben, das hat er mir und meiner Frau erklärt.«

Hilfreiche Rituale

Renate Bauer-Mehren kennt sich mit Trauer aus. Die 48jährige Münchenerin hatte vor sechs Jahren den Tod ihres Mannes zu verkraften. Mit vier Töchtern schlägt sie sich seitdem durchs Leben. Das macht sie noch glaubwürdiger, wenn sie ihre Trauerseminare gibt. Sie hat ihre Ausbildung bei Jorgos Canacakis gemacht und das merkt man. Sinnlich geht es in ihren Seminaren zu: Reden ist gut, spüren ist besser. Das Schmecken, Hören, Tasten wird angesprochen, Sand, Moos, Blätter, Weintrauben und Kerne wandern durch die Hände.

Das Trauerseminar, das Renate Bauer-Mehren in der Münchener *Arche*, einer traditionsreichen Suizidpräventionseinrichtung anbietet, ist ein fortschrittliches und wirkungsvolles Konzept für Suizidangehörige, um aktiv Trauer zu leben und sich von den schädlichen Anteilen zu trennen. Acht Abende dauert ein Seminar, es soll den Grundstock für eine von Bauer-Mehren geleitete Selbsthilfegruppe bilden, die sich alle zwei bis drei Wochen trifft. Die Trauerbegleiterin skizziert den Ablauf des Seminars: »Der ganze Jahreskreis soll einmal durchlaufen werden, die Angst vor Weihnachten, Geburtstagen der Toten und Todestagen ist sehr groß. Wenn wir es aber vorher durchspielen, dann ist die Realität weniger schlimm als die Phantasie. Wir gehen dann schon mal mit einer Frau ans Grab ihrer Tochter und machen ein Lichterritual, jeder legt dann eine kleine Gabe aufs Grab. Oder es wird spontan gesungen, die Gruppe wächst schnell sehr eng zusammen.«

Am ersten Abend stellen sich die Teilnehmerinnen (es sind nahezu nur Frauen) vor. Über Zeitungsfotos, die sie sich in einer Collage zusammenstellen, erläutern sie ihre Lebenssituation. Unterbewußte Inhalte sollen durch die Bilder offengelegt werden. Am zweiten Abend geht es um das Thema »Abschiednehmen« und »Wachstum«. Die Frauen sollen ganz bewußt etwas abgeben, damit sie wieder etwas nehmen können. Auf kleine Karten schreiben sie, was sie abgeben müssen, woran sie sich nicht mehr klammern können: Die Wärme des vermißten Menschen, seine Heiterkeit, seine Umarmungen ... In ein Beziehungsnetz aus Wollfäden werden dann die Karten hineingegeben. Und was bekommen die Teilnehmer dafür? Zum Ausgleich steht eine Schale mit Samen, von der sich jeder nehmen kann. Renate Bauer-Mehren erklärt den Sinn: »Der Samen symbolisiert neues Leben. Wir wissen nicht, was daraus wird, aber wir müssen es hegen und pflegen. Manche tun sich etwas Gutes, indem sie die Sonnenblumenkerne essen, andere pflanzen sie ein und zeigen uns später, was daraus geworden ist.«

Am dritten Abend steht das Thema »Loslassen« auf dem Programm. Eine Phantasiereise startet in einem Flugzeug ohne Sitze, nur mit Haltegriffen, der Boden bricht langsam weg. Die Trauernden halten die Hände nach oben, wo sie sich an einer imaginären Stange festkrallen. Lange hält das keiner durch, vielen geht die Luft aus. Das ist der Sinn der Übung: Den Menschen schwinden die Sinne, alles wird sinnlos. Wenn sie nicht loslassen, werden sie besinnungslos. Die einzige Alternative: aus dem Flugzeug raus, sich fallen lassen in ein dunkles, tiefes Loch. Renate Bauer-Mehren dazu: »Wir müssen das Los des Toten durch unser Loslassen akzeptieren, wir wollen ihn nicht mehr festhalten, weil er das auch nicht will. Wir geben ihm damit seine Würde zurück und lösen uns von der ewigen Frage nach dem Warum. Wir werden es nie herausfinden. Sich mit der Begrenztheit von Erkenntnis abzufinden, ist eine ungeheuer schwierige Übung.«

Am vierten Abend geht es um das »Abrunden«: sich Stück für Stück das eigene Leben noch einmal anschauen, und den Grundsatz »Über die Toten redet man nicht, vor allem nicht schlecht« als Trauerhindernis erkennen. Renate Bauer-Mehren betont: »Die Menschen dürfen wütend sein, alles muß gesagt werden dürfen, es darf keine Denkverbote geben. Die Trauernden können einen Brief an ihre Verstorbenen schreiben. Er wird dann verbrannt, die Asche wird aufs Grab gestreut. Das hat eine sehr tiefe Wirkung, die Idee, daß der Tote das mitbekommt, ist hilfreich. Danach sollen die Teilnehmer wieder Genuß lernen, bei einigen ist diese Fähigkeit amputiert.«

Am fünften Abend geht es schließlich um die Pflege der Wunden, die der Suizid geschlagen hat. Das Grundprinzip lautet: Mir selbst etwas Gutes tun, Balsam suchen. Was tut mir gut, welche Bedürfnisse habe ich, welche sind verschüttet worden? Ein Erneuerungsprozeß soll einsetzen, es geht um ganz einfache Dinge, erläutert Bauer-Mehren die Prozesse. »Eine Frau hatte sich zum Beispiel noch nie die Fußnägel lackiert. Wir ermunterten sie, weil darin die Botschaft enthalten ist: Ich bin auch wichtig und liebenswert, ich kann wieder begehrenswert sein, ich pflege mich.« Der sechste Abend behandelt das Thema »Abschied«. Wieder läuft eine Phantasiereise vor dem seelischen Auge der Trauernden ab: Die Toten werden in der Unterwelt besucht, man kann sie noch einmal treffen, bevor sie an einem wunderschönen Strand auf ein weißes Segelschiff gehen und wegfahren. Bauer-Mehren hält diese Übung für sehr befreiend: »Ich schildere das sehr deutlich, daß die Toten in ein anderes Sein gehen, das für die Lebenden tabu ist, aber ich sage auch, daß es ihnen dort gut geht. Religiöse Vorstellungen sind da von Nutzen. Menschen, die glauben, daß alles nur Materie ist, haben Probleme beim Trauern. Sie sollten es zumindest offen lassen können, was nach dem Tod geschieht. An ein Leben nach dem Tod zu glauben, ist eine legitime Hilfskonstruktion: Es hat etwas Tröstliches zu wissen, von den Toten zu wissen, es gibt sie noch, aber in einer anderen Dimension«.

Am letzten Abend wird ein großes Feuerritual vollzogen. Noch einmal sollen die Teilnehmer aufschreiben, wovon sie sich verabschieden wollen. Dann werden die Zettel in einer Glasform verbrannt, dazu wird die Formel gesprochen: »Ich übergebe dem Feuer zur Umwandlung ...« Das Alte wird zur Asche und kehrt zur Mutter Erde zurück, aus der Natur wächst wieder etwas Neues.

Die Rituale helfen den Trauernden ungemein, weiß Renate Bauer-Mehren aus vielen Reaktionen: »Rituale sind sehr eindringlich, sie erreichen eine andere Ebene als nur den Kopf. Worte kann man glauben oder nicht, Rituale prägen sich ein. Die lebensfördernde kann so viel besser von der lebenshindernden Trauer getrennt werden, die Teilnehmer lernen, nicht mehr auf der Stelle zu treten.«

Und sie lernen, wieder zu lachen. »Ich habe noch nie ein so tiefes Lachen gehört, wie von diesen Menschen. Die Freude wohnt wirklich im gleichen Doppelzimmer mit der Trauer.«

Was sich Trauernde wünschen

Wie geht man mit den Angehörigen eines Suizidopfers um? Das ist die große Frage, die immer wieder neu gestellt und individuell entschieden werden muß. Ein Suizid macht zunächst stumm. Mancher Angehörige steht unter solch einem Schock, der Monate dauern kann. Der amerikanische Suizidologe Edwin Shneidman hat es einmal so ausgedrückt: »Der Selbstmörder hinterläßt den Überlebenden sein düsteres Seelengeheimnis: Er verurteilt die Hinterbliebenen zur Auseinandersetzung mit vielen negativen Gefühlen und überdies zu Zwangsgedanken, die darum kreisen, inwieweit sie selber tatsächlich oder möglicherweise dazu beigetragen haben, daß es zu dem Selbstmord kam, oder ob sie ihn nicht hätten verhindern können.«[97]

Dorothea Rau-Lembke kann dem nur beipflichten. Die Sterbebegleiterin und Psychologin ist eine der Gründerinnen der Bamberger Selbsthilfegruppe *Trauer nach Suizid*. Sie hat versucht, aus ihrer Praxis heraus die Wünsche eines trauernden Menschen nach einem Suizid an seine Umwelt zusammenzufassen. Es ist ihr in einer klaren, verständlichen Sprache gelungen.[98]

15 Wünsche eines Trauernden

- *Gebt mir keine Schuld, denn ich zerfleische mich bereits selbst durch Schuldgefühle und Selbstzweifel, aber laßt zu, daß ich Gedanken eigenen Versagens und eigener Schuld in Eurer Gegenwart äußere.*
- *Wenn Ihr Fragen habt, die mich und meinen Angehörigen betreffen, so fragt mich, nicht irgend jemand anderen oder die Presse.*
- *Bedenkt, daß Eure Suche nach einer Erklärung der Ursache Eurem eigenen Bedürfnis nach Sicherheit, Erklärbarkeit und Vorhersagbarkeit entspringen kann, und nicht unbedingt eine Berechtigung in der Realität zu haben braucht.*
- *Laßt mich nicht allein, auch wenn ich oft allein sein will. Wendet Euch mir zu mit Gesten und mit Zeit, die Ihr für mich habt. Laßt den leisen Optimismus Eurer Lebensfreude nicht spurlos an mir vorübergehen, auch wenn ich tief verstrickt in meiner Trauer wirke und noch eine Weile in meiner Trauer verweilen möchte.*

- *Habt Geduld mit Euch, wenn Ihr über mich ungeduldig werdet, weil ich für die Erholung aus meiner Trauer um meinen Angehörigen sehr viel länger brauche, als Ihr ahnen könnt und als ich es wünsche.*
- *Sprecht in meiner Gegenwart von meinem Angehörigen, von seinen lebensfrohen Seiten, aber auch davon, daß er sich selbst das Leben genommen hat und was er damit sich und uns genommen hat.*
- *Habt Erbarmen und Freundlichkeit mit Eurem Entsetzen über das, was passiert ist, und Eurer Angst davor, daß es wieder – auch Euch – passieren könnte. Auch ich habe früher geglaubt: So etwas passiert nur anderen Leuten.*
- *Wißt um mich, wenn nach dem Bekanntwerden der Tatsache, daß ich ein Angehöriger um Suizid bin, viele weitere Informationen über ähnliche Schicksale an mich weitergegeben werden. Ich brauche jetzt viel Kraft. Das, was für die allermeisten Menschen nur eine aus größter Enge heraus angedachte Möglichkeit ist, hat mein Angehöriger Realität werden lassen.*
- *Auch wenn mich tiefstes Leid getroffen und sich in mein Gesicht eingegraben hat, habe ich Sehnsucht nach guten Erinnerungen und werde weich bei Gedanken an Glück, Nähe, Austausch und Freundschaft mit meinem Angehörigen, auch wenn diese nur Erinnerungen sind an eine Zukunft, die ich hinter mir habe; entdeckt auch diese Weichheit in meinem Gesicht.*
- *Wenn ich Ärger und Wut äußere, so wißt tief in Eurem Herzen, daß Ärger das Gefühl ist, bei dem ich am schnellsten und am stärksten Kontakt finde zu meiner eigenen Kraft. Richtet Eure Aufmerksamkeit darauf, daß mein Ärger nicht uferlos und destruktiv wird und daß er mich nicht sozial isoliert. Ärger und Trauer sind Gefühle, die nahe beieinander liegen können.*
- *Wenn ich mich von meinem Angehörigen nicht mehr verabschieden konnte, helft mir, Bilder zu finden, die mich seinen Tod sinnlich begreifen lernen.*
- *Wenn ich mich verabschieden konnte und dieser Abschied mit grausamen Wahrnehmungen verbunden war, strahlt ruhige Zuversicht aus, daß eines Tages diese schrecklichen Bilder kleiner werden und anderen Bildern Raum geben werden.*
- *Wenn ich wieder aufgetaucht bin aus meiner Zurückgezo-*

genheit, so sollt Ihr wissen: ich funktioniere wieder. Aber ich schäme mich auch dafür, den mechanischen Alltagsaufgaben neu gewachsen zu sein. Und auf der anderen Seite habe ich ein großes Bedürfnis danach, wieder – vielleicht leicht – zu leben und nicht nur zu funktionieren.

- *Habt Nachsicht, wenn ich lange Zeit keine oder nur unbeholfene Formen finde, Euch zu zeigen, daß ihr mir gut tut und hilfreich seid.*
- *Vergeßt die von Trauer nach Suizid betroffenen Kinder nicht. Diese Kinder haben ein eigenes Recht darauf, von ihren engsten Bezugspersonen zu erfahren, daß sich ihr Angehöriger getötet hat. Diese Kinder haben dann auch ein Recht auf das Versprechen, daß wir Überlebenden behutsam mit uns umgehen werden, um möglichst lange mit ihnen zusammen zu leben.*

Dorothea Rau-Lembke hat sich schon früh mit dem Tod auseinandergesetzt. Als Pfarrerstochter wuchs sie auf dem Land auf. Sie spielte auf dem Friedhof mit anderen Kindern und hörte den Reden der Leute nach einem Suizid zu. »Der hat es jetzt gut, der hat sich umgebracht«, hörte sie öfter. Aber auch die Reaktionen ihres Vaters nach einem Suizid sind ihr noch gut im Gedächtnis: »Der Suizid hat ihm wehgetan, es war eine ganz andere Stimmung im Haus als nach einem Unfall. Er ist sofort hin, hat sich ganz besonders um die Leute gekümmert, den Toten aufgebahrt.«

Mit 19 Jahren wäre Dorothea Rau-Lembke fast an einem Blinddarmdurchbruch gestorben: »Ich hatte ein Nahtod-Erlebnis, wie man es aus der Literatur kennt. Ich kroch durch einen Lichttunnel, hatte Kontakt mit Verstorbenen, sah mich selbst auf dem Krankenbett liegen.« Sie sprang dem Tod noch einmal von der Schippe, aber die Beschäftigung mit dem Sterben ließ sie nicht mehr los. Fortan begleitete Dorothea Rau-Lembke selbst Sterbende. Der selbst von Psychologen an der Universität vertuschte Suizid einer ihrer Professoren sowie eine Familientragödie mit vier Toten im engsten Freundeskreis, ließen sie die Selbsthilfegruppe *Trauer um Suizid* gründen. Der Grundsatz der seit 1994 existierenden Gruppe lautet: »Nicht die Bilder haben mich, ich habe sie. Wir sumpfen nicht, wir wollen uns helfen auf dem Weg ins Leben. Der Verstorbene muß thematisiert werden, sein ganzes Leben muß gesehen werden, auch die Situationen, in denen er uns amüsiert, fasziniert, begeistert hat. Jeder hat einen Strang in der Hand, aber letztlich ziehen alle an einem großen, um wieder aus dem Schlupfloch zu kommen.«

Ganz undogmatisch kann jeder Teilnehmer so lange zu Treffen der Gruppe kommen, wie er es nötig hat. Ein »harter Kern« ist seit 1994 dabei, die anderen Teilnehmer wechseln. Ein gutes Zeichen, meint Rau-Lembke: »Wenn ich in der Gruppe bekanntgebe, viele Grüße von Frau XY, sie hat jetzt andere Dinge vor, ist das für uns keine Enttäuschung, sondern ein Kompliment. Wir können uns darüber freuen, jemand ist ins Leben zurückgekehrt. Rückfälle gibt es natürlich immer. Es kann sein, daß es jemand blendend geht und plötzlich – durch irgend einen Auslöser – ist das alte Trauma wieder da.« Die Gruppe bietet einen Schutzraum mit einem Maximum an Diskretion. »Keiner soll davon erfahren, wer sich hier trifft. Wenn ich bei einem Konzert jemand treffe, reagiere ich erst einmal nicht, weil ich mir nicht sicher bin, ob derjenige auch will, daß es bekannt wird, daß wir uns kennen. Viele wissen, daß ich Sterbebegleiterin bin und mit dem Thema Suizid zu tun habe.«

Geld verdienen kann Dorothea Rau-Lembke mit ihrer Arbeit für die Selbsthilfegruppe kaum: »Wenn ich gerufen werden, flitze ich manchmal mitten in der Nacht los. Als Psychologe kann man nur zwei Stunden Gespräch am Stück abrechnen, nicht sechs oder mehr, wie es viele Angehörige erst einmal brauchen. Viele Psychologen verweisen daher auch die schwierigen Suizidangehörigen zu mir.« Manche Gespräche gehen bis tief in die Nacht. Sie sind, was unter Psychologen eigentlich als Todsünde gilt, manchmal grenzüberschreitend: »Die Leute können in dringenden Fällen hier schlafen. Auch schon mal, wie in einem Fall, in meinem Arm. Wenn sie am nächsten Morgen Lust auf ein Brötchen haben, ist das der erste Schritt zur Wiedergewinnung des Lebens.«

Die Trauerphasen nach einem Suizid

Die Schweizer Psychotherapeutin Verena Kast hat 1982 eingehend die vier Phasen der Trauer beschrieben.[99] Zunächst kommt die Phase des Nicht-Wahrhaben-Wollens, des Starrseins, der

Empfindungslosigkeit, des Schocks. In dieser Phase glauben viele Angehörige, daß plötzlich die Tür aufgeht, und das Suizidopfer wieder putzmunter hereinkommt. Vertraute Geräusche lassen sie glauben, daß alles nur ein böser Traum gewesen sei. Die Trauernden schwanken ständig zwischen dem Gefühl, verrückt zu werden und doch einen Halt zu finden. Erst das Gespräch mit anderen Hinterbliebenen beweist, daß diese Reaktionen nicht verrückt sind.

Die zweite Phase besteht aus einem Chaos aus Wut, Angst und Schuld. Die Frage nach dem Warum wird zwanghaft, Ruhelosigkeit und Niedergeschlagenheit wechseln sich ab. Katharina Schröder*, die ihren Mann durch Suizid verlor, beschreibt dieses extreme Gefühlschaos. »In mir selber sind die widersprüchlichsten Gefühle, teilweise echter Haß. Warum hat er nie was gesagt? Warum hat er den coolen Manager gespielt und nie gesagt, daß er es nicht packt, nicht schafft! Er war doch immer derjenige, der so getan hat, als ob er alles locker packt, sich von nichts aus der Ruhe bringen läßt, und dann hängt er sich einfach auf! Im eigenen Haus! Und seine angeblich geliebten Kinder schlafen genau unter ihm. Warum? Wieso? Ich begreife das nicht! Und er ist sogar noch nicht mal in der Lage, einen Brief zu schreiben. Er stiehlt sich einfach davon. Ohne Abschied, ohne Adieu. Dann sind da wieder die Momente, wo ich mir denke, bin ich so ein Eisklotz, der nicht merkt, daß es einem Partner schlecht geht? Bin ich so ein Egoist? Bin ich nicht normal, habe ich keine Gefühle? Bin im Endeffekt ich schuld, daß er es getan hat? Wollte er das normale bürgerliche Leben, das wir führten, nicht mehr? Es ist einfach unbegreiflich. Ich selber schäme mich, daß ich solchen Haß und solche Wut auf einen Toten haben kann, den ich bis zur letzten Stunde seines Lebens über alles geliebt habe.«

In der dritten Trauerphase geht es vor allem um das Suchen und sich Trennen, um Begegnung in Träumen und Ausschauhalten nach dem geliebten Menschen. Man sieht auf einmal viele Menschen, die ihm ähnlich sehen. So beobachtete Geza Hauptmann* Monate nach dem Suizid ihres Sohnes, daß im Nachbarhaus ein junger Mann einzog, der in vielem ihrem Sohn täuschend ähnlich war. Sie wußte zwar genau, daß es nicht wirklich ihr Sohn war, aber trotzdem bereitete es ihr Trost.

In der vierten und letzten Phase gelingt der Übergang zum

neuen Selbst- und Weltbezug, der allerdings nur dann einsetzt, wenn die Trauer wirklich durchlebt worden ist. Trauer, die zu früh verdrängt und nicht zugelassen wird, kann zu schweren körperlichen und seelischen Schäden führen.

Erste Hilfe für die Seele: Die ersten drei Stunden nach dem Suizid

Andreas Müller-Cyran hat sich auf vielen Ebenen mit dem Suizid beschäftigt. »Selbsttötung« war das Thema seiner Doktorarbeit, aber der Philosoph ist der Praxis nie ausgewichen. Er hat auf der Kriseninterventionsstation im psychiatrischen Münchener Bezirkskrankenhaus Haar gearbeitet und dort gemerkt, daß die Realität des Suizidversuchs sehr viel mit Not und wenig mit romantischen Vorstellungen vom Freitod zu tun hat. Heute bildet Müller-Cyran Rettungsassistenten aus, die Angehörige unmittelbar nach einem Suizid psychisch betreuen. Über 300 solcher Einsätze haben er und seine 30 Mitarbeiter mittlerweile von der *Krisenintervention im Rettungsdienst (KIT)* seit 1994 absolviert.

Menschen in extremen Situationen brauchen so früh wie möglich Hilfe, darauf weist Müller-Cyran seit Jahren hin. Er hatte sich sein Studium mit Einsätzen im Rettungsdienst finanziert und wurde dabei früh mit Suiziden konfrontiert: »Ich stand im Treppenhaus eines Hauses, als an mir vorbei ein Mensch auf das Pflaster im Hinterhof flog. Die Frau, die im BH einen Abschiedsbrief hatte, hatte wohl unseren Rettungswagen gesehen und dachte, wir wollten sie im letzten Moment vom Suizid abhalten. Sie trug schwerste Schädelhirnverletzungen davon, hatte keine Chance mehr. Ein Kollege sagte nur: ›Hier machen wir nichts mehr.‹ Wir haben den Willen der Toten respektiert, bei einem Verkehrsunfall hätten wir sicher noch versucht, das ganze Arsenal der Rettungstechnik einzusetzen.«

Das war ein Schlüsselerlebnis für ihn, ein weiteres kam bei einem seiner nächsten Einsätze. »Eine Frau war in Schwabing aufs Fensterbrett gestiegen, ihr Freund wollte sie zurückhalten und erwischte sie noch mit einer Hand, konnte sie aber nicht halten. Die Frau war sofort tot. Ich habe die Bedürftigkeit ihres Freundes gesehen und genau gespürt, daß man sich gezielt um die Betreuung dieser Menschen kümmern muß, damit sie keine chronischen Schuldgefühle, Komplexe und Traumata davontragen. Sie brauchen eine seelische Erste Hilfe, die darf man nicht dem Zufall überlassen. Wir können uns im Rettungsdienst nicht darauf zurückziehen, lediglich Vitalfunktionsmechaniker zu sein, die unter Nutzung sämtlicher Möglichkeiten Menschen ins Leben zurückholen. Es ist auch unsere Pflicht, daß wir uns um die kümmern, die nicht unmittelbar körperlich versorgt werden müssen.«

Wie gehen die Frauen und Männer der *KIT* vor? Verfolgen wir eine typische Situation aus Müller-Cyrans Arbeitsalltag: Eine Frau kommt vom Einkaufen nach Hause und findet ihren Mann im Treppenhaus erhängt vor. 15 Minuten später kommen die beiden Kinder nach Hause. Die Frau ist total geschockt und völlig hilflos. Hier setzt *KIT* an. »Je eher die Hinterbliebenen betreut werden, desto eher können sie sich wieder fassen«. Die ersten Stunden sind ganz entscheidend: »Wir wollen den psychischen Kreislauf stabilisieren. Nach einem Suizid sind bis zu 15 fremde Menschen in der Wohnung, die ganz sachlich an der ›Leichensache‹ arbeiten.«

Es herrscht ein Riesenchaos. »Meistens kommen wir vom *KIT*, wenn der Notarzt geht. Wir geben den Angehörigen das Gefühl, daß jemand für sie da ist, den sie alles fragen können. Wir haben Zeit und drücken das auch optisch aus, indem wir unsere Jacken ausziehen, uns setzen. Wir sorgen auch dafür, daß sich danach, wenn wir wieder weg sind, Freunde und Verwandte um die Menschen kümmern. Es geht darum, die Situation transparent zu machen und für eine Normalisierung zu sorgen, wobei das keineswegs auf eine Bagatellisierung hinausläuft.«

Die *Krisenintervention im Rettungsdienst* ist eine Einrichtung mit internationalem Modellcharakter, die in Deutschland aus finanziellen Gründen leider noch wenig Nachahmer gefunden hat. Sie läuft unter dem Dach des *Arbeiter-Samariter-Bundes*, muß sich aber durch Spenden finanzieren. Für die Gesellschaft rechnet sich das. Feuerwehr und Polizei fühlen sich vom *KIT* entlastet und fordern die rund 30 *KIT*-Mitarbeiter immer wieder an. Die wissen dank ihrer Ausbildung, worauf sie sich einlassen: »Die Betroffenen, die wir betreuen, sind Menschen, für die in ihrer Krisensituation niemand Zeit hat. Durch die unaufdringliche Anwesenheit des *KIT*-Mitarbeiters entsteht eine

Beziehung zum traumatisierten Menschen. Dieser macht die Erfahrung, daß sprachlos machende Trauer und zunächst unerträgliches Leid von anderen Menschen ausgehalten werden. Er kann dadurch einen Teil seiner Handlungsfähigkeit wiedergewinnen.«

Müller-Cyran hat sich intensiv mit »posttraumatischen Belastungsstörungen« beschäftigt, ein Phänomen, das erst seit den 80er Jahren als Krankheit anerkannt wird. »Es ist zynisch, wenn man die Leute allein läßt und erst einmal abwartet, bis sie Symptome entwickeln, die zu Alkoholismus, Arbeitslosigkeit und kaputten Ehen führen können.« Die Folgen einer solchen akuten traumatischen Belastungsstörung sind vielfältig. Man erlebt das belastende Ereignis immer wieder und versucht Reize, die mit dem Ereignis in Zusammenhang stehen, zwanghaft zu vermeiden. Es kommt zu Alpträumen, Schlafstörungen, Aufgabe von Hobbys, Wutausbrüchen, Konzentrationsschwierigkeiten, übertriebenen Schreckreaktionen, Panikattacken, sozialem Rückzug.

Suizidangehörige, so Müller-Cyran, entwickeln nahezu immer eine akute Belastungsreaktion: »Sie erleben eine starke subjektive Hilflosigkeit und Orientierungslosigkeit. Sie haben chaotische Eindrücke von den Vorgängen. Die Wahrnehmung ist eingeschränkt, die Konzentrationsfähigkeit reduziert. Es können starke Gefühlsschwankungen auftreten. Angst, Verzweiflung, Wut, Aggression wechseln sich spontan ab. Einige Szenen prägen sich in das Gedächtnis ein und drängen sich später immer wieder in der Erinnerung auf. Die Menschen stehen neben sich und realisieren das Ereignis in seiner Tragweite noch nicht. Der Suizid wird verdrängt. Selbst wenn ein Abschiedsbrief da ist, meinen manche Eltern, daß ihr Kind nicht selbst gesprungen, sondern heruntergeschubst worden ist.«

Ein Patentrezept gibt es für solche Gespräche nicht, nur einige feste Regeln. »Wir geben kein Thema vor, wir gehen auf die Bedürfnisse der Betroffenen ein, sind prozeßorientiert. Die häufigste Frage ist natürlich ›Warum?‹, aber die können wir nicht beantworten. Da ist es besser, das Schweigen auszuhalten, die Sprachlosigkeit und das Entsetzen. Volkstümliche Trostworte wie ›Alles wird wieder gut‹ oder ›Sie finden wieder eine Frau‹ sind völlig fehl am Platz. Es wäre ein Fehler, den Leuten ein Gespräch aufzuzwingen und zu plappern, oder die Hilflosigkeit durch gutgemeinte Entmündigung zu verstärken. Wir sagen niemals: ›Bleiben Sie sitzen, ich mach das alles jetzt für Sie.‹ Telefonnummern legen wir hin, aber anrufen sollte der Suizidangehörige selbst. Auch diskreter Körperkontakt ist nicht tabu, er ist oft die einzige Form, jemanden zu erreichen.«

Häufig wird ein *KIT*-Vertreter auch zur Betreuung eines U-Bahnfahrers gerufen, vor dessen Zug sich ein Mensch geworfen hat. Müller-Cyran schildert eine typische Szene: »Am Bahnhof werde ich von einem Kollegen mit den Worten empfangen: ›Das macht dem Fahrer nichts aus, der hat das ja schon zum vierten Mal.‹ Der Fahrer sitzt auf dem Stuhl in seinem Fahrstand und scheint geistig abwesend. In der Betreuung stellt sich schnell das Gegenteil der abwiegelnden Einschätzung heraus: Das Ausmaß des psychischen Traumas verstärkte sich massiv durch die mehrfache Wiederholung des Ereignisses. Der Fahrer wirkte zwar auf den ersten Blick relativ beherrscht, aber das täuschte. Als sich die Rettungsdienstler mit ihm vom Bahnsteig entfernen, um ihm dem Anblick der Leichenteile zu ersparen, und sie in einen Dienstraum gingen, wo sie allein waren, wurde die psychische Belastung des U-Bahnfahrers deutlich.«

Müller-Cyrans Erfahrung zeigt, daß vielen Menschen, die Betreuung oder Beistand dringend nötig hätten, dies eben nicht immer deutlich anzumerken ist. »Wenn jemand durch Weinen seine Nöte ausdrückt, wird von Einsatzkräften sehr viel eher eine Betreuungsnotwendigkeit erkannt. Wenn der Traumatisierte – psychotraumatologisch gesehen wesentlich bedenklicher – still und in sich gekehrt wirkt, fällt er dem Einsatzpersonal nicht auf und wird übersehen. Das Vertrackte dabei: Nur wenige schwer traumatisierte Menschen verlagern den Schock aus dem seelischen in den körperlichen Bereich. Das muß man wissen. Es kann nicht sein, daß der Lokführer oder der Suizidangehörige erst als betreuungsbedürftiger Mensch wahrgenommen wird, wenn er ohnmächtig wird.«

Nach ein bis drei Stunden gehen die Rettungsdienstler vom *KIT* wieder, eine Therapie können und wollen sie nicht leisten. Bis dahin wollen sie Brücken gebaut haben: zur psychologischen Betreuung bei einem Therapeuten, zur Selbsthilfegruppe, zur Kriseninterventionsstation der Krankenhäuser.

Wut und Zorn nach dem großen Vertrauensbruch

Jeder Psychologe weiß, daß Wut »hinauszulassen« therapeutisch sehr sinnvoll sein kann, weil das Wüten genau von dieser Wut befreien kann. Nach dem Suizid eines geliebten Menschen ist dies jedoch äußerst schwierig. Weil die Toten idealisiert werden. Weil sich die Wut der Angehörigen auf sich selbst richtet. Weil das Gegenüber, dem man noch so viel zu sagen gehabt hätte, nicht mehr am Leben ist.

Und doch ist es möglich, sich zu äußern und seinen Gefühlen Raum zu geben. Selbstgespräche und fiktive Gespräche mit dem Toten sind mitunter hilfreich. Hertha Graun*, deren Mann sich das Leben genommen hatte, lief fast sechs Monate immer wieder durch das Haus und schrie: »Verdammt, wenn Du Dich doch nicht selber umgebracht hättest, würde ich Dich umbringen für das, was ich Deinetwegen durchmachen muß.« Viele Hinterbliebene haben das Gefühl, daß sich der geliebte Mensch einfach feige davongestohlen hat. Durch den Suizid wird den Hinterbliebenen signalisiert: »Du kannst mir mit meinen Problemen auch nicht helfen.« Oder: »Ich bin lieber tot, als daß ich versuchen wollte, mein Problem mit Dir oder mit Deiner Hilfe aufzuarbeiten. Ich brauche Deine Liebe nicht.«

Wut ist ein Gefühl, das Mut erfordert. Heinz Peter* hat ihn. Der 51jährige Bauer aus Niedersachsen fühlte sich von seiner Frau so sehr im Stich gelassen, daß er ihr keinen Grabstein setzen ließ. Er versteht nicht, daß sie ihm nichts von ihrem Suizidplan angekündigt hatte. Über sie wird zu Hause nicht mehr gesprochen, auch seine vier Kinder nehmen darauf Rücksicht. Obwohl er Mitglied der Selbsthilfegruppe *Argus* ist, bekennt er sich eisern zu seiner Unversöhnlichkeit. »Ich kann ihr bis heute nicht verzeihen. Es ging nur um Prinzipien, Sturheit, Starrköpfigkeit. Sie war nicht ehrlich. Warum hat sie ihren nächsten Angehörigen nichts gesagt?« Zehn Jahre vorher hatte sie angedeutet, daß sie daran denkt, sich einmal umzubringen.

Heinz Peter verdrängte es erfolgreich: »Ich sah es als leere Drohung. Wir führten ja aus meiner Sicht eine gute Ehe.« Auslöser des Suizids war offenbar ein Erbschaftsstreit. Heinz Peter versuchte zu vermitteln, was seine Frau ihm übel nahm. Als er zum 97. Geburtstag seiner Großmutter fuhr, dachte er, daß der Streit erledigt sei, wenn er zurückkommt. Er täuschte sich.

Seine Frau lag auf dem Heuboden und hatte sich mit Tabletten vergiftet. Ein Unfall war ausgeschlossen. Heinz Peter fand das leere Glas, das ihr aus der Hand gefallen war. Anfangs dachte er zwar, sie hätte den Küken damit Wasser geben wollen. Gerichtsmediziner untersuchten das Glas und fanden Medikamentenspuren. Nachdem feststand, daß es Suizid war, änderte Heinz Peter den Text der Todesanzeige. Statt »In Liebe und Dankbarkeit nehmen wir Abschied« hieß es jetzt »Wir nehmen erschüttert Abschied«.

Nein, ein Heuchler will Heinz Peter partout nicht sein. Sieben Jahre lang war er nicht am Grab der aus dem gemeinsamen Leben »getürmten Verräterin«, wie er sie sieht. »Das bringt mir nichts, das wühlt mich nur auf. Sie hat nicht nur ihr Leben ausgelöscht, sondern auch meines zerstört. Und zwar aus niedrigen Beweggründen. Es ging ja nur um eine Erbschaft. Ich war kein Säufer, kein Gewaltmensch, kein Geizhals. Ich weiß gar nicht, was man für eine Frau noch mehr tun kann.«

In der Wohnung hängt kein Bild von ihr. »Ich will sie nicht mehr sehen, schon aus Rücksicht auf meine neue Frau. Ich wußte, daß ich alleine aus diesem Loch nicht wieder rauskam.« Zum Suizid hat er mittlerweile eine klare Meinung. »Bei Krankheit und Entstellung kann ich es verstehen, aber nicht wenn es darum geht, anderen eins auszuwischen, weil man selbst nicht in der Lage war, das Leben zu meistern und andere für die eigene Unfähigkeit verantwortlich machen will.«

Wenn Trauer unmöglich wird: Der Rache-Suizid

Hans Hartmann* war ein geachteter Mann in seinem Dorf: Ehrenbürger, 20 Jahre Bürgermeister, Winzer, noch als alter Mann ein Hansdampf in allen Vereinen. Daß er auch seine Schattenseiten hatte, wußten nur seine zwei Töchter. »Er war ein kleiner Diktator, vor dem wir Angst hatten, ein Mann, der uns noch als Erwachsene demütigte.«

Birgit Hartmann* hatte der Vater mit rüden Drohungen verboten, eine Ausbildung zu machen: »Wenn Du heute abend mit einem Ausbildungsvertrag heimkommst, betrittst Du mein Haus nicht mehr.« Lange wirkten diese Anmaßungen, erinnert sie sich: »Wir sollten brave Bauerntöchter bleiben, aber ich habe den Weinberg gehaßt. Erst mit 35 Jahren konnte ich mich zur Hauswirtschaftsmeisterin und später zur Heimleiterin in der Altenpflege ausbilden lassen.« Das patriarchale Verhältnis ging weiter, bis es zum Eklat kam. »Wir hatten mit unserem Vater wegen der Feier seines 80. Geburtstages Streit bekommen. Er hat immer groß mit 200 Leuten gefeiert. Wir mußten die Arbeit machen, haben aber niemals Dank dafür bekommen. Daß er bedient wurde, war für ihn selbstverständlich. Wenn wir uns dazusetzen wollten, herrschte er uns an: ›Was wollt Ihr denn dabei?‹ Nein, wir hatten im Keller zu bleiben und nach der Feier die Arbeit zu machen.«

Als die Töchter sich weigerten, sich wie üblich ausbeuten zu lassen, sagte der Vater nur: »Euch wische ich noch eins aus.« Das Wort »noch« ließ die Zeitspanne offen. Daß er sich gleich in der nächsten Nacht aufs Gleis legen würde, sollte eine Überraschung für seine Töchter sein. Birgit Hartmann erzählt: »Zwölf Tage vor seinem Geburtstag hat er sich den Kopf abfahren lassen. Im grauen Arbeitskittel des Landmannes, mit sauber geputzten Schuhen. Gott, was mußt Du Deine Töchter gehaßt haben, war mein erster Gedanke.«

Der Polizeibericht sprach von einer »60jährigen Leiche«, er sah auch mit 80 noch gut aus. Frauen hatten ihn immer verehrt. Im Dorf verbreitete sich die Nachricht wie ein Lauffeuer. Birgit Hartmann hatte mit ihrer Schwester einen Spießrutenlauf zu absolvieren: »Noch nie hatte sich in unserm Ort jemand umgebracht. Leute, die nur seine guten Seiten nach außen hin kannten, haben die Straße gewechselt und auf den Boden gespuckt. Die Gemeinheiten der Leute kannten keine Grenzen. Wir wurden durch die Presse gezogen, es war die Hölle.«

Der Vater hatte sein Ziel erreicht: Das Leben der ungehorsamen Töchter, die sich ein einziges Mal nicht seinem Willen beugen wollten, war massiv negativ beeinflußt worden. Birgit Hartmann beschreibt diese Zeit: »Morgens habe ich im Bett an die Decke gestarrt, ich dachte, es muß ein Alptraum sein. Wenn ich mich aus dem schwarzen Loch etwas hochgearbeitet hatte, rutschte ich wieder ab. Unterwegs im Auto habe ich immer geheult, ich sah ihn neben mir sitzen.«

Für ihren Vater kann sie nur noch Haß empfinden. Sie vergoß keine Träne am Sarg, empfand keine Rührung, als die örtliche Musikkapelle am Grab »Ich hatte einen Kameraden« anstimmte. »Den Triumph, daß sie sagen, schau an, jetzt weint sie, wollte ich ihnen nicht gönnen.« Um ihren Vater kann sie beim besten Willen nicht trauern. Alle Bilder von ihm hat sie auf den Speicher gekarrt. Eine Hans-Hartmann-Gedächtnisbank, die Vereine stiften wollten, hat sie verhindert: »Ich möchte mich da nicht drauf setzen, wo mein Vater mir im Rücken sitzt. Wenn ich seinen Namen schon lese, überschlägt sich alles in mir. Dieser Mann hat unsere Kindheit ausgelöscht.«

Und die Zukunft für Birgit Hartmann? Beruflich erlitt sie einen Karriereknick: »Gerade wenn man sich für eine Heimleitung im Altersheim bewirbt, heißt es gleich: Die will ein Altersheim leiten und hat ihren Vater in den Tod getrieben.« Nachts hielt sie sich die Ohren zu, wenn Züge vorbeifuhren. Und dennoch wollte sie nicht wegziehen. »Mein Mann hat seine Arbeit hier, auch die Kinder wollen hierbleiben. Man kann nicht davonlaufen. Beim Urlaub in Österreich wurde ich bei der kleinsten Bimmelbahn an den Schienensuizid erinnert.«

Worunter Birgit Hartmann zusätzlich litt: Männer verarbeiten einen Suizid offenbar ganz anders. »Sie wollen nicht mehr darüber reden, Frauen müssen darüber reden. Mein Mann wollte den Namen meines Vaters nicht einmal mehr aussprechen.« Ein Nachbar allerdings half ihr in ihrer Trauer. »Er hat jeden Tag angerufen und uns Mut gemacht. Dabei wußten wir, daß er selbst Probleme hatte: mit Alkohol. Mit seiner Arbeit, die er gekündigt hatte. Mit seiner Frau.« Nach einem Streit mit ihr rief er Birgit Hartmann an, ob sie ihm Geld leihen könne: Er wolle sich wieder einen Hund kaufen. Aber genau das war eines der Probleme zwischen dem Ehepaar gewesen. Er hatte schon viele Hunde gekauft, um die sich seine Frau dann kümmern mußte, während er im Bett lag. Deshalb war sie schon viermal ausgezogen und nur auf Drängen wiedergekommen. Birgit Hartmann wollte sich solidarisch verhalten: »Ich habe mit dieser Frau gefühlt und lieh ihrem Mann das Geld nicht. Eine Stunde später hat er sich in seiner Küche erschossen.«

Seit diesem zweiten Suizid hat sie mehrmals daran gedacht, sich selbst das Leben zu nehmen. »Wenn ich morgens hinten die Fensterläden an meinem Haus aufmache, sehe ich auf die Schienen, wo sich mein Vater umgebracht hat, sitze ich am Frühstückstisch, sehe ich das Haus, wo unser Freund wohnte.« Aber den Mut, den Kopf auf die Schienen zu legen, hätte ich nie gehabt. Das einzig Positive für sie aus den beiden Suiziden ist, daß sie nun ihre Freunde und Feinde bestens kennt.

Sie ist couragierter geworden, keine Frage. Was die Leute von ihr denken, interessiert sie nicht mehr so sehr. Am Todestag legt sie keine Blumen auf das Grab, auch wenn dieses bewußte Versäumnis noch so argwöhnisch registriert wird. Und auch die Wünsche ihres Vaters ordnet sie den ihren unter. »Er wollte ein Waldgrab haben, das nur mit Blumen bepflanzt war, auf keinen Fall eine Grabplatte. Weil er ja eines Tags wieder rauskommt, hat er gesagt. Das erste, was wir bestellt haben, war eine schwere Grabplatte.«

Ein Gutes hat der Suizid auch noch für Birgit Hartmann gehabt: »Ich habe meinen Vater verloren, aber meine Schwester gewonnen. Wir sind ganz eng zusammengerückt.« Anderen Suizidangehörigen steht sie jetzt mit Rat und Tat zur Seite. »Als sich im Nachbarort jemand getötet hat, bin ich hin zu den Leuten. Keiner will doch sonst damit etwas zu tun haben. Solange die Betroffenen nicht damit umgehen können, ist es für die Außenstehenden doppelt schwierig.«

Der letzte Blick: Wenn Angehörige nicht Abschied nehmen können

Rosi Bauer* hatte es gut, so sieht sie es heute selbst: »Ich konnte Abschied nehmen und ihm meine Liebe noch mal sagen, er hat es gespürt, da bin ich mir ganz sicher.« Sie wurde sofort zu ihrem Sohn gerufen, der sich von einem Hochhaus heruntergestürzt hatte. Er war noch nicht tot, auf der Intensivstation bemühten sich die Ärzte noch um den schwerverletzten Jungen. Ein paar Stunden war er noch an einer Maschine angeschlossen. Seine Mutter hielt seine Hand, strich ihm übers Gesicht, sprach mit ihm. Vergebens. Und doch nicht umsonst.

Rosi Bauers Möglichkeit zum Abschiednehmen ist leider die Ausnahme, so die Erfahrung von Emmy Meixner-Wülker. »Früher wurde den Angehörigen grundsätzlich gesagt, daß der letzte Blick nicht üblich ist und über ihre Kräfte geht, auch heute hat es sich noch nicht bis zum letzten Beamten herumgesprochen, daß das eine ›psychologische Todsünde‹ ist. Meist wird den Angehörigen von der Polizei geraten, den Toten nicht mehr anzusehen, auch wenn er nicht entstellt ist. Diese Angehörigen leiden besonders intensiv und lange, weil sie nicht Abschied genommen haben. Die Floskel ›Behalten Sie den Toten so in Erinnerung, wie er im Leben war‹ ist eine billige Ausflucht der Behörden und eine falsch verstandene Rücksichtnahme.«

Auch bei an Suizid Gestorbenen, so Meixner-Wülker, entspannen sich die Gesichtszüge und wirken friedlich und schlafend. Die 71jährige Angehörigenbetreuerin: »Je mehr Nähe nach dem Tod da ist, desto besser für die Trauer. Ich fand ein Elternpaar vorbildlich, das einen Sohn durch Erhängen verlor: Es wusch den geliebten Toten, kleidete ihn an und überließ diesen Akt nicht anonymen Bestattern. Eine letzte Liebesbezeugung und ein würdiges Abschiednehmen.«

Nicht tot und doch nicht mehr unter den Lebenden: Vom Trauern auf der Intensivstation

Es gibt Menschen, die von einem Tag auf den anderen verschwinden. Ohne Abschied, ohne Gruß, ohne Lebewohl. Sie fliehen und wollen irgendwo ein neues Leben beginnen. Sie verunglücken. Sie werden verschleppt. Fallen Verbrechen zum Opfer. Oder sie begehen Suizid an einem Ort, wo sie keiner mehr findet.

Für die Angehörigen ist die Trauer um die Verschwundenen vielleicht noch schwerer faßbar, als wenn sie um eine entstellte Leiche trauern. Sie haben im wahrsten Sinn des Wortes nichts, was greifbar ist. Was aber ist, wenn jemand einen Suizidversuch so überlebt, daß er nicht mehr leben, aber auch nicht sterben kann?

Susanne Jahn* hat diesen Horror mit ihrer Tochter erlebt. Sie beschreibt ihre Geschichte in wenigen Sätzen: »Carla* ist 19. Meine Tochter ist am 10. August 1997 vom Dach gesprungen. Nachdem sie wieder halbwegs auf Krücken laufen konnte und alles aufwärts zu gehen schien, sprang sie ein Jahr später abermals vom Dach. Sie liegt mit einer schweren, irreversiblen Hirnverletzung im Koma auf der Intensivstation. Auch wenn sie noch lebt, ist es für mich wie ein Suizid, denn meine Tochter wird nie mehr so sein. Sie wird in einigen Wochen nach der Versorgung der Brüche auf die Intensivstation einer neurologischen Reha verlegt, aber die Ärzte sagen mir offen, daß sie ihr gewünscht haben, daß sie hätte sterben können.

Auch mir geht es so. Es ist ein Abschied, und doch kann man sich nicht ganz verabschieden, weil eine äußere Hülle, die an sie erinnert, noch da ist, aber ich werde nie ganz erkennen können, ob sie leidet, ob sie gequält ist oder ob sie nichts spürt. Mein Schmerz ist vielleicht für Angehörige von endgültigen Suizidopfern nicht nachvollziehbar. Ich hoffe, ich verletze ihre Gefühle nicht. Gerade kommt mir der Gedanke, sie haben einen Angehörigen verloren und würden sich wünschen, es gäbe noch einen warmen Körper, den man berühren könne. Aber auch meine Tochter gibt es nicht mehr, auch sie wird nie wieder die Tür öffnen und ›Hallo Mama‹ sagen, sie wird nie mehr Klarinette spielen, nie mehr mit ihren kleinen Brüdern spielen und ihnen ausgedachte Geschichten erzählen. Sie wird mich nie mehr erkennen, sie wird nie wieder sprechen, sie wird noch nicht mal sitzen können, sie wird liegen und liegen und liegen. Es ist wie ein Tod und doch viel schlimmer.«

Der lange, bewußte Abschied ist Susanne Jahn dennoch lieber als der plötzliche Tod: »Auch wenn es pervers klingt, ich halte es am ehesten im Krankenhaus am Bett meiner Tochter aus, zehn, zwölf Stunden bin ich täglich da, ich schaue sie an und rede mit ihr. Wenn sie gleich gestorben wäre, hätte ich den Impuls gehabt, sofort nachzuspringen. So habe ich ständig an ihrem Bett gewacht und konnte mich mit dem Gedanken, daß sie bald nicht mehr da ist, vertraut machen. Ich lernte, sie zu verstehen.«

Am eigenen Schicksal lernen: Wenn Trauerbegleiter selbst betroffen sind

Daß Chris Paul einmal zwei Bücher zum Thema Tod schreiben und eine Ausbildung als Trauerbegleiterin machen würde, hätte sie sich früher nicht träumen lassen. Aber der Suizid ihrer Lebensgefährtin änderte alles. Andrea* liebte sie ganz besonders, vielleicht gerade deshalb, weil sie ein Mensch war, der beständig am Abgrund lebte. Zwei Suizidversuche hatte sie hinter sich, der dritte gelang. »Als sich meine Freundin 1985 mit einer Drahtschlinge im Keller erhängt hatte, war ich 22, sie vier Jahre älter. Seitdem ist die Trauer nach Suizid eines meiner Lebensthemen geworden, ein Teil meiner Identität. Anfangs fühlte ich mich als Mörderin, ich dachte ich bin schuldig und bin zu lebenslänglicher Qual verurteilt. Heute sehe ich das anders. Ich habe allerdings immer noch wunde Stellen. Lange habe ich so getan, als ob mir nichts besonderes passiert sei. Das konnte nicht klappen.«

Aus eigener Erfahrung weiß Chris Paul nur zu gut: »Menschen, die sich umbringen, laden nicht ihre Last auf die Schultern anderer, sondern sie laden eine ganz neue Last darauf. Fragen drängen sich auf: Wieso, was war, was habe ich falsch gemacht?« Ihr Wissen über Trauerprozesse gibt sie in ihren Trauergruppen weiter. Es sind zum Teil gemischte Gruppen, Menschen, die einen natürlichen Tod zu betrauern haben, sitzen neben den Suizidangehörigen. Chris Paul berichtet: »Ich sorge dafür, daß ihr Thema Platz hat und sie sich nicht als Außenseiter fühlen müssen. Suizidhinterbliebene können in so einer Gruppe auch lernen, daß nach allen Toden getrauert werden muß. Auch eine Frau, deren Mann an Krebs gestorben ist, kann Schuldgefühle haben.«

Die Vorgeschichte einer Selbsttötung schafft eine eigene Dramatik. Die Würde des Sterbens, das Pflegen in Hospizen mit einer wirkungsvollen Schmerztherapie, das bewußte Abschiednehmen, das Aufbahren der Leiche – all das entfällt bei einem Suizid, weiß Chris Paul. »Das Trauern wird den Angehörigen von den Behörden schwer gemacht. Die Leiche ist nur noch ein Gegenstand, eine Sache, wird erst einmal von Staatsanwalt, Polizei und Gerichtsmedizin weggesperrt, beschlagnahmt. In den ersten Tagen darf man die Leiche nicht mal mehr anfassen, Würde und Respekt vor den Gefühlen der Hinterbliebenen bleiben da auf der Strecke.«

In den Trauergruppen, die Chris Paul anbietet, geht es darum, die Realität des Todes anzunehmen und sich persönliche Trauerformen zu erlauben: »Selbst wenn man sich von seinem Lebenspartner getrennt hatte, bleibt eine innere Verbindung, die Außenstehende nicht verstehen. Wenn eine Witwe am Grab tatsächlich laut schreien und klagen würde, wäre niemand begeistert. Sie würde für verrückt erklärt und mit Beruhigungsmitteln ruhig gestellt werden. Trauernde müssen einen Großteil ihrer Energie dafür aufbringen, ihre Gefühle zu unterdrücken. Gefühle heftig und laut auszudrücken ist hierzulande fast nur in einer Therapiepraxis möglich.«

Oder in den Gruppen, die Chris Paul anbietet. Da wird gesungen, gespielt, getastet. Zum Beispiel nach Edelsteinen: »Wenn man einen Rauchkristall, der beim ersten Hinsehen schwarz aussieht, gegen das Licht hält, merkt man, daß er durchsichtig ist. Er verändert sich in unseren Händen. So ist das auch mit der Trauer. Mir geht es um die Erfahrung von Vielfalt, von Wandlung, von Raum. Ich lasse die Menschen durch den Saal gehen und frage sie: ›Wo fühlen sie sich wohl? An welchem Punkt ist ihre Trauer gerade?‹« Chris Paul kommt vom Theater, ihr Zugang zur Trauer ist der kreativ gestaltende: »Reden ist gut, aber reden ist sehr anstrengend. Im intuitiven Bereich stecken zusätzliche Ausdrucksmöglichkeiten.«

Man hört es manchmal an einem Klangteppich: Jeder läßt die Töne heraus, die in ihm sind, da wird geseufzt, gebrummelt, geqietscht. Chris Paul konnte lange nicht singen, weil sie sehr nah an tiefe Gefühle herankam. Sie hört darauf, was die Menschen wollen: »Sie haben die Entscheidungsgewalt, ich richte mich nach ihren Bedürfnissen, weil sie sich vor und nach der Trauergruppe oft ohnmächtig fühlen. Eine Überfrau will ich nicht sein.« Auch sie spürte phasenweise in sich den Wunsch, ihrer Freundin nachzusterben: »Wenn sich jemand, den man geliebt hat, das Leben genommen hat, ist das auch für die Hinterbliebenen eine Alternative, die im Raum steht, mit der sie sich auseinandersetzen müssen.« In ihrem empfehlenswerten Begleitbuch für Trauernde nach einem Suizid *Warum hast du uns das angetan?*« schreibt Chris Paul im Vorwort: »Als meine Partnerin sich vor zwölf Jahren tötete, war ich überzeugt, das nicht überleben zu können. Dann empörte mich das Ausbleiben von Hilfe angesichts meines Schmerzes und der nachhaltigen Auswirkungen ihres Todes auf mein weiteres Leben.«[100]

Schreiben als Therapie: Die Poesie des Suizids

Der Dichter Wolf Wondratschek, der Dramatiker Heiner Müller und viele andere Schriftsteller haben ihren Schmerz, als ihre Lebensgefährten sich das Leben nahmen, in Lyrik und Prosa ausgedrückt. Renate Salzbrenner kann das gut verstehen. Sie hat sich den Suizid ihres Sohnes von der Seele geschrieben. Erst einmal für die Schublade, dann auch für das Publikum. Gleich drei Bücher hat sie ihrem toten Sohn gewidmet: zwei Gedichtbände und das Buch *Eigentlich wolltest du leben*[101], das sie auf der Grundlage der Tagebücher der letzten Jahre ihres Sohnes schrieb. »Als er in seinem Auto durch Abgase starb, ließ er neben sich viele Aufzeichungen zu seinem Leben zurück. Er erwähnte darin, daß er bei seinem Tod alles vernichten wollte. Er hat es nicht getan. Ich werte dies als ein Zeichen, daß wir möglichst viel von seinen Gedanken – vor allen von seiner intensiven Suche nach Lebensqualität – wissen sollen.«

Am zweiten Todestag ihres Sohnes entstand das erste Gedicht: »Es formte sich unbewußt, bevor ich es festhielt. Innerhalb eines Jahres folgten die weiteren Gedichte. Ich beließ sie in der Reihenfolge ihrer Entstehung, um den Trauervorgang sichtbar zu machen: die Verzweiflung und die Suche nach einer Annahme des Geschehens und seiner Einordnung in das bisherige Leben. Ein mühsamer, nicht geradliniger Weg, der durch einen Irrgarten zwiespältiger Gefühle führt.« Das Schreiben ist für Renate Salzbrenner ein Ersatz für die fehlenden Gespräche mit ihrem Sohn. Seinen Abschiedsbrief trägt sie immer in ihrer Tasche. Christians Entschluß findet sie heute nicht mehr feige, sondern tapfer.

Meine beiden Gesichter

Geht es dir gut,
werde ich gefragt
im Vorübergehn.
Doch, gut, sage ich
und zeige
das passende Gesicht:
mein gutgehendes Gesicht.

Mein anderes Gesicht
verberge ich liebevoll
unter meiner Kleidung.
Zuhause ziehe ich
mich aus.
Dann darf es Trauer tragen.

Im Land der Trauer

Im Land der Trauer
will die Nacht
nicht mehr aufwachen.
Mond und Sterne haben
längst ihr Leuchten
eingestellt.
Selbst die Schatten
gingen in der Finsternis
verloren.
Schwarze Gräser
säumen unsern Weg,
den wir nicht
sehen.

Doch jede Hand,
die man uns
entgegenstreckt,
verwandelt sich
in Licht.[102]

Weinen erwünscht: Die *TrauDichReisen*

Der LKW-Fahrer traute seinen Augen nicht. Von seinem erhöhten Fahrersitz aus sah er an der Autobahn eine leblose Gestalt auf einer Anhöhe liegen. Er benachrichtigte die Polizei, die einen 53jährigen Mann barg. Mit einer Rasierklinge hatte er sich die Pulsadern und die Halsschlagader durchtrennt. Es war der Mann von Ida Krug*. Sie hatte ihn schon verzweifelt von der Polizei suchen lassen, weil er nicht zum Abendessen heimgekommen war. 33 Jahre kannten sie sich, bald hätten sie ihren 30. Hochzeitstag gefeiert. Nach dem Suizid brauchte Ida Krug dringend Luftveränderung, Entspannung und vor allem Verständnis. Als sie die Anzeige von *TrauDichReisen* las, hoffte sie, das richtige zu finden. Sie rief Martina Taruttis-Schöndelen an.

Wenn Martina Taruttis-Schöndelen von einer Reise zurückkehrt, kann sie manchmal nächtelang nicht schlafen. Die Geschichten, die sie unterwegs als Reiseleiterin gehört hat, gehen ihr nach. Sie ist die Erfinderin von *TrauDichReisen*, einem Angebot für Menschen, die im normalen Tourismus untergehen würden, weil sie sich in Trauer befinden.

Für ihre Idee hat die Emsländerin aus dem Städtchen Papenburg beim Berliner Existenzgründerinnenwettbewerb den dritten Platz belegt. Das Konzept schien den Juroren überzeugend innovativ zu sein. Eine Mischung aus Trauertherapie und Entspannung an ruhigen Plätzen, wo die Seele baumeln kann, weit weg von den lärmenden Orten: das Kloster Thuine im Emsland, die Insel Föhr im Wattenmeer, aber auch Rom und Padua.

Die ausgebildete Trauerbegleiterin Martina Taruttis-Schöndelen ist vom Erfolg ihrer Idee überrascht worden. »Ich hatte rasch das Gefühl, einen Rettungsring in die Gesellschaft geworfen zu haben. Der Verlust eines geliebten Menschen wird nur sehr schwer und langsam verarbeitet. Vielen gelingt es kaum, sich nach diesem Schicksalsschlag wieder den Anforderungen des Alltags zu stellen. Sie fühlen sich allein gelassen, glauben sich verstecken zu müssen, um andere nicht mit ihrer Angst zu behelligen.«

Sie erläutert weiter: »Um den Heilungsprozeß zu fördern, genügt es oft schon, die vertraute, aber durch den Verlust deprimierend gewordene Umgebung für eine Zeit zu verlassen und einen Menschen an der Seite zu haben, dem man sich anvertrauen kann. Wenn jemand etwas Schönes sieht und ihm plötzlich die Tränen über die Wangen rollen, nimmt in dieser Reisegruppe niemand Anstoß daran. Weinen, Lachen, Schuldgefühle und Wutausbrüche sind bei *TrauDichReisen* erlaubt und erwünscht. Die Trauernden sollen ihre Gefühle raus- und loslassen, das kann viel größere Überwindung kosten als ein Bungee-Sprung.«

Trauern unter Trauernden: Das hat für Martina Taruttis-Schöndelen eine eigene Qualität. »Gleichgesinnte sind für Trauernde sehr wichtig, weil man sich nicht erst stundenlang erklären muß und dann in irgendeinem Ferienclub als Sonderling dasteht. Bei uns ist es sichergestellt, daß man nicht auf einen laut dröhnenden Kegelclub trifft. Trauernde wollen gern mal für ein paar Tage wegfahren. Doch sie möchten keine wilde Sause und nicht das fünfte Rad am Wagen sein. Sie haben das Bedürfnis, mit anderen offen über die Trauer zu sprechen, andererseits wollen sie sich nicht immer erklären müssen, wenn ihnen in scheinbar unpassenden Augenblicken plötzlich die Tränen kommen.«

Das schließt nicht aus, daß die Frauen – zu 95 Prozent verreisen Frauen in ihren Gruppen – nicht doch zeitweise auch lustig werden. Bei den *TrauDichReisen* geht es nicht darum, wer am heftigsten Trübsal bläst. Etliche Freundschaften sind entstanden, alle *TrauDich*-Urlauber kommen einmal im Jahr zu einem großen Treffen ins Emsland. »Wie kann ich mich auf den Urlaub freuen, wenn mir zum Heulen zumute ist und ich mich von lauter fröhlichen Menschen umstellt sehe«, stellt sich ihnen als Frage nicht mehr.

Ida Krug würde jederzeit wieder eine *TrauDich*-Reise machen: »Es hat mir viel gebracht, vor allem die vielen Rituale. Wir haben Mandalas gelegt, Luftballons mit unseren Wünschen in den Himmel steigen lassen, große Bildcollagen gemacht, Abschied genommen, indem wir Zettel, auf denen unser altes Leben geschrieben stand, verbrannt haben und in den Fluß geworfen haben. Im Seminarraum wurden Wollfäden gespannt, so daß jeder mit jedem verwoben war. Die Geschichten der anderen Frauen, deren Männer an Krankheiten gestorben waren oder sich von ihnen getrennt hatten, beeindruckten mich sehr.«

Vom Umgang mit der eigenen Suizidgefahr

Hiob konnte einem Leid tun. Er war – so ist es im Alten Testament der Bibel nachzulesen – Opfer einer makabren Wette zwischen Gott und dem Teufel. Der Teufel behauptete, Hiob könne durch Unglück dazu gebracht werden, Gott zu schmähen. Gott hielt dagegen. Hiobs Herden wurden vernichtet, seine Kinder starben, Schmerzen und Geschwüre wurden ihm geschickt. Seine Klagen waren unüberhörbar. Sie kommen vielen Suizidangehörigen sehr bekannt vor: »Wenn jemand meinen Kummer wiegen wollte und mein Leiden auf die Waage legte – sie wären schwerer als der Sand im Meer. Was Wunder, wenn ich wirre Reden führe! (...) Und warum tut er nicht, worauf ich warte? Zu sterben wäre mir ein Trost in aller Qual. (...) Woher nehm' ich die Kraft, noch auszuhalten? Wie kann ich leben ohne jede Hoffnung? Sinnlos vergeht ein Monat nach dem andern, und Nacht für Nacht verbringe ich mit Schmerzen. (...) Ganz ohne Hoffnung schwinden meine Tage. (...) Mir wär' es lieber, wenn du mich erwürgtest; der Tod ist besser als ein solches Leben! Ich bin es satt, ich mag nicht weiter kämpfen. Mein ganzes Leben ist doch ohne Sinn.«[103]

So vom Schicksal geschlagen wie Hiob fühlen sich viele Suizidangehörige. Der bekannte Suizidforscher Erwin Ringel hat einmal einen äußerst problematischen Satz formuliert: »Jedem Selbstmord geht ein mißglücktes oder nicht stattgefundenes Gespräch voraus.«[104] Das ist leicht gesagt. Viele Angehörige haben jahrelang mit einer schwer depressiven Person zusammengelebt und sehr wohl zugehört. Zudem weckt *Ringels* Aussage Schuldgefühle. Weil es kein Leben ohne Versäumnisse geben kann. »Ich muß wohl eine miserable Mutter gewesen sein,« sagte Karin Zylinski*, nachdem sich ihr 17jähriger Sohn erhängt hatte. Natürlich stimmte das nicht.

Und dennoch: Die Angehörigen fühlen sich wie aussätzig. Das Gefühl, versagt zu haben, nimmt ihnen oft jedes Selbstwertgefühl. Manche sind enttäuscht, daß sie nicht an gebrochenen

Herzen sterben wie in einem Kitschroman. Viele trauen sich nicht mehr auf die Straße. Der Tote wird mystifiziert und idealisiert. Das Denkmuster ist immer das gleiche: »Ich blieb tatenlos, während der Mensch, den ich liebte, der Vernichtung ins Auge schaute.«

Manche Angehörigen verbarrikadieren sich zu Hause, panzern ihre Seele, verkriechen sich ins Schneckenhaus, wollen sich – bewußt oder unbewußt – selbst bestrafen: Hobbys werden aufgegeben, Theater, Kino, Tanz und Sport fallen aus. Da sie sich für schuldig halten, sprechen sie sich das Recht auf jede Ablenkung, Freude und Entspannung ab. Ein kurzes Lachen birgt schon den Keim für ein schlechtes Gewissen.

Wenn die Depression nach einem Suizidversuch verschwindet

Maria Sammer* denkt oft an ihre tote Mutter: »20 Jahre lang hatte sie eine schwere Depression, am Ende hat sie mich angefleht, sie umzubringen. Ich war ständig bei ihr, aber einfach ratlos. Sie war öfter stationär in Behandlung, aber das nutzte nichts. Sie ging ins Wasser, in einem See ist sie ertrunken.« Daß Maria Sammer nach dem Suizid aufgrund der emotionalen Belastung auch suizidgefährdet sein könnte, ahnte sie nicht. Aber die Hinterbliebenen von Suizidopfern sind stark gefährdet, manche folgen ihren Angehörigen nach einer geraumen Zeit in den Tod, andere werden häufig von solchen Phantasien geplagt.

Bei der 40jährigen Frau, die als Alleinerziehende in Scheidung lebte, war es nicht viel anders. »Meine eigene Depression war schon vor dem Suizid da, aber sie verstärkte sich dadurch und wurde langsam unerträglich.« Sie suchte professionelle Hilfe, zehn Wochen verbrachte sie in einer Klinik, bis sie als einigermaßen geheilt wieder entlassen wurde. Aber Maria Sammer war nicht mehr die alte: »Am ersten Arbeitstag spürte ich, daß mir alles über den Kopf wächst, ich konnte nicht mehr mithalten.«

Nach der Arbeit zog es sie zum Bahnhof. Es muß etwas passieren, fühlte sie, ihr Herz pochte laut, der Handlungsdruck war enorm. Sie sprang! »Ich habe gleich realisiert, daß die Beine ab sind, ich war keine Sekunde bewußtlos. Ich höre noch eine Stimme, die sagt: ›Die Füße sind ab‹. Aber in diesem Moment spürte ich, daß ich von meiner Depression befreit war. Als ob es dazu dieses Sprungs, dieser schrecklichen Entladung von Energie bedurft hätte. Ich mußte dem Tod ins Auge schauen, um wieder Lebensmut zu kriegen.«

Die seelische Belastung, die so unerträglich geworden war, war Maria Sammer los. Ein Jahr lebte sie noch bei ihrem Vater, dann zog sie in eine behindertengerechte Wohnung um. Im alten Büro konnte sie weiterarbeiten. Nur die Blicke mancher Kollegen empfand sie als unangenehm: »Die dachten sich, so eine blöde Kuh, wie kann die so etwas machen.« Maria Sammer versuchte es erst gar nicht zu erklären. Sie gründete eine Selbsthilfegruppe für Suizidangehörige. Unterzukriegen ist sie nicht. Trotz oder wegen ihrer Geschichte.

Sie wollte ihrem Sohn folgen

Alexander Schulz* war 14. Ein baumlanger Junge, 1,84 Meter groß. Der Gymnasiast sah wie ein 18jähriger aus. Am Ostersonntag 1998 hat er sich im Waschhaus seines Elternhauses an einem Wasserrohr erhängt. Er war das einzige Kind von Ingrid Schulz*. Die alleinerziehende Frau hatte ein sehr enges Verhältnis zu ihrem Sohn: »Nachdem der Vater weg war und nicht einmal Unterhalt bezahlen wollte, wurde Alexander für mich zum Freund, Kumpel, Partnerersatz. Wir beide gegen den Rest der Welt.« Warum er sich umgebracht hat, bleibt für sie ein Rätsel. Seine Mutter erzählt: »Er hat keinen Abschiedsbrief hinterlassen, auch seine Freunde wußten von nichts. Alle sagten, jedem hätten wir es zugetraut, aber nicht ihm.«

Zwei Monate später wollte sie sich zum erstenmal umbringen: »Es hätte fast geklappt. Als ich wach wurde, wurde mir klar, daß mir das Leben noch einmal geschenkt wurde und ich es annehmen sollte. Obwohl ich immer noch zu meinem Kind wollte.« Vorher hatte sie gespürt, daß ihr die kurze Trauer, die ihr von außen aufgezwungen wurde, nicht gut bekommen war: »Mir wurde von allen Seiten gesagt, das Leben muß weitergehen, reiß dich zusammen. Ich habe mich total überfordert und das Weinen und das Reden über Alexander aufgehört. Und das nach ein paar Wochen.« Bald danach kam der totale Zusammenbruch: »Als ich am Nullpunkt war und mein Lebensgefährte abends wegging, habe ich Valium und andere Tabletten geschluckt. Als Krankenschwester wußte ich, welche Dosis tödlich ist.« Am Küchentisch rauchte Ingrid Schulz noch eine letzte Zigarette. Die war lebensrettend. Während sie den Rauch in die Luft blies, wirkte der Pillencocktail schon. Sie kippte auf dem Küchenstuhl um. Und hatte Glück, sehr viel Glück, weil ihr Freund früher heimkam und sofort die Situation erkannte. Der Notarzt sagte: »Fünf Minuten später wäre es zu Ende gewesen.«

Ingrid Schulz verstand die Botschaft: »Du bist verdammt zu leben, die wollen dich da oben noch nicht. Das ist Schicksal, Fügung. Jetzt mußt du kämpfen für ein neues Leben.« Ein gesunder Egoismus machte sich in ihr breit. »Ich räumte erst einmal die Bilder weg, die mich an Alexander erinnern. Ich sagte zu ihm, es tut mir leid, jetzt mußt du erst einmal verschwinden, bis ich wieder in der Lage bin, mich anzugucken. Eigentlich ist es doch ganz schön, daß ich noch auf der Welt rumlauf.«

Sie läuft nicht allein durch die Welt. Sparky* ist bei ihr, Alexanders Hund. Den hat er seiner Mutter hinterlassen. Ungewollt. Denn Alexander wollte mit seinem Hund sterben, auch Sparky erhängen. Aber der riß sich los, durchbiß den Gürtel. Ingrid Schulz ist sehr froh darüber: »Der Hund ist das einzige, was mir von Alexander geblieben ist. Er ist mein Freund, Tröster, Ersatzkind.«

Eine Botschaft hat Alexander seiner Mutter zusätzlich hinterlassen: »In dieser Welt zählt doch nur das Geld. Haste was, dann biste was. Haste nichts, bist du auch nichts.« Ingrid Schulz fühlt sich von ihrem Sohn beauftragt: »Ich lebe jetzt viel bewußter, der Suizid hat mich aus meinem Trott katapultiert. ›Leb' doch flexibler, gönn' dir was‹, hat Alexander immer zu mir gesagt. Jetzt tue ich es. Und ich bin konfliktfähiger geworden. Daß ich im Fernsehen gegen den Willen meiner Verwandten meine Geschichte erzählt habe, um für mehr Verständnis gegenüber Suizidangehörigen zu werben, habe ich durchgezogen.« Der Suizid hatte noch andere Folgen. In der Beziehung zwischen Ingrid Schulz und ihrem Lebensgefährten kriselt es mitunter, weil der Mann, der Alexander gefunden hat, nachher nicht mehr viel darüber sprechen wollte. Ingrid Schulz erzählt: »Es tat ihm zu weh, ich mußte darüber reden. Aber ich bewundere ihn, wie er meine Stimmungen ertragen hat.«

Ende 1998: Ein zweiter Suizidversuch mit Tabletten ist glimpflich verlaufen, Ingrid Schulz ging nun in eine Kurklinik. »Ich hatte in der Psychiatrie angerufen, daß ich keine Verantwortung mehr für mich übernehmen kann. Dort bekam ich allerdings in drei Wochen kein einziges Psychologengespräch, sondern nur Tabletten. Immerhin vermittelten sie mir einen Platz in der Klinik. Hier kann ich ständig einen Therapeuten sprechen. Und meinem Sohn am Geburtstag ein Bild malen.«

Mittlerweile kann Ingrid Schulz wieder ins Waschhaus gehen. »Die ersten Monate saß ich dort stundenlang und legte frische Blumen hin. Auch einen Umzug überlegte ich: Aber ein Wegziehen wäre nur ein Davonlaufen.« Ein paar Klamotten ihres Sohnes, die ihr passen, trägt sie noch. Bilder, eine Halskette, eine Uhr und ein Pfadfinderhalstuch hat sie aufbewahrt, mit seinem Füller schreibt sie. Alles andere hat sie verstaut oder weggeworfen, Alexanders Zimmer ist jetzt untervermietet. »Ich wollte kein Museum und auch nicht ständig vor einem Vitrinenschrank stehen und mit meinem Leben hadern. Ich habe Alexanders Weg akzeptiert. Irgendwann treffe ich ihn wieder.«

Veränderungen im Lebensumfeld

Die Überschrift müßte eigentlich lauten: Was ändert sich nicht nach einem Suizid? Der Tod eines Kindes gilt als eine der größten Belastungsproben, die man sich für eine Partnerschaft vorstellen kann. Viele Ehen scheitern daran, wissen Experten. »Frauen lassen sich Tabletten verschreiben, Männer flüchten sich in Alkohol, ihre Trauer ist oft ganz unterschiedlich«, sagt Klaus-Günter Stahlschmidt, der seit Jahren Suizidangehörige in München betreut. Wenn sich ein Ehepartner oder ein Lebensgefährte umgebracht hat, hat das enorme Auswirkungen bis in zukünftige Liebesbeziehungen hinein. Viele Frauen können sich jahrelang keinem Menschen mehr öffnen. Weil sie noch an der alten Liebe hängen und weil es nicht leicht ist, jemanden zu finden, der für die lange und oft quälende Trauer Verständnis hat. Der Tote scheint immer über beiden zu schweben.

Männer verbittern, igeln sich ein, zeigen häufig noch weniger Gefühle als vorher. »Das muß ich mit mir selbst ausmachen«, ist häufig zu hören. Daß sie Hilfe brauchen, wollen viele nicht akzeptieren. Was viele Männer besonders belastet: Sie versuchen sich in die Arbeit zu stürzen, aber erkennen häufig, daß sie nicht mehr die alten sind. Viele Suizidangehörige verlieren soviel Energie, daß sie den alten Job nicht mehr ausüben können.

Wenn die Kraft zur Arbeit fehlt

Hilde Maas* hat gerne als Krankenschwester gearbeitet. Ihre Tochter hat sich das Leben genommen. Jeden Tag, wenn Hilde Maas zur Arbeit ging, wurde sie daran erinnert. Ihre Tochter hatte im gleichen Krankenhaus als Ärztin gearbeitet.

Hilde Maas gab einige Monate nach dem Suizid ihrer Tochter ihren Beruf auf: »Ich habe in den jungen Ärztinnen immer meine Tochter gesehen. Ich konnte es nicht einmal mehr ertragen, wenn ich ein Lachen hörte. Sofort zuckte ich zusammen.

Ich dachte jeden Morgen an sie, und auch der Gedanke, daß sie in einer anderen Energieebene lebt und nicht mehr die irdischen Qualen überstehen muß, konnte mich nicht trösten.« Sie ist inzwischen weggezogen, aber das Grab pflegt sie noch. Dort spricht sie mit ihrer Tochter, und die letzten Gespräche vor ihrem Tod kommen ihr immer ins Bewußtsein: »Sie hat ihren Tod angekündigt, aber ich habe nicht verstanden, was sie gemeint hat. Am Abend vorher sprach sie vom Abschiednehmen, und ich dachte, sie meint eine Reise nach England. Sie fragte mich, ob ich ihr Leben und ihre Entscheidungen akzeptiere, und ich bejahte das, auch wenn es mir manchmal schwergefallen sei.« Am nächsten Morgen war sie tot.

Auch Ulla Bauer* arbeitet im Krankenhaus. In der Ausübung ihres Berufs als Ärztin ist sie seit dem Suizid ihres Sohnes massiv eingeschränkt: »Wenn ein Patient mich darauf anspricht, heule ich los.« Stefan* war ihr einziges Kind. Und er war ein Adoptivsohn, der im Alter von ein paar Wochen zu dem Ehepaar Bauer kam. »Er hat uns immer das fröhliche Kind vorgespielt. Warum er sich das Leben genommen hat, ist uns völlig unklar. Ich fühle mich von seiner Sonnigkeit entsetzlich getäuscht.«

Ein Leben ohne Kinder konnte sie sich nie vorstellen. Es schmerzt sie nun, wenn sie Kinder behandeln muß. Ulla Bauer hat die Freude an ihrem Beruf verloren. »Die Freizeit ist allerdings noch schlimmer. Da habe ich mehr Zeit zum Grübeln, ich wäre am liebsten selbst tot. Manchmal hasse ich die Arbeit, weil sie mir damals, als mein Sohn noch lebte, soviel Zeit weggenommen hat.« Ulla Bauer, früher eine ehrgeizige Ärztin, fühlt sich zum Leben verurteilt.

Auch Angelika Weber* wollte weiterarbeiten, sie mußte sogar, sonst hätte sie ihren Job irgendwann verloren. »Vielleicht war es gut so, dadurch mußte ich mich wieder aufraffen und konnte nicht in ein tiefes Loch fallen. Am Anfang hatte ich Angstzustände und mußte mich zum Arbeiten zwingen, aber da war die Angst, meine Arbeit zu verlieren und auch noch finanziell Sorgen zu bekommen. Ich arbeite nur noch halbtags, einen Nebenjob habe ich aufgegeben, das hätte ich nicht mehr geschafft. Ich leide immer noch unter Zittern am ganzen Körper.«

Daß das Verständnis am Arbeitsplatz mit der Zeit schwindet, auch wenn die Kollegen zunächst Rücksicht auf die Angehörigen nehmen, belegt der Fall von Annegret Brückner*: »Ich war noch in der Probezeit, aber da sich der Vater meiner Chefin auch durch das Seil das Leben genommen hatte, waren alle sehr verständnisvoll. Ich brauchte dann die erste Zeit nur so lange arbeiten, wie ich konnte. Da ich die meiste Zeit nur geweint habe, bin ich mittags mal zu meiner Freundin, mal zu meiner Schwägerin gegangen. Mittags allein nach Hause hätte ich nicht geschafft.« Je länger die Trauer anhält, desto größer wird auf Dauer auch der Konflikt am Arbeitsplatz, weiß Annegret Brückner. »Mittlerweile ist es mit Verständnis nicht mehr so weit her. Meine Chefin meinte neulich, daß sie nun lange genug Rücksicht auf mich genommen hat, und sie hat mir mit Kündigung gedroht. Leider wollte sie mir nur damit Angst machen. Ich hätte gegen eine Kündigung nichts einzuwenden gehabt. Es kommt immer wieder zu Verletzungen. So hat ein Autoverkäufer auf die Frage, ob er nicht in unseren Ort ziehen wollte, geantwortet. Er sei doch nicht verrückt, hier hänge sich doch jeder auf. Das schlecht unterdrückte Grinsen und Lächeln der Kollegen war zu spüren.«

Wenn sich der Körper entfremdet

Ein Suizid hat immer körperliche Folgen. Neue Krankheiten treten plötzlich auf: Migräne oder Neurodermitis. Bei anderen Hinterbliebenen verstärken sich alte Leiden: Darmentzündungen, zuviel Magensäure, Speiseröhrenentzündungen, Rückenprobleme, Gelenkschmerzen etc.

Die physischen Probleme können irgendwann überhandnehmen und das Leben völlig überschatten. Ute Krehlers* Geschichte ist so ein Beispiel. Der Suizid ihres Freundes sprang sie förmlich an. »Ich fand ihn, fuhr schreiend mit dem Fahrrad zu Jürgens* Eltern und rannte dann die ganze Zeit schreiend im Wohnzimmer um den Tisch herum. Selbst eine Valiumspritze und homöopathische Mittel halfen nicht. Für die Beerdigung bekam ich eine Spritze, damit ich nicht ins Grab falle.« Täglich ging Ute Krehler zum Grab, sie ließ ihre inneren Bilder kommen, die Gefühle wurden langsam schwächer. »Ich dachte, jetzt hätte ich es wohl verarbeitet, es war eine absolute Fehleinschätzung.«

Gleich nach der Beerdigung hatte sie am nächsten Tag wieder zu arbeiten begonnen. »Was soll ich zu Hause herumsitzen und grübeln, dachte ich mir. Es ging mir zwar sehr schlecht, aber ich war in meiner gewohnten Umgebung, in der mich wohl fühlte.« Ute Krehler arbeitete in einer Behindertenwerkstatt. »Die Behinderten freuten sich, daß ich wieder da war. Zum Teil hatten sie mitbekommen, daß mein Freund gestorben ist. Sie fühlten, daß mit mir etwas nicht in Ordnung war. Ich bekam Trost auf eine Art zugesprochen, die ein verkopfter Mensch niemals aussprechen kann. Sie trösteten mit dem Herzen. Eine Frau umarmte mich und sagte: ›Du bist nicht allein, wir sind auch noch da.‹ Eine andere gab mir Küßchen auf die Wange.«

Eineinhalb Jahre später suchte Ute Krehler erstmals einen Therapeuten auf: »Ich wollte nicht so enden wie mein Freund, weil ich ja weiß, wie weh es tut, wenn jemand einfach aus freien Stücken geht. Mit der Zeit stellte sich heraus, daß ich immer mehr Zeit bei den Psychologen verbrachte als nur alle vier bis sechs Wochen eine halbe Stunde, es kam immer mehr hoch. Alle versuchten an meine Gefühle heranzukommen, niemandem gelang es. Ich war bei einem Psychologen nicht vollständig weg und beim anderen noch nicht angekommen. Oft hatten sie unterschiedliche Ansätze, die sich widersprachen.«

Ute Krehler konnte nur noch zwei bis drei Stunden pro Nacht schlafen. Im Urlaub hatte sie Angst, weil die Arbeit Sicherheit bedeutete und die Ferien ohne ihren Freund Leere: »Ich bekam eine schwere Depression. In der Klinik wurde ich dann so stark unter Medikamente gesetzt, daß ich nur noch vom Bett zur Therapie und umgekehrt ging. Mir war alles egal, Hauptsache es wurde etwas mit mir gemacht.«

Auch von Suizidgedanken fühlte sie sich gefangen: »Zum erstenmal konnte ich verstehen, wie es Jürgen ergangen sein könnte. Ich fühlte in mir diesen Drang, aus dem Fenster zu springen oder mit dem Auto irgendwo gegen zu fahren. Mein Glück war, daß ich schon in therapeutischer Behandlung war, daß mir ständig gegenwärtig war, wie es ist, wenn jemand geht. Es war ein unglaublicher Kampf.«

Körper und Seele streikten immer häufiger und intensiver bei Ute Krehler. »Als das Thema Suizid in der Therapie angesprochen wurde, erstarrte ich. Ich konnte zu Beginn den rechten

Arm nicht mehr bewegen. Der Kopf fiel nach hinten oder zur Seite weg, als ob es keine Wirbelsäule als Halt gäbe. Meine Augen fixierten einen Punkt an und blieben dort stehen, ich konnte nur noch sehr langsam sprechen. Mit der Zeit trat dies jede Stunde auf und wir hatten große Mühe, mich aus diesem Zustand wieder herauszuholen.« Ein zweiter Klinikaufenthalt war nötig. Aber dort wurde es erst einmal noch schlimmer: »Die Bewegungsstörungen breiteten sich aus: auf den rechten Arm, auf den linken Arm, auf das linke Bein. Ich konnte fast den ganzen Körper nicht mehr bewegen. Die Augen fixierten weiterhin einen Punkt an, der Kopf war weiterhin ohne Halt. Ich konnte nicht einmal mehr sprechen, sah aus wie eine der Behinderten, die ich betreut hatte.« Ute Krehler war zur Gefangenen ihres Körpers geworden. Erst in einer Gruppentherapie erlebte sie dann die Befreiung. »Frauen erzählten vom Suizid, ich schlug die Hände vor das Gesicht, fing an zu schreien, hielt den Atem an. Als ich wieder richtig atmete, fing ich heftig an zu weinen. So hatte ich seit Jürgens Tod nicht mehr geweint. Nach diesem ›Knall‹ hatte ich das Gefühl, wieder in den Trauerprozeß eingedrungen zu sein, den ich nie gelebt hatte.«

Nachdem der Bann gebrochen war, suchte sie den Kontakt zum Vater ihres Freundes. »In der Klinik entstand ein Dreiergespräch zwischen der Therapeutin, Jürgens Vater und mir, ich bekam wieder Kontakt zu ihm. Er wollte, daß ich wieder einen anderen Mann lieben kann. Der Kontakt zu ihm war abgebrochen, weil ich die Mutter zu sehr an ihren Sohn erinnerte.« Sie setzte offenbar auf Verdrängung und fragte Ute Krehler schon damals, warum sie beim Anruf bei seiner Arbeitsstelle nicht vom »Herzinfarkt« gesprochen hätte. Ute Krehler dazu: »Ich sagte nur, daß dies nichts gebracht hätte, da solch ein Ereignis schnell in aller Munde ist, ohne selbst etwas ausgeplaudert zu haben. Als ich hörte, daß sie schwer erkrankte, wollte ich sie immer wieder gern besuchen, wußte aber nicht, wie ich den Kontakt aufnehmen sollte. Ich wollte ja auch niemandem weh tun. Kurz vor ihrem Tod schrieb ich noch einen Brief an sie. Ich wollte sie einfach noch einmal lebendig wiedersehen, nicht erst am Grab.«

Es kam anders. Nach fünf Jahren stand Ute Krehler wieder an Jürgens Grab, diesmal um seine Mutter zu beerdigen. »Ich stellte nach ihrem Tod fest, wie verbunden ich mich fühlte.« Ein komisches Gefühl hatte sie bei der Trauerfeier für die Mutter doch: »Ganz schlimm für mich war die Tatsache, daß ich nicht wußte, ob ich eigentlich noch zu der Familie gehöre oder nicht. Eigentlich ja, meiner Meinung nach, aber ich traute mich doch nicht zu ihnen. Später haben wir gemeinsame Urlaubsbilder angeschaut. Ich glaube, wenn ich die positiven Seiten unserer Beziehung wieder sehen kann, Erinnerungen kommen und bleiben dürfen, ich genug geweint habe um den Menschen, den ich verloren habe, wenn ich alle Facetten der Trauer durchlebt habe, dann kann diese Wunde heilen, und ich kann eine neue Beziehung eingehen. Aber bis dahin ist es noch ein langer und schmerzhafter Weg.«

Die Flucht vor der Erinnerung

Wann ist ein Suizid besonders schlimm zu verkraften? Auf jedem Fall ist es sehr belastend, wenn der Suizid in dem Haus oder der Wohnung passiert, wo die Angehörigen später weiterleben müssen oder wollen. Für manche Angehörige geht das über ihre Kräfte. Sie flüchten, um es später zu bereuen. Dem Grauen des Suizids kann man nicht davonlaufen.

Maria Berthold* weiß das nur zu gut. Sie hatte sich auf den Lebensabend mit ihrem Mann gefreut. 66 Jahre war der gelernte Feinmechaniker gewesen, als er sich auf dem Dachboden erhängt hatte. Dort fand Maria Berthold ihn: »Noch in meinem Beisein ist er gestorben. Ich konnte von ihm Abschied nehmen, als noch keine Kriminalpolizei im Haus war. Dafür war ich einerseits dankbar, andererseits werde ich diese schrecklichen Minuten nie vergessen.« Fünf Wochen nach dem Tod ihres Mannes hat Maria Berthold fluchtartig das Einfamilienhaus verlassen und unter Wert verkauft. »Ich bin zu meiner Tochter gezogen. Es war eine Fehlentscheidung, die mir viel Heimweh gebracht hat. Das Leben fern meiner Heimat ist mir zur Qual geworden, in meinem Alter sollte man nicht mehr umziehen, es war eine Art Notwehr gegen die Trauer. Auch die Enkel können mich nicht aufheitern. Manche denken sich, diese Jammerliese. Aber es ist halt schwer, die lange schöne Zeit mit der ganzen Familie und das nette gemütliche Haus so einfach auf die Seite zu schieben. Ich glaube, ein Leben lang werde ich damit nicht fertig.«

Das Museum der Toten

Wenn die Suizidangehörigen in ihrem gewohnten Umfeld bleiben, weil das Halt bietet, an dem sie sich festhalten, stellt sich oft die Frage: Was machen wir mit dem Zimmer des Toten? Meistens wird es zu einer Art Museum ausgestaltet. Alles bleibt unangerührt, so wie der Tote das Zimmer verlassen hat. Wenn er im nächsten Moment hereinkäme, könnte er rein optisch genau da wieder anfangen, wo er aufgehört hat. Mütter tragen die Kleidung und den Schmuck ihrer toten Töchter und Söhne. Es sind verzweifelte Versuche, das letzte Stück Intimität und Nähe nicht aufzugeben.

Doris Schneider* kann ihrem Sohn jederzeit die Hand drükken, schreibt sie. Er hatte seine Hand zur Abiturfeier in Stein modelliert. Fotos von ihm befinden sich in vielen Räumen des Hauses, seine Arztkleidung, die er am letzten Tag trug, hängt noch in seinem Zimmer.

Familie Cranz* hat vielfältige Rituale für sich gefunden, um ihren Sohn zu trauern. Rita Cranz* erzählt: »Mein Mann und ich können uns nicht vorstellen, daß unser Carsten* nicht mehr da sein soll. Eigentlich sind wir überzeugt, daß er noch bei uns ist, zumindest ab und zu. Wir sprechen mit ihm, wir lachen mit ihm. Wir trinken auf sein Wohl, wenn wir eine Flasche Wein geöffnet haben. An seinem Bild brennt jeden Tag eine Kerze, sein Zimmer ist unberührt. Manchmal legen wir einen Carsten-Tag ein. Dann koche ich eines seiner Lieblingsgerichte, trinke eines seiner Lieblingsgetränke, wir hören seine Musik. Ich sorge für frische Blumen, bete für ihn und für uns und bitte darum, daß er in meinen Traum kommt. Ich meditiere und schreibe Gedichte, die ich mit meinem Kind erlebt habe, auf. Ich schmuse mit unseren beiden Katzen, die wir von unserem Sohn und seiner Freundin zu unserem Hochzeitstag bekommen haben, dabei spüre ich eine Verbindung zwischen ihnen. Vielleicht hört sich dies alles für Außenstehende seltsam an, aber das macht nichts.«

Das Totengedenken und die Ritualisierung des Alltags ist ein schwieriges Thema, bei dem die Suizidangehörigen völlig unterschiedlich reagieren. Was dem einen Trost spendet, kann den anderen enorm belasten. Wie kann man sich von einem Toten verabschieden, ohne daß man ihm seine Würde raubt und ihn vergißt?

Antoine de Saint-Exupéry hatte sich darüber einfühlsame Gedanken gemacht. »Ich kenne jene etwas sonderbaren Familien, welche an ihrem Tisch einem Toten den Platz freihalten. Sie leugnen das Endgültige. Aber nie schien mir dieser Trost ein Trost zu sein. Tote muß man zu Toten machen. Dann wird ihnen, in der Rolle des Totseins, eine andere Form des Daseins zuteil. Jene Familien aber verzögern ihre Wiederkehr. Sie machen ewig Abwesende aus ihnen, Tischgenossen, die zu spät daran sind für die Ewigkeit. Sie vertauschen die Trauer für ein leeres Warten. Diese Häuser schienen mir in ein hoffnungsloses Unbehagen getaucht, Guillomet, den letzten Freund, den ich verlor und der im Dienste der Flugpost umkam, mein Gott, da hab ich die Trauer auf mich genommen, Guillomet wird sich nie mehr verändern. Er wird nie mehr da, aber auch nie mehr fort sein. Ich habe sein Gedeck von meinem Tisch fortgeräumt, diese überflüssige Schlinge, ihn zu fangen, und habe aus ihm einen richtigen toten Freund gemacht.«[105]

Für Heidelinde Berg[*] sind die Punker ihre Freunde geworden. Ihr Sohn war Punk. Und ist als Punk gestorben. Jetzt kümmert sie sich um die Kinder der Straße. Damals hatten die Sanitäter ihr die Utensilien ihres Sohnes ausgehändigt. Heidelinde Berg trägt stolz die Sachen ihres Sohnes. Ein Goldkettchen mit zwei Kreuzen und eine kleine gelbe Holzente an einem Lederband. So ist er ihr nah. Der Punk, den alle nur ›Hölli‹ nannten, hatte sich 1996 von einem Haus zu Tode gestürzt. Das Drama ihres Sohnes begann aber schon ein Jahr zuvor, als ein Freund von ihm an einer Überdosis Heroin starb. Die Punkergemeinde warf Schnapsflaschen, Spritzen und Tabletten ins offene Grab. Genau so wollte Hölli auch beerdigt werden. »Ich werde keine 18. Das Leben ist zum Kotzen, schau dich doch um in der Welt.«

»Die Erinnerung ist das einzige Paradies, aus dem wir nicht vertrieben werden können«, hatten Höllis Freunde an das »Todes-Geländer« des Hochhauses geschrieben. Heidelinde Berg hält sich daran. Sie zeigt einem *Spiegel*-Reporter Höllis Zimmer mit den schwarzen Möbeln, die er sich immer gewünscht hatte. Das Zimmer ist zur Reliquienstätte geworden. Ein Memorial an den Jungen, der von sich selbst sagte: »Ich bin eine Niete.« Eine Bibel, drei kleine Kerzen, ein Palästinensertuch sind seiner Mutter geblieben, zudem seine Schallplatten- und CD-

Sammlung. Eine Bibelstelle liegt aufgeschlagen: »Von da an blieb keine Kraft mehr in mir, und es ging mir der Atem aus. (Daniel, Kap. 10, Vers 17).«

Erinnern ist nötig, aber auch belastend. Margot Sommer* kann nicht mehr unbeschwert in ihren Garten gehen. Ihr 17jähriger Sohn Michael* hatte sich am Querbalken der Kinderschaukel erhängt. Der Schmerz bei Michaels Vater war so groß, daß er die Schaukel zersägte und ins Feuer warf. An der Stelle hat er heute einen Teich angelegt.

Marika Schmitt*, deren Mann bewußt gegen einen Brückenpfeiler gefahren war, schmiß sofort das Ehebett hinaus und räumte den Kleiderschrank ihres Mannes aus. Ihre Kinder protestierten: »Das gehört unserem Papa, das darfst du nicht.« Marika Schmitt ließ sich nicht irritieren. Nichts sollte mehr an den Mann erinnern, dem sie am liebsten ins Gesicht geschrien hätte, was er ihr angetan hat. Sie ließ die Wohnung renovieren, und zog dann in eine andere Gegend. Aber die Schuldgefühle zogen mit.

Schule und Suizid

Werner Kühnert ist ein Mann wie ein Baum. Nichts kann ihn scheinbar umwerfen. Daß er zwei Schicksalsschläge verkraften mußte, sieht ihm erst einmal niemand an. 1969 wählte eine seiner Schwestern den Suizid. Werner Kühnert brauchte lange, bis er das verarbeitet hatte. Aber er gründete eine eigene Familie und wollte dem Tod bewußt eigenes Leben entgegensetzen. Er war stolz auf seine vier Kinder, die ihm besonders nach dem Tod seiner Frau Halt waren. Einen Sohn hielt er für besonders stark. »Von Frank dachte ich, daß er einmal eine Stütze für mich sein könnte im Alter, während ich mir bei seinen drei Geschwistern Sorgen machte. Ich dachte, mein Frank hat das große Los gezogen, bei ihm ist alles auf Zukunft gerichtet, um den brauche ich mir keine Sorgen zu machen. Wie ein Blitz aus heiterem Himmel kam dann die Nachricht, daß Frank tot ist. Wieso tot, war meine erste Reaktion.«

Frank Kühnert hatte sich ein symbolträchtiges Datum gewählt: »Am Todestag seiner Mutter hat er es gemacht. Sie starb an Krebs, er hat ihren Kampf miterlebt und einen würdigen Tag gesucht, damit wir keinen zweiten Todestag in der Familie haben.« Sein Vater, der heute in Landshut eine Angehörigengruppe leitet, zermarterte sich den Kopf. »Für mich brach eine Welt zusammen, und erst heute beginne ich zu begreifen, daß er einfach zu hohe Ansprüche an sich selbst gestellt hatte und meinte, er sei unfähig, das künftige Leben zu meistern. Ich hatte ihn immer für den Stabilsten gehalten, ihm, dem keine Aufgabe zu schwierig war. Ich wußte ansatzweise von psychischen Problemen bei ihm, daß er schlecht schlief und sich schwer entspannen konnte, aber ich dachte mir, jeder Mensch ist mal niedergeschlagen, das ist eine vorübergehende Erscheinung. Daß er beim Nervenarzt war, war mir nicht bekannt. Seine Freundin durfte mir nichts sagen, er hat sich geniert. Scheinbar war das eine Schmach für ihn, hilfsbedürftig zu sein, an der Seele zu erkranken, die Kontrolle zu verlieren.«

Damit es anderen besser geht, wirbt Werner Kühnert, der in seinem Beruf Schulen mit Lehrmaterialien beliefert, jetzt für eine bessere Aufklärung: »Mich hat der Fall eines 14jährigen Mädchens aufgeschreckt, deren Auslöser für den Suizid eine 6 in Mathematik war. Frank hat in seiner Schulzeit nie etwas von Suizid gehört, aber genau dort gehört es hin. Das Thema muß in der Schule besprochen werden, Auswege müssen aufgezeigt werden. Das Thema Lebensbewältigung und Depression muß genauso selbstverständlich auf dem Stundenplan stehen wie Verkehrserziehung und Anti-Drogen-Informationen, wenn der Satz ernst genommen werden soll: Nicht für die Schule, sondern für das Leben lernen wir. Krisen gehören zum Leben.«

Kann es einen suizidpräventiven Unterricht geben? Ja, meint der holländische Suizidforscher Réne Diekstra in einem Interview im *Stern.* »Wir müssen bei den Jugendlichen ansetzen. Es gibt zahlreiche Studien, die belegen, daß man mit engagierten Lehrern ganz leicht eine Art von Schulkultur schaffen kann, die Jugendliche lehrt, daß Schwierigkeiten zum Leben gehören und auch zu meistern sind. Dazu gehört, daß Lehrer angeleitet werden, suizidgefährdete Schüler überhaupt zu erkennen und sich rechtzeitig um sie zu kümmern. Ein plötzlicher Leistungsabfall kann bereits das erste Zeichen einer Depression sein, die in einem Suizid endet. In Holland bringen wir den Lehrern bei, daß Suizidverhütung quasi ein Unterrichtsfach ist wie Physik oder Englisch. Wenn wir die hohen Suizidraten eindämmen wollen, müssen wir über dieses Thema reden. Jeder sollte sich damit beschäftigen – und zwar sofort und nicht erst dann, wenn er unter Freunden oder Angehörigen ein Suizidopfer zu beklagen hat.«[106]

Ein Vorbild ist England, wo der britische *Samariterverband* schon in den 80er Jahren mit Suizidaufklärung begann: Ein Infopaket mit einer mehr als 100seitigen Faktensammlung wurde verteilt, dazu gab es einen Videofilm, der von Kindern gedreht worden ist. Die Begründung der Sozialarbeiter war einfach: »Kinder sprechen am besten für sich selbst. Erwachsene können sich gar nicht in die Welt junger Leute hineinversetzen. Wie man Mathematik und Biologie unterrichtet, wissen die Kollegen in den Schulen. Wenn es aber um die persönlichen Schwierigkeiten junger Leute geht, sind viele Pädagogen einfach überfordert.«[107]

Auch der Schweizer Sozialpsychologe Gerhard Schmittchen, Dozent an der Uni Zürich, plädiert für Reformen, die letztlich auf eine humanere Schule hinauslaufen: »Wir können die Jugend nicht in Watte betten, aber die Schulen sollten mehr Spielräume für die Entfaltung einer kultivierten Emotionalität schaffen und das sogenannte Unnütze nicht verdrängen. Emotionalität signalisiert Kontrollverlust, und dort beginnen die Ängste einer rationalisierten Kultur.«[108] In Deutschland gibt es hierzu leider erst zaghafte Ansätze. Viele Schulleiter sind immer noch um den Ruf ihrer Schule besorgt, wollen auf keinen Fall als »Selbstmörder-Schule« in Verruf kommen. Außerdem befürchten sie Nachahmertaten, wenn sie das Thema nicht unterdrücken. Das ist grundfalsch und einfach nur hilflos. Erst die Tabuisierung schafft einen Mythos, der auch faszinierend wirken kann.

Geradezu vorbildlich ist das Hamburger Heilweg-Gymnasium mit dem Suizidthema umgegangen. Nachdem sich innerhalb von zwei Jahren zwei Schüler jeweils auf oder unmittelbar nach Klassenfahrten das Leben genommen hatten, veranstalteten Lehrer gemeinsam mit Eltern und Schülern eine Tagung zum Thema *Adoleszenzkrise bei Jugendlichen und jungen Erwachsenen*. Es mußte etwas getan werden, zu einschneidend waren die beiden Suizide gewesen. Die Angst vor dem Werther-Effekt auf Schulreisen ging um. Die Lehrerin Cornelia Spengler hatte die Idee zu der Tagung: »Es war nicht nur Betroffenheit, sondern richtig Schrecken, den alle gefühlt haben. Die ganze Oberstufe war traumatisiert. Alle fühlten sich hilflos: Lehrer, Eltern, Schüler. Wir wollten miteinander bei einer schulinternen Tagung ins Gespräch kommen. Die Aula haben wir zu einem griechischen Halbrund umgestaltet, Klassenzimmer wurden mit Stuhlkreisen umgestellt. Schule wurde so zu einem Ort, wo existentielle Fragen besprochen wurden. So wie früher Sexualität tabuisiert war, ist heute der Tod tabuisiert.« Das Thema Suizid kommt selbst in der Lehrerausbildung nicht vor, allenfalls im Kontext der Entwicklungspsychologie findet sich das Thema Suizidprävention.

Das Heilwig-Gymnasium wollte nicht im eigenen Saft schmoren und holte sich den Experten Michael Witte von der Berliner Krisenhilfe *NEUhland* ins Haus. Witte erzählte von den Wechselbädern, denen junge Menschen unterliegen, und davon, daß Selbsttötungsgedanken sehr viel alltäglicher sind, als wir sie zulassen möchten: »Wichtig ist ein gesellschaftliches Klima zu schaffen, das es ermöglicht, Gefühle von Versagen, von Nicht-Mehr-Weiter-Wissen, von Nicht-Mehr-Ertragen-Können besprechbarer zu machen. Dann verlieren sie ihre Dramatik, dann kann in ihnen auch die Kraft stecken, weiter zu leben. In der suizidalen Phantasie können auch lebensrettende Momente stekken«, erläuterte Witte. »Wenn man sich den Wert klarmacht, den man für andere hat. Nach dem Motto: Dann sollen sie mal sehen, wie sie ohne mich zurechtkommen. Und man stellt sich vor, wie der ganze Laden zusammenbricht. Wenn dies das Ergebnis der Phantasie ist, dann ist das sehr gut. Die Frage ist nur, was ist, wenn die Phantasie darin mündet, daß dieser Laden nicht zusammenbricht, sondern statt dessen alles genau so weiterläuft wie bisher und es überhaupt nicht auffällt, ob ich da bin oder nicht? Genau dies ist das Problem, es gibt den anderen Ausgang, daß ich darüber mein Selbstwertgefühl nicht mehr stabilisieren kann.«

Witte riet den Eltern unbedingt, ihre Kinder direkt auf befürchtete Suizidgedanken anzusprechen und keine Angst davor zu haben: »Natürlich gibt es Ängste: Wenn ich denjenigen frage, könnte er erst auf die Idee kommen, sich das Leben zu nehmen oder wenn ich ihn als Schüler anspreche, hat der Mitschüler das Gefühl, ich spiele mich als der Obersozialarbeiter auf oder um Gotteswillen, was ist, wenn mein Kind die Frage nach Suizidwünschen mit ja beantwortet.« Witte empfiehlt daher einfache Fragen: »Ich habe Angst, daß du dir etwas antun könntest, ich mache mir Sorgen. Ist es so, daß du über Selbstmord nachdenkst?« Viele Jugendliche wären dankbar dafür, meinte der Suizidexperte bei der Tagung. »Sie werden feststellen, daß kein Mensch, auch kein Jugendlicher, ihnen diese Frage verübeln wird. Denn diese eine Frage vermittelt ganz viel: Ich bin daran interessiert, daß du lebst. Ich bin daran interessiert, wie es dir geht. Und ich bin bereit, nach meinen Möglichkeiten mit dir zu reden. Wenn Sie das erreicht haben, dann haben sie auch wieder den Faden in der Hand, den Faden, der dieses Gespräch weiter erhält.«

Schuldenfalle und Versicherungsprobleme

Nach dem Tod eines Menschen kommen häufig finanzielle Probleme auf die Hinterbliebenen zu. Töten sich Menschen wegen enormer Schulden, können die Angehörigen zwar das Erbe ausschlagen, bestand aber keine Gütertrennung in der Ehe, sitzt der Partner oder die Partnerin dennoch auf den Schulden. Ein Absturz in die Armut ist häufig nicht zu umgehen. Der Weg in die Sozialhilfe scheint vorgezeichnet.

Ein Suizid hat immer materielle Folgen: Die Kosten des Begräbnisses sind die geringsten. Beim Suizid eines Partners müssen viele Frauen von einem auf den anderen Tag den Ernährer der Familie ersetzen, einen Beruf lernen, die Kinder allein versorgen. Als Witwe rutschen sie in eine schlechtere Steuerklasse, werden vom Finanzamt noch zusätzlich bestraft. Die Überzeugung vieler Menschen, die sich aus finanziellen Motiven umgebracht haben – »Meine Familie kommt ohne mich immer noch besser zurecht« – entspricht meistens nicht den Tatsachen

Vom Erben von Schulden

Besonders schlimm wird die Situation, wenn die Lebenspartner bei Krediten füreinander gebürgt haben. Der Suizid hebt die Abmachung mit der Bank ja nicht auf. Irene Reuth* ist es so gegangen. Da nützten auch die letzten Worte ihres Freundes nicht mehr: »Lieber Käfer, ich liebe Dich, entschuldige bitte.«

Eine Entschuldigung machte noch lange keine Entschuldung. Am Anfang sah es für Irene Reuth so aus, als ob sie den Rest ihres Lebens in einen Schuldenturm eingesperrt sei, für den ihr Freund den Schlüssel weggeworfen hat. Er war mit seiner Boutique gescheitert und hatte seiner Freundin zum Abschied alle Schlüssel in Reih und Glied auf den Tisch gelegt. »Wenn mir was passiert, ist für Dich gesorgt«, hatte er ihr versichert. Er meinte damit zwei Lebensversicherungen, die er abgeschlossen hatte. Eine Milchmädchenrechnung, wie Irene Reuth sehr rasch bemerkte. »Die Versicherungen in Höhe von rund 120 000 DM wurden nicht an mich ausgezahlt, weil die nötige Frist bei einem Suizid nicht verstrichen war und ich nicht nachweisen konnte, daß er geistesgestört war, als er sich auf einem Feld die Pulsadern geöffnet hat. So erbte ich, weil die Boutique auf meinen Namen lief, 145 000 DM Schulden, die Zinsen kamen noch dazu.«

Auch die Kosten für die Beerdigung, das Grab und den Grabstein in Höhe von rund 12 000 DM übernahm Irene Reuth, weil keine Verwandten dafür aufkamen. »Ich konnte ihm doch kein Armenbegräbnis geben und ihn irgendwo verscharren lassen.« Dann ging alles rasend schnell. Die Gläubiger wollten Geld sehen, der Gerichtsvollzieher schloß die Boutique, es kam zur Versteigerung. Irene Reuth wurde der Lohn bis auf das Existenzminimum von 1 400 DM gepfändet, nicht einmal ein Auto durfte sie besitzen. Die Bank kündigte ihr sofort das Konto. Es war ein unaufhaltsamer sozialer Abstieg: »Obwohl ich überhaupt nichts dafür konnte, fühlte ich mich wie eine ›Asoziale‹. Ich bin in einer Familie aufgewachsen, wo Schuldenmachen verpönt war. Wenn ich bei einem Versandhandel etwas bestellen wollte, hieß es nun grundsätzlich: nur per Nachnahme. Um Miete zu sparen, zog ich sogar zu einem Mann, bei dem ich sonst nie eingezogen wäre. Ich versuchte nur noch die Nerven zu behalten, alles ganz pragmatisch zu sehen. Irgendwann wurden die Schulden für mich nur eine Zahl.«

Vom Umgang mit Lebensversicherungen

Versicherungen haben es an sich, daß sie ungern Geld herausrücken, vor allem wenn es um höhere Summen geht. Beim Suizid verweigern die Lebensversicherungen oft die Zahlung. Sie unterstellen erst einmal einen sogenannten »durchdachten Bilanzselbstmord ohne jegliche Bewußtseinsstörung«. Wenn der Tote vorher nachweisbar krank gewesen wäre, müßten sie nämlich zahlen. Aber viele Suizidgefährdete haben ja den Gang zum Arzt gescheut und manche Ärzte die Krankheit nicht als Krankheit erkannt. Die Folge sind häufig zermürbende Rechtsstreitigkeiten, zu denen die Angehörigen oft nicht in der Lage sind. Und das Prozeßrisiko ist hoch.

Die Versicherungen sind grundsätzlich mißtrauisch, was die Angehörigen zusätzlich belastet. Sie kalkulieren ein, daß Lebensmüde einen Unfall vortäuschen, um ihre Angehörigen finanziell abzusichern. Die Klausel, daß bei Suizidverdacht in den ersten drei Jahren jede Zahlung ausgeschlossen ist, sei nötig, um Mißbrauch auszuschließen. In den Allgemeinen Versicherungsvertragsbedingungen (ALB) heißt es: »Bei Selbsttötung vor Ablauf von drei Jahren seit Zahlung des Einlösungsbetrages oder seit Wiederherstellung der Versicherung besteht Versicherungsschutz nur dann, wenn uns nachgewiesen wird, daß die Tat in einem die freie Willensbestimmung ausschließenden Zustand begangen worden ist. Bei Selbsttötung nach Ablauf der Dreijahresfrist bleiben wir zur Leistung verpflichtet.«[109]

Manchmal handelt es sich nur um Tage. Dem *Bund der Versicherten* sind Fälle bekannt, wo sich Menschen genau drei Jahre und einen Tag nach dem Vertragsabschluß umgebracht haben. Die Versicherungen zahlten dennoch nicht, weil der Termin der Policierung vor dem Termin der Zahlung des Einlösungsbetrages lag. Der *Bund der Versicherten* bemerkt hierzu: »In aller Regel liegen diese Termine zusammen, im Einzelfall kann es aber auch zu kleineren Differenzen kommen, die für die Hinterbliebenen von entscheidender Bedeutung sein können.«[110]

Werden aber die Zahlungen durch die Versicherungen angewiesen, gibt es viele Angehörige, die das Geld nur mit schlechtem Gewissen annehmen können. Häufig genug sind sie zwar darauf angewiesen, aber an diesen Scheinen klebt in ihrer Vorstellung ebenso Blut wie an Erbschaften, mit denen sie nicht glücklich werden können. Stefanie Haase* berichtete: »Mein Freund war bereits seit Jahren hoch verschuldet. Er hatte ein Elektrogeschäft, das praktisch keinen Gewinn abwarf. Wären wir verheiratet gewesen, hätte das für mich verheerende Folgen gehabt. Ich war in seiner Lebensversicherung zu 50 Prozent als Begünstigte eingetragen. Davon habe ich aber erst erfahren, als ich ein Einschreiben der Versicherung erhielt, in dem mir mitgeteilt wurde, daß die Versicherung bei einem Suizid nicht zur Auszahlung käme. Ich habe mich darum auch nicht weiter gekümmert, es wäre für mich schlechtes Geld gewesen. Ich hätte nur versucht, darum zu kämpfen, wenn ich seine Schulden geerbt hätte.«

Vom Umgang mit anderen Versicherungen

Wenn Manuela Meyer* an ihren Mann denkt, überkommt sie Wut. Über die Schuldgefühle und die Schulden, die er ihr hinterlassen hat. Vor einem Jahr hat er sich das Leben genommen. Sie war fast 40 Jahre mit ihm verheiratet. Als die Ehe vor der Trennung stand, tötete sich Martin Meyer* in der Garage durch die Abgase seines Wagens. Bei der Rettungsaktion der Feuerwehr kam es zu einer Verpuffungsreaktion, Auto und Garage brannten im Nu lichterloh.

Der Streit um die Schäden an den Garagen ging los. Zwei benachbarte Garagen waren durchs Feuer mitbetroffen. Nur für die Garage der 61jährigen Manuela Meyer bestand eine Gebäudeversicherung. Diese kündigte aber sofort den Vertrag und lehnte eine Regulierung mit der Begründung »grobe Fahrlässigkeit« ab. Laut Garagenordnung des Landes Nordrhein-Westfalen, so belehrte die Assekuranz die Witwe, dürfe ein Laufenlassen des Motors nur bei gleichzeitiger Belüftung erfolgen. Der Brand des PKW's sei billigend in Kauf genommen worden: »Das objektiv grob fahrlässige Verhalten ist unseres Erachtens auch dem Versicherungsnehmer als unentschuldbares Fehlverhalten vorzuwerfen. Das grob fahrlässige Verhalten ihres Ehemannes als Versicherungsnehmer muß sich auch die Ehefrau zurechnen lassen.«

Manuela Meyer fand solche Äußerungen nur zynisch. Sie wollte klagen, aber da das Landgericht einen Antrag auf Prozeßkostenhilfe wegen mangelnder Erfolgsaussichten ablehnte, verzichtete sie. Auch eine Eingabe an das *Bundesaufsichtsamt für das Versicherungswesen* war erfolglos. Die Autohaftpflichtversicherung zahlte entgegen ihrer Zusage nur einen Teil der Kosten für die Nachbargaragen. Das Dach und das zerstörte Regenabflußrohr ließ Manuela Meyer dann von einem Bauunternehmer reparieren und staunte nicht schlecht, als er 27 000 DM dafür verlangte. 7 000 DM bezahlt die Versicherung, 20 000 DM mußte sie aus eigener Tasche bezahlen. Manuela Meyer fühlte sich über den Tisch gezogen.

Verständnis für Menschen, die beruflich mit Suizid zu tun haben

Sie sind die Profis, die »Periletal-Experten«, wie es im Fachjargon heißt. Menschen, die täglich mit dem Suizid in der Praxis zu tun haben: Rettungssanitäter, Polizisten, Notärzte, Krankenschwestern und Pfleger auf Intensivstationen, Mitarbeiter von Vergiftungsambulanzen. Der Suizid ist für sie Routine, doch daran gewöhnen können auch sie sich nicht.

Die schwere Aufgabe der Polizisten: »Wie sage ich es den Angehörigen?«

Es gab schon angenehmere Termine für Ernst Pittroff und Eberhard Zeiske. Dennoch kamen die beiden Polizisten im September 1998 zu einem der monatlichen Treffen der Bayreuther *Angehörigengruppe um Suizid (Agus)*. »Das Thema Suizid ist nicht jedermanns Sache, viele Polizisten verschließen sich und hassen diese belastenden Einsätze bei einem Suizid«, erzählt Emmy Meixner-Wülker. Das Treffen war überfällig, um gegenseitiges Verständnis zu wecken, denn immer wieder hatten die Angehörigen von Menschen, die sich umbrachten, über rüde, unsensible und hilflose Polizisten geklagt.

Das Thema »Wie verhalte ich mich bei einem Suizid, damit die Angehörigen geschont werden?« spielt in der Ausbildung der Polizei bis heute offenbar nur eine geringe Rolle. Wie anders sind solche Vorfälle zu erklären, von denen Barbara Claaßen* berichtete: »Todestag meines Sohnes war ein Sonntag, ich war am Nachmittag nicht anzutreffen. Der Polizeibeamte verständigte deshalb alle Mieter im Haus und damit die halbe Stadt. Montag gegen 15 Uhr erfuhr ich äußerst plump die schreckliche Nachricht. Das Wort Datenschutz oder Diskretion hatte er vermutlich noch nie gehört. Für mich war es eine Demütigung, daß es alle vor mir wußten.« Manche Polizisten verstehen sich als »Sachbearbeiter«, wie es im Polizeijargon so treffend heißt.

Ihnen fehlt leider oft der Instinkt und das Fingerspitzengefühl, oder es ist Ihnen durch die Vielzahl der Fälle während des Tages abhanden gekommen.

Beispiele gibt es leider zuhauf. So wurden Harald Mägel* aus Nordbayern, der in der Nacht von der Freundin seines Sohnes Gerüchte über dessen Suizid in Köln gehört hatte, von der Kölner Polizei nähere Angaben verweigert. Er möge sich gefälligst bis zum nächsten Tag gedulden, da könne ja jeder anrufen, man wisse ja gar nicht, ob er wirklich der Vater sei. Auf die Idee, eine Polizeistreife in die Wohnung des Vaters zu schicken, um die Identität des Anrufers festzustellen, kamen die Kölner Beamten nicht. Die Stunden bis zur tödlichen Gewißheit wurden so zu einer Ewigkeit. Auch Petra Bamm* rügt die Polizei. Sie wurde auf der Suche nach ihrem Freund mit dem Streifenwagen durch die Kleinstadt gefahren: »Ich fühlte mich wie auf dem Präsentierteller, als ob ich selbst kriminell geworden wäre.«

Verstöße gegen den Datenschutz werden in den Selbsthilfegruppen der Suizidangehörigen häufig kritisiert. Der Pfarrer Bernd Müllner*, der seine Tochter durch Suizid verloren hat, erzählt: »Die Kripo war in jeder Weise taktlos, die ehemaligen Vopos brüsteten sich mit ihrem Wissen, wollten damit ihr Image aufpolieren. Auf Anrufe unterschiedlicher Mitarbeiter der diakonischen Einrichtung, bei der ich arbeitete, gab die Kripo bereitwillig Auskünfte über Detailfragen, die uns fast den Atem nahmen, weil es zu einer Anreicherung dieses Wissens mit eigenem Gedankengut kam. Als ich die zuständige Kreisstaatsanwältin fragte, ob die Mitarbeiter der Schweigepflicht unterlägen, hat sie sich über die Frage ausgeschwiegen.«

Solche Pannen dürfen nicht passieren, aber sie geschehen täglich. Sicher: Die Polizisten haben es nicht leicht, weil sie in solchen extremen Situationen oft überfordert sind. Sie müssen nach der Strafgesetzordnung sofort vor einem eventuellen Verwischen von Spuren feststellen, ob ein Fremdverschulden vorliegt. Bei kritischen Nachfragen fühlen sich Angehörige daher oft als potentielle Mörder betrachtet, die Beamten benötigen sehr viel Fingerspitzengefühl.

Es sind sehr unangenehme Ermittlungen für Polizisten, die die Hinterbliebenen in den schrecklichsten Stunden ihres Lebens befragen müssen. Sensibilität ist nicht jedem gegeben, obwohl bei der Polizei seit zehn Jahren ein Generationenwechsel eingesetzt hat, meinen Pittroff und Zeiske: »Wir können keine Psychologen und Psychiater ersetzen, aber in der Nachbesprechung von Einsätzen Probleme ansprechen. Manche Kollegen können die Bilder der Toten nicht abschütteln. Wir lernen dazu. Den früher pauschalen Rat, sich den Körper eines Selbstmörders nicht mehr anzuschauen, geben wir heute nicht mehr.«

Heute kommt es häufiger vor, daß Polizisten nach einem Suizid die Angehörigen auf Selbsthilfegruppen hinweisen. Dennoch gibt es bei der Polizei in diesem Bereich noch viel zu tun. In dem Buch *In meinen Armen sterben – Vom Umgang der Polizei mit Sterben und Tod* übt ein Polizist harsche Kritik an seinen Kollegen: »Wer über den Tod, auch den eigenen Tod nicht nachdenkt, der tut sich schwer, den Hinterbliebenen das zu geben, was sie so dringend brauchen: das Gefühl des Verstehens und menschliche Nähe. Allzu oft habe ich während meiner Dienstzeit diese Zusammenhänge beobachten können. Kollegen, die den Tod verdrängten, sogar Witze machten, zeigten auch in alltäglichen Konfliktsituationen Mängel im Verständnis, im Mitgefühl.«[111]

Eine polizeiliche Todsünde ist die Überbringung der Todesnachricht am Telefon. Reinhild Deffke* ist das leider passiert: »Sie haben es sich sicher schon gedacht, sagte der Polizist. Ich empfand es wie puren Hohn. Als ich die Vermißtenanzeige bei der Polizei aufgegeben hatte, wollte man mich noch abwimmeln. Vielleicht wäre mein Mann bei einer Freundin?«

Um so wichtiger sind die positiven Beispiele. Marianne Lampe* fand es tröstlich, daß sie ein Kripobeamter kurz in den Arm genommen hatte, als sich ihr Sohn im Haus erhängt hatte. Josef Gstrein* bekam von Polizeibeamten »Entlastung und Befreiung von Schuld, die man sich entweder selbst einredet oder von außen an einen herangetragen wird. Daß der Verdacht eines Fremdverschuldens sofort ausgeräumt wurde, ist tröstlich. Nach dem längeren Gespräch hatte ich später das Gefühl, daß ich zu sehr aus mir herausgegangen sei, also in einer Art ›Offenbarung‹ intimste Dinge ausgesprochen habe, die ich einige Tage später sicherlich nicht mehr so undistanziert von mir gegeben hätte. Dies schien mir aber auch normal, da bei einem einfühlsamen Polizeibeamten ein wichtiger Teil des psychischen Druckes abfällt.«

Daß die Polizei allen Grund hat, sich auch intern mit dem Thema Suizid auseinanderzusetzen, zeigt die Tatsache, daß unter Polizisten eine erhöhte Suizidrate vorkommt. Es gibt bei ihnen fast keine Suizidversuche, weil sie mit der Dienstwaffe perfekt umgehen können. Wie viele Polizisten sich jährlich umbringen, kann niemand genau sagen. Es wird keine Statistik über die Berufsgruppen Bundesgrenzschutz, Zoll und Polizei in Deutschland geführt. In den USA ist das anders. Dort stellte sich heraus, daß die New Yorker Polizisten besonders gefährdet sind. In der Zeitschrift *Suizidprophylaxe* wies der Polizist Dieter Hartwig erstmals nach, daß in Nordrhein-Westfalen Suizide von Polizisten häufiger vorkommen als im Rest der Bevölkerung. Er untersuchte 131 Suizide von 1983 bis 1997 und ermittelte eine Suizidrate von 19,6 im Vergleich zur Allgemeinbevölkerung von 12,7 (bezogen auf eine Einwohnerzahl von 100 000).[112]

Im Dienst haben Polizisten ständig mit Suiziden zu tun: Überbringen von Todesnachrichten, Öffnen einer Wohnung, Abnehmen eines Erhängten. Oder auch der sogenannte »Suicide by cop«: Jemand möchte sich umbringen, aber ihm fehlt der Mut. So provoziert er eine Situation, in der ihn Polizisten, die sich von ihm bedroht fühlen, töten. Traumatische Erlebnisse, die polizeiintern nur wenig aufgearbeitet werden, weil man davon ausgeht, daß die Beamten das mental »abpuffern« können. Viele Polizisten können mit niemandem darüber reden.

Der Polizist Stefan Homberg*, der heute noch unter dem Suizid eines Freundes leidet, räumt die unerhörte Belastung ohne weiteres ein: »Jeder neue Fall erinnert mich an meinen Freund. Wenn man die Uniform auszieht, verdrängt man alles, trinkt notfalls ein Bier. Bis zum nächsten Fall. Dann kommt alles wieder hoch.« Der Mythos der harten Jungs, der gepflegt wird, verhindert Nachdenklichkeit. Die Polizei muß sich fragen, ob in ihr ein suizidales Klima herrscht, heißt es auch intern.

Wie belastet Polizisten durch ihren Dienst sind, beleuchtet die Geschichte des Kommissars Horst Biese*: »Wir hatten Fälle, wo sich die Leute Dutzende von Messerstichen verabreichen, um aus dem Leben zu scheiden, wo der Tatort fürchterlich aussieht. Da ist eine unglaubliche Aggression gegen sich selbst.« Der Kripomann erinnert sich an einen Fall, wo sich ein Mann, der mit seiner gesamten Umwelt im Krieg lebte, zu Hause umgebracht hat: »Er hat die Wohnung verbarrikadiert von innen in der Ansicht, daß der Hausbesitzer die Wohnung desinfizieren muß. Er hat wahrscheinlich damit gerechnet, daß er wochenlang da liegen muß. Er hat eine ganze Reihe von Briefen an alle möglichen Leute hinterlassen, das Geld beiseite gelegt für die Briefmarken und in einem Brief den Kriminalbeamten aufgefordert, er solle alle diese Briefe abschicken. Es waren wüste Beleidigungen aller möglichen Leute, mit denen dieser Mann im Streit lebte. Für den Fall, daß er das nicht tut, hat er angefügt, soll diesen Kripobeamten der Blitz treffen.«

Der Kampf auf den Intensivstationen: »Manchmal sind wir auf verlorenem Posten.«

Oft, besonders nach Vergiftungen, können Menschen, die sich das Leben nehmen wollten, gerettet werden. Der Dienst auf Intensivstationen, auf die Menschen nach Suizidversuchen kommen, ist enorm anstrengend. Der Münchener Psychiater Thomas Bronisch berichtet: »Es ist nicht sehr angenehm, eine Magenspülung bei einem Patienten zu machen, der zu viele Tabletten eingenommen hat. Ich habe das gehäuft auf einer Intensivstation gemacht. Das schafft erhebliche Aggressionen gegenüber den Betroffenen. Es gibt viele Gründe, Suizidalität zu tabuisieren, auch im Bereich der helfenden Berufe.«

Es ist auch für professionelle Helfer frustrierend, mit suizidalen Menschen zusammen zu sein. Daher fordert die Sozialwissenschaftlerin Christa Winter-von Lersner eine stärkere Berücksichtigung des Suizidthemas in den Lehrplänen der Krankenhauspflege. In einer Untersuchung über die Einstellung des Pflegepersonals zu suizidalen Menschen stellte sich folgendes heraus: Berufserfahrene Krankenschwestern und -pfleger tendieren zur inneren Distanzierung von Suizidpatienten, delegieren den Umgang mit ihnen vergleichsweise rascher an Fachleute und neigen dazu, diese Menschen eher als »Versager« abzustempeln. Berufsanfängerinnen sind dagegen deutlich offener und sensibler.

Ein Mindestmaß an Distanz ist allerdings zum Eigenschutz nötig, meint Christa Winter-von Lersner. Sie erzählt folgende Geschichte: »Eine Krankenschwester verdeutlichte dies in einem schönen Bild: Der Suizident ist einer, der sich in einer Grube befindet. Der Helfende darf nur mit einem Bein zu ihm in die Grube steigen, mit dem anderen Bein muß er aber unbedingt auf dem festen Rand bleiben, damit er nicht selbst jeden Halt unter den Füßen verliert.«[113]

Jeder zweite Psychiater und jeder fünfte Psychologe verlieren in ihrem Berufsleben einen Patienten durch Suizid, die Annahme, daß der Suizid grundsätzlich verhinderbar sei, kann enorme Probleme und Schuldgefühle hervorrufen, wenn es doch passiert.[114] Ärzte, Psychologen und das Pflegepersonal stehen unter einem großen Druck: Jede Fehleinschätzung kann tödlich sein. Durch die Liberalisierung in der Psychiatrie kamen zudem oft rechtliche Folgen für die behandelnden Ärzte hinzu. Wegen mangelnder Sorgfalt wurden Ärzte, die ihren Patienten einen Vertrauensvorschuß gegeben hatten, von den Verwandten des Toten wegen fahrlässiger Tötung angeklagt, wenn die Patienten diesen Freiraum zum Suizid genutzt hatten.

Das Trauma der Lokführer: »Ich habe nur einen dunklen Schatten gesehen.«

Wolfgang Josten kann sich noch gut an das Geräusch erinnern: »Es war um 23 Uhr, ich steuerte einen ICE kurz vor der Düsseldorfer Einfahrt. Es machte ein leises ›Plop‹, ich habe es kaum gehört. Gesehen habe ich nur einen Schatten. Der Mensch hatte sich am Bahndamm hingelegt. Das war für mich weniger schlimm, als wenn er den Zug stehend auf den Gleisen erwartet hätte. Ich kenne Kollegen, denen gehen solche Bilder nicht mehr aus dem Kopf.«

Josten ist Oberlokführer der Deutschen Bahn und hat lange Zeit darum gekämpft, daß die Betreuung von Lokführern nach Schienensuiziden verbessert wird. »Wir können ja nicht wie ein Auto nach rechts und links ausweichen. Ich kenne jede Menge Kollegen, die nach einem Suizid nervlich kaputtgegangen und frühpensioniert wurden.« Seit 1993 hat sich einiges getan, die Gewerkschaft der Eisenbahner hat die Verantwortlichen der Bahn eindringlich auf die Nöte ihrer Mitarbeiter hingewiesen. Die Bahnmanager meinten lange, nach ein paar Tagen sei so eine Konfrontation mit einem Suizid wieder vergessen. Immerhin sind jetzt in der Ausbildung zwei Tage Konfliktbewältigung vorgesehen.

Im Dezember ist die »Abschußrate«, wie es in der schnodderigen Eisenbahnersprache heißt, am höchsten. Rund 1 000 Schienentote gibt es pro Jahr, statistisch gesehen fährt jeder Lokführer einmal in 15 Berufsjahren einen Menschen tot, in der Realität gibt es aber leider Lokführer, die das schreckliche Erlebnis ein Dutzend Mal erleiden mußten. Die furchtbaren Bilder verfolgen sie. Sie fragen sich: »Was habe ich mit dieser Geschichte zu tun? Warum bin gerade ich da mit hinein gezogen worden?« Der Münchener U-Bahn-Fahrer Albert Frank erzählt aus seiner Praxis: »Eine Frau in mittleren Jahren kniete zwischen den Schienen, blickte mich unverwandt an, ich hatte keine Möglichkeit mehr den Zug rechtzeitig anzuhalten. Der Blick dieser Dame verfolgte mich über eine lange Zeit.«

Hartmut Breuer* hatte Hilfe besonders nötig. 17 Jahre ist er Lokführer und 17 Menschen hat er bisher überfahren müssen. In einem Jahr waren es gleich sechs. Lange Zeit war er nur noch ein Nervenbündel. Er wurde in der DDR psychologisch nicht betreut. Es war wie ein böser Fluch. »Man macht sich Vorwürfe zu den Personen, die sich vor die Lok legen«, sagt Breuer. Er wollte beides ins Verhältnis setzen. »Machen sich denn diese Menschen keine Gedanken über den Lokführer? Warum schmeißt sich ein Vater von zwei Kindern vor den Zug? Warum macht ein Mensch so etwas? Ich habe vor diesen Leuten Achtung, aber warum belasten sie mich so damit? Es ist wie ein Horrortrip, wenn man auf diese Menschen zufährt. Bei 120 Stundenkilometer beträgt der Bremsweg 1000 Meter, da hat man keine Chance. Auch wenn man denjenigen, der sich töten will, nicht sieht: Man spürt es, es ist ein ganz eigenartiges Geräusch. Dann kommt die Augenscheinnahme. Man ist verpflichtet, Erste Hilfe zu leisten. Es kann ja sein, daß der Mensch überlebt, durch einen glücklichen oder unglücklichen Zufall. Die 17. Person, die ich überfahren habe, hat überlebt.«

Breuer stieg danach nicht etwa sofort aus dem Zug aus, er mußte erst einmal weiterfahren: »Ich wurde gefragt und fühlte mich dazu in der Lage, war es aber nicht. Ich stand ja unter Schock. Die Bremsung klappte nicht mehr richtig, ich konnte Entfernungen nicht mehr abschätzen. Weiterfahren war unverantwortlich. Viele tun es trotzdem. Um die Strecke schnell wieder freizumachen und weil es zu lange dauert, bis ein Ersatzfahrer gefunden ist.«

»Wir sind ja Einzelkämpfer und werden dafür bezahlt, daß es rollt,« meint Horst Klee*. Er ist einer der Lokführer, der sich nicht schämt zu sagen, daß er in Behandlung war. »Ich war drei Monate krankgeschrieben, im Gespräch mit dem Therapeuten habe ich die Situation immer wieder durchlebt. Als es zum zweiten Mal passierte, mußte ich alles noch einmal durchmachen. Alles ging wieder von vorne los. Ich kam mir vor wie der Revolver, der nichts dafür kann, wenn er abgeschossen wird.« Seine Frau Ingrid* bemerkte die Veränderung: »Mein Mann, der sonst so mitteilsam war, wurde auf einmal sehr still, ich kam nicht mehr an ihn ran. Ich war voller Hilflosigkeit und voller Wut. Am liebsten wäre ich zu dem Selbstmörder hingegangen und hätte ihm gesagt, er solle sich da umbringen, wo niemand daran beteiligt ist.« Hartmut Breuer hat seiner Frau gegenüber geschwiegen: »Das war ein großer Fehler. Ich habe mich eingegraben, wollte meine Last meinen eigenen Mitmenschen nicht aufbürden. Drei Jahre habe ich auf der Lok pausiert und in der Werkstatt gearbeitet.« Ein wichtiger Schritt für seine Aufarbeitung war, daß er sich mit einer Frau getroffen hat, deren Mann sich vor seinen Zug geworfen hatte: »Das hat mir viel gegeben, sich mit ihr über die höchst unterschiedlichen Gefühle auszutauschen.«

Die Bestatter und der Suizid: »Viele sind noch sehr gut anzuschauen.«

Wie gehen Bestatter mit Suizidopfern und deren Angehörigen um? Sie haben eine große Verantwortung. Weil sie in dieser Extremsituation oft die einzigen sind, die ›ruhig Blut‹ bewahren. Weil sie für die Angehörigen die ersten Ansprechpartner sind. Weil sie den Angehörigen die Angst nehmen können, die Toten anzuschauen. Weil sie sie als Trauerbegleiter darauf aufmerksam machen können, daß die Toten entspannt wirken und gut anzuschauen sind. Der letzte Blick auf den Toten kann sehr befreiend wirken. Unterbleibt diese Art des Abschiednehmens, kann das zu jahrelangen Phantasien führen, bis hin zu der Vorstellung, daß vielleicht gar nicht der Angehörige im Grab liege, sondern ein ganz anderer. Der letzte Blick, die letzte Berührung sind nicht zu ersetzen, solange es sich nicht um ganz furchtbare Verstümmlungen handelt.

Alexander Christ, Juniorsprecher des bayerischen *Bestatter-Fachverbandes*, versucht den Suizidangehörigen zu helfen, indem er ihnen den letzten Blick empfiehlt: »Wenn er gut aussieht und der Bestatter unterläßt es, darauf hinzuweisen, ist es eine Verfehlung des Bestatters.« Christ wünscht sich funeral homes wie in Amerika: »Der Tod gehört da hin, wo das Leben tobt. Funeral Homes sind kleine Kammern, wo man den Toten auch ohne Zeitdruck berühren kann. Den geliebten Menschen nur hinter Glas zu sehen, kann kein Ersatz sein. Aber jede Gemeinde hat eine andere Friedhofsatzung, das macht es so schwierig. Grundsätzlich gilt: Es gibt keine rechtliche Handhabe, die es den Angehörigen verbietet, von dem Toten Abschied zu nehmen. Letztlich entscheiden immer die Hinterbliebenen.« Christ sieht sich als Anwalt einer Trauerkultur, die es einmal gab und jetzt wieder mühsam entwickelt werden muß: »Es gibt ein Totschweigen der Sache Tod, eine große Ignoranz gegenüber allem, was nicht produktiv ist. Ich kann nur jedem den guten Rat geben, sich schon zu Lebzeiten mit dem Tod auseinanderzusetzen.«

Die Mutter von Carsten Cranz* hat das ausgiebig getan: »Ich habe zu Hause meinen Sohn so lange im Arm halten können, bis der Notarzt kam. Es gibt bei uns kleine Kammern in Nähe der Friedhofskapelle. Unser Sohn war in Kammer C wie Carsten aufgebahrt. Zu dieser Kammer bekamen wir einen Schlüssel. So konnten wir, wann immer wir wollten, zu ihm. Carstens Freundin, mein Mann und ich sind jeden Tag einmal hingegangen. Jedesmal hatten wir ihm etwas mitgebracht. Sechs Tage lang Blumen, Bilder, Briefe, Kettchen, T-Shirt.« Es war ein intensives Abschiednehmen, das von niemandem gestört und von vielen unterstützt wurde: »Sein bester Freund war zweimal da, meine beste Freundin auch. Was mir sehr guttat. Ich bin nicht böse, wenn es jemand nicht kann, aber ich werde es auch nicht vergessen, daß es Menschen gibt, die Abschied von unserem Sohn nehmen wollten. Den Körper eines jungen Menschen kann man auch nach sechs Tagen noch gut ansehen. Die Betreiber des Blumengeschäfts, die den Sarg ausgeschmückt haben, haben auch ihren Sohn durch Suizid verloren. Sie waren uns sehr hilfreich.«

Wie gehen Bestattungsunternehmen mit Suizid um? Welche

Hilfestellungen können die Angehörigen von ihnen erwarten? Jürgen Bethke, der Geschäftsführer des *Bundesverbandes des Deutschen Bestattergewerbes,* betont, daß Suizide zunächst einmal ganz normale Fälle für einen Bestatter darstellen. »Die Polizei benachrichtigt uns, daß wir eine Leiche zu bergen haben. Wir bringen sie dann in die nächste Leichenhalle. Wenn es in der Nacht ist, wird sie dann am nächsten Tag der Rechtsmedizin übergeben. Das dauert dann zwei bis drei Tage, bis die Ärzte die Leiche auf Fremdverschulden untersucht haben.« Die Angehörigen dürfen in dieser Zeit ihre Toten nicht sehen, allenfalls zur Identifizierung. Dann wird der Leichnam freigegeben.

Danach aber, so empfiehlt Bethke, sollten die Angehörigen von ihrem Toten Abschied nehmen. »Es ist auch bei natürlichen Toden wichtig für die Trauerbewältigung. Das körperliche Abschiednehmen erleichtert den Tod, ich kann ihn im wahrsten Sinn des Wortes begreifen.« Dabei sollten Angehörige auch keine Angst vor einer entstellten Leiche haben, obwohl immer noch Polizisten den Angehörigen raten, sie sollten sich den Blick ersparen und ihn so in Erinnerung behalten, wie sie ihn zuletzt gesehen haben.

»Natürlich, bei einem Kopfschuß würde ich auch zögern, den Angehörigen den Blick zu empfehlen. Aber auch da kann die Wiederherstellungskosmetik enorme Leistungen vollbringen. Es ist viel machbar.« Selbst fehlende Gliedmaßen und auffällige Wunden können korrigiert werden. Und die alte Angst, sich an der Leiche zu vergiften, ist vollkommen unbegründet. »Wenn jemand keine ansteckenden Krankheiten hatte und die Leiche noch nicht in den Zustand der Verwesung übergegangen ist, gibt es überhaupt keine Bedenken. Das Gerede vom Leichengift ist ziemlicher Unsinn.«

Bethke rät zur Aufbahrung der Toten zu Hause, was zirka ein Viertel aller Angehörigen machen. »Ich halte die Aufbahrung zu Hause, wo man in Ruhe Abschied nehmen kann, für extrem nützlich. Maximal 36 Stunden kann das gehen, dann muß der Körper in die Leichenhalle gebracht werden. Auch da kann man in einem Nebenraum der Kapelle den Sarg noch öffnen.« Viele Angehörige beklagen sich, daß sie ihre Toten nur hinter Glas sehen konnten. Doch diese Art der Absperrung ist nicht nötig, und hat auch keine hygienischen Gründe. Das ist wichtig zu wissen!

Manchmal haben auch Bestatter Berührungsängste gegenüber Menschen, die sich das Leben genommen haben. »Manche bekommen Ekelgefühle wegen der Umstände des Suizids. Es gibt besonders schwierige Bergungen, zum Beispiel nach Schienensuiziden, dann müssen die Bestatter nach den Körperteilen suchen. Der Tote soll ja vollständig sein, darauf legen die Angehörigen zu Recht wert«, sagt Bethke.

Leider sind zusätzliche Angebote wie Trauernachsorge bei den Bestattungsunternehmen noch nicht allzu weit verbreitet, klagt Bethke. »Wir predigen unseren Mitgliedern, daß der Trauerfall nach der Begleichung der Rechnung nicht erledigt ist. Natürlich können wir nicht die Aufgabe von Psychologen übernehmen. Aber wir verweisen an Trauerbegleiter und Selbsthilfegruppen. Manche Trauerkreise finden auch in den Räumen des Bestattungsinstitutes statt. Wir wollen uns ständig weiterbilden. An der Universität Regensburg läuft ein großes Trauerprojekt, das sich an Bestatter wendet.«

Wie komme ich wieder auf die Beine?

Wo kann ich hingehen?

Es traf sie wie ein Blitz. Christa Frank* ließ erst einmal den Anrufbeantworter laufen, als die Stimme des Kripobeamten verlegen zu sprechen anfing: »Wie Sie wissen, hat sich Ihr Mann ja …« Christa Frank, die ihren Mann vermißt gemeldet hatte, riß den Hörer von der Gabel und hörte, wie der Polizist herumdruckste: Sie hätten ihren Mann gefunden. Am Türknauf eines Hotelzimmers hatte er sich erhängt.

Christa Frank lief schreiend durch die Wohnung: »Mein Kind, mein Kind, mein Kind. Mein Mann hatte auch keinen Vater gehabt, er war adoptiert. Mir war blitzartig klar, wie schwierig es auch für meinen Sohn mit seiner Geschichte werden würde.« Ein paar Tage später. Auf dem Weg zur Beerdigung kaufte sich Christa Frank eine Schere, um ihrem Mann ihre langen Haare ins Grab mitzugeben, so wie Cosima es bei Richard Wagner getan hatte. Auf den letzten Blick verzichtete sie. Sie beließ es dabei, sich die Fäuste auf dem verschlossenen Sarg wundzutrommeln und seine Hände in Gedanken zu halten.

Drei Monate später: Christa Frank geht zu einem Gesprächstherapeuten, bei dem sie schon fünf Jahre vorher wegen einer reaktiven Depression in Behandlung gewesen war. »Er kannte meinen Mann aus gemeinsamen Gesprächen. Wir haben auf seinen Vorschlag die alten Gesprächsprotokolle zum Thema gemacht, und ich konnte bestätigt finden, wie verschlossen mein Mann schon damals auf die Ärzte gewirkt hatte, unwillig über sich und mich zu sprechen. Das machte mir klar, daß sich mein Mann, der selbst Medizin studiert und auf einer Intensivstation gearbeitet hatte, in seiner Not nie einem Arzt anvertraut hätte.«

Christa Frank hatte Glück. Sie landete beim richtigen Therapeuten. Viele Suizidangehörige müssen sich erst einmal durch ein medizinisches Labyrinth kämpfen, bevor sie an der richtigen Stelle sind. Welche Rechte haben Sie, was ist zu empfehlen?

Den ersten Anruf können Sie bei der *Telefonseelsorge* machen. Sie hat einen sehr guten Überblick über Selbsthilfegruppen, Krisenhilfen und mögliche Therapien. Der erste Weg führt meist zum Hausarzt, der aber oft überfordert ist, auf die Seelenlage eines Suizidangehörigen einzugehen. Das gleiche gilt, so erzählen Angehörige, leider auch für viele niedergelassene Nervenärzte, die aber zumindest mit medikamentösen Mitteln akute Schockzustände lindern können. Manche bieten auch Psychotherapie an. Ganz wichtig ist: Es reicht nicht aus, sich als Angehöriger nur allgemein belastet zu fühlen, ein vorbeugendes Zugehen auf Suizidangehörige, das sicher sinnvoll wäre, ist in unserem Gesundheitssystem nicht vorgesehen. Sie müssen Symptome haben, die der Arzt diagnostizieren kann: Schlafstörungen, Herzrasen, Kreislaufstörungen …

1999 hat der Gesetzgeber die Psychotherapie neu geregelt. Seitdem kann jedermann zu einem medizinischen oder psychologischen Psychotherapeuten seiner Wahl gehen, der bisher erforderliche Arztbesuch vor der Psychotherapie und die Überweisung ist nicht mehr nötig. Man kann mit der Chipkarte der Krankenkassen selbst hingehen. Die Kassenzulassung erhalten nur Therapeuten, die eine fundierte Ausbildung durchlaufen haben. Die ersten fünf Sitzungen – meistens werden von der Kasse 25 Stunden plus 20 Stunden Verlängerung genehmigt – sind Probesitzungen.

Die Chemie zwischen den beiden Partnern muß stimmen. Wer sich in den ersten Gesprächen gut aufgehoben fühlt, hat eine wichtige Voraussetzung für eine erfolgreiche Therapie erreicht. Wenn die Beziehung zum Psychotherapeuten belastet ist und auch durch eine offene Aussprache nicht geklärt werden kann, sollten Sie die Behandlung abbrechen und einen anderen Therapeuten aufsuchen. Das Recht dazu haben Sie. In Deutschland gibt es immerhin über 1 500 Psychotherapeuten, einer davon ist auch in ihrer Nähe.

Die *Deutsche Angestellten-Krankenkasse (DAK)* ermuntert ihre Mitglieder ausdrücklich in einer Broschüre zur Therapie, aber sie warnt auch vor überhöhten Hoffnungen: »Manchmal herrscht bei Hilfesuchenden die Vorstellung, daß der Psychotherapeut wie ein Magier alle ihre Probleme lösen wird. Hier führt die Therapie häufig zu falschen Erwartungen, und die Enttäuschung ist nachher um so größer. Einen solchen idealen und allmächtigen Therapeuten gibt es nämlich nicht. Psychotherapie kann nur das leisten, was der Patient selbst tun kann und will. Der Psychotherapeut kann allenfalls Impulse geben, unterstützen und den Patienten begleiten. Die Verhaltensänderung muß jedoch vom Patienten selbst kommen, ansonsten wäre sie nur übergestülpt und kurzfristig. Psychotherapie kann insofern auch anstrengend und fordernd sein, wird sich bei Erfolg jedoch positiv auswirken.«[115]

Leider ist die Psychotherapie in der Realität eine Frauendomäne, wie eine Meinungsumfrage des Forsa-Instituts unter rund 1 000 Bürgern ermittelt hat. Nur fünf Prozent der Frauen lehnen eine Therapie grundsätzlich ab, dagegen gibt es fast doppelt so viele Männer, für die die Behandlung seelischer Krankheiten nicht in Frage kommt. Auch das Alter spielt eine Rolle: Nach traumatischen Vorfällen würden fast dreiviertel der unter 30jährigen einen Psychotherapeuten besuchen. Diese Bereitschaft sinkt mit zunehmender Lebenserfahrung. Bei den über 60jährigen würde knapp die Hälfte professionelle Hilfe in Anspruch nehmen.

Suizidangehörigen ist neben dem Gang in eine Selbsthilfegruppe dringend zu einer Psychotherapie zu raten. Nach wissenschaftlichen Untersuchungen sind Patienten mit psychischen Krankheiten zunächst sechs bis sieben Jahre in ärztlicher Behandlung, bevor sie den Weg zum Psychotherapeuten finden. Dort können sie dann häufig geheilt werden. Außerdem reduzieren sich Arztbesuche und Medikamentenkonsum in den ersten fünf Jahren nach einer Psychotherapie um 60 Prozent.

Eine Beratung vor der Psychotherapie wäre sicher sinnvoll, aber wo gibt es sie? Zum Beispiel in Frankfurt. Dort klärt die *Beratungsstelle Psychotherapie* darüber auf, welche therapeutische Richtung am besten zu Ihnen paßt: Psychoanalyse, humanistische Therapie, Verhaltenstherapie, Gestalttherapie. Die Sozialtherapeutin Ute Kraft leitet die Beratungsstelle, die sich als eine Art Verbraucherzentrale im Psychodschungel versteht. »Wer ein neues Auto kauft, läßt sich ausführlich beraten. Aber vielen ist nicht bewußt, daß man auch Therapeuten frei wählen kann. Schließlich gibt der Klient ihnen nicht nur einen kaputten Finger, sondern seine Seele in die Hand. Manche kommen sich vor wie im Gefrierschrank und klagen darüber, daß der Therapeut sie nicht einmal anschaut.«

Auch beim Psychotherapie-Informationsdienst des *Bundes-*

verbandes Deutscher Psychologen kann man sich erkundigen, aber der Verband vermittelt nur Psychologen, keine ärztlichen Psychotherapeuten. In vielen Städten gibt es auch *Krisenhilfen*, an die man sich wenden kann. Dort werden Sie erst einmal in Einzelgesprächen begleitet, auf Wunsch wird eine Therapie vermittelt. Nicht immer ist das allerdings einfach, sagt Ulrich Kamm, Leiter der *Würzburger Krisenhilfe*. »Wenn wir eine Therapie vorschlagen, meinen manche, sie wären psychisch krank und wehren ab.«

Die Couch beim »Seelenklempner« ist noch das harmloseste Klischee, das in vielen Köpfen steckt. Aber Psychoanalytiker ist nicht gleich Psychoanalytiker, betont Gert Sauer, Referent auf einem Seminar für Suizidhinterbliebene in Freiburg. Bei Sauer stehen nicht geheiligte Therapieprinzipien im Vordergrund, sondern der Blick auf den individuellen Menschen und dessen Bedürfnisse. »Es darf niemand zu etwas genötigt werden, der Suizid schafft sowieso so viele Zwänge, daß viele Menschen fast darunter zusammenbrechen. Bei mir muß der Patient nicht auf der Couch liegen, er kann hüpfen, springen, liegen und soll aktiv werden; bei mir wird auch gemalt. Es geht um die Herstellung eines Raumes, in dem alles geschehen darf: Klage, Anklage, Verzweiflung, Schweigen, alles muß auf den Tisch. Träume können gestaltet werden, indem sie getont oder getanzt werden. Wenn jemand Zugang zu seinen Träumen hat, ist das der Trauerarbeit sehr zugänglich.«

Eine Erfolgsgarantie kann Sauer nicht geben: »Wir müssen bescheiden sein, können nicht bei allen Klienten Wirkung erzielen. Wir können nur helfen, soweit in Angehörigen Kräfte vorhanden sind, sich helfen zu lassen. Wichtig ist immer eine therapeutische Haltung von Wertschätzung und Achtung. Oft wird der Suizid rein von der Abwehr her betrachtet. Wir können aber erst dann Verantwortung übernehmen, wenn wir sie uns bewußt gemacht haben. Was hat der Suizid mit der Familiengeschichte zu tun? Wie wurden Konflikte bisher gelöst? Welche Versäumnisse und Verdrängungen werden im Rückblick sichtbar? Schuldzuweisungen muß man sich genau anschauen, man kann sie zum großen Teil abbauen, wenn man von dem kausalen Denken wegkommt.«

Niedergelassene Psychotherapeuten wie Gert Sauer können vielen helfen. Manchmal sind sie allerdings überfordert. Wenn die Trauer überhand nimmt und sich in lebensgefährlichen Depressionen und Suizidversuchen äußert, bleibt oft nur der stationäre Aufenthalt in einem *psychiatrischen Krankenhaus*. Das ist keine Schande. Psychiatrie heißt nicht geschlossene Station. Viele Kliniken haben inzwischen spezielle *Depressionsstationen* mit einem breiten Angebot: Musiktherapie, Sporttherapie, Kunsttherapie, Ergotherapie.

Der Psychiater Manfred Wolfersdorf will die Schwellenangst und das Anstaltsdenken beseitigen. »Jeder Patient kann sich selbst einweisen, zum Beispiel am Wochenende. Er muß vorher nicht zum Arzt gehen, wir weisen niemanden ab. Wir bieten intensive Gesprächstherapie und eine beschützende Ruhe, in der man zu sich kommen kann. Wer Medikamente wie Antidepressiva braucht, bekommt sie, aber sie stehen nicht im Mittelpunkt der Therapie.«

Ein nächster Schritt zur Gesundung über das psychiatrische Fachkrankenhaus hinaus ist die *psychosomatische Klinik*. Wenn die Ärzte und Psychotherapeuten sagen, eine Kur oder eine Reha-Aufenthalt sei für traumatisierte Suizidangehörige nötig, die ambulante Therapie sei ausgereizt, genehmigen die Kassen, die *Bundesversicherungsanstalt für Angestellte (BfA)* oder die *Landesversicherungsanstalten* meistens die Übernahme der Kosten. Man kann sogar Wünsche äußern, in welche Klinik man kommen will, ansonsten wird nach der jeweiligen Auslastung verteilt. Allein die *BfA* hat 26 eigene Kliniken und 350 Vertragskliniken.

Was bieten psychosomatische Kliniken?

»Immer ist die wichtigste Stunde die gegenwärtige. Immer ist der wichtigste Mensch der, der dir gerade gegenübersteht. Immer ist die wichtigste Tat die Liebe.« Diesen Anspruch des mittelalterlichen Mystikers Meister Eckhart versucht die *Psychosomatische Fachklinik Heiligenfeld* in Bad Kissingen einzulösen. Diese ungewöhnliche Klinik mag als Beispiel für viele gelten: Unter anderem werden hier Menschen in spirituellen Krisen therapiert, Meditation ist ein selbstverständlicher Bestandteil der Behandlung. Der Klinikleiter Joachim Galuska ist zwar kein Buddhist, aber ein Meditationslehrer, der frei von jeglicher Ideologie versucht, den Menschen östliche Weisheiten und Psychotherapie nahezubringen.

Für Suizidhinterbliebene gibt es keine spezielle Therapie, sie wird jeweils individuell ausgearbeitet. Die Gestalttherapie nimmt in der Klinik einen großen Platz ein: Das Trauma nimmt Gestalt an, wird gemalt, gezeichnet, getanzt. Auch mit Wasser wird viel gearbeitet. Der Therapeut hält den Patienten im Wasser und bewegt ihn im Atemrhythmus. »Es ist ein Gefühl wie im Mutterleib, seelisch verletzten Menschen tut das sehr gut. Das Wasser bringt die Trauer zum Fließen, es schwemmt viel hinweg, viele Blockaden werden dabei gelöst, auch Männer können auf einmal weinen«, erzählt Ebba-Karina Sander, die Sprecherin der Klinik. Auch Teddybären und Plüschtiere spielen eine Rolle, wenn sich die Patienten auf die Suche nach dem »inneren Kind« machen. Ebba-Karina Sander erzählt: »Durch die Rückkehr in kindliche Welten wird gerade den Menschen, die sich immer verantwortlich fühlen, klar, daß es einen Wesensanteil gibt, wo sie unbelastet sein dürfen.«

Das Schrecklichste, was in einer psychosomatischen Klinik passieren kann, sind Suizide. Drei waren es in zehn Jahren in Heiligenfeld, für ein Krankenhaus, wo sich immer mehr oder weniger problembeladene Menschen aufhalten, keine hohe Zahl. Die Patienten wurden immer sofort aufgeklärt, erzählt Ebba-Karina Sander. »Wir wollten keine Gerüchte aufkommen lassen, die Patienten haben ja sofort gemerkt, wenn einer gefehlt hat.« Um solche Taten nach Möglichkeit auszuschließen, schließt die Klinik mit den Patienten per Handschlag einen Vertrag. »Hier ist ein Ort, an dem sie leben können. Wenn sie sterben wollen, finden wir das schade, aber die Klinik ist nicht der Platz dafür. Wir nehmen es niemand übel, wenn er Suizidgedanken hat, aber er muß sich öffnen und darüber reden, er kann sich ungestraft mitteilen, die Therapeuten sind jederzeit ansprechbar und werten das nicht negativ.«

Ähnlich wird der Umgang mit suizidalen Patienten – und das ist ja jeder Suizidhinterbliebene potentiell – auch in der *Klinik Roseneck* am Chiemsee gehandhabt, der mit 352 Betten wohl größten psychosomatischen Klinik in Deutschland. Der Behandlungsansatz ist hier integrativ verhaltensmedizinisch. Die Klinik versucht gleichermaßen auf biologische Hintergründe als auch auf psychologische Probleme einzugehen, und spart auch soziale Belastungen wie etwa Streß nicht aus. Jeder Patient wird am ersten Tag von einem älteren Patienten, der als Pate fungiert, in die Klinik eingeführt. Zudem wird jedem ein Bezugstherapeut zugewiesen. Alle möglichen Therapien werden angeboten: von intensiven Gesprächen mit dem Einzeltherapeuten und in der Gruppe bis zur Sporttherapie und dem nonverbalen, kreativen Ausdrücken von Gefühlen in der Gestalttherapie.

Beim Biofeedback kann computerunterstützt über verschiedene Meßverfahren veranschaulicht werden, wie eng der Zusammenhang zwischen psychischen und körperlichen Veränderungen ist. Durch die direkte Rückmeldung von physiologischen Veränderungen (Muskelspannung, Herzrate, Blutdruck) können Patienten lernen, körperliche Beschwerden zu beeinflussen oder tiefe Entspannung zu erreichen. Das Führen eines Symptom-Tagebuchs hilft vielen, sich über ihre Probleme bewußter zu werden. Die Behandlung soll so transparent wie möglich sein, die aktive Mitarbeit des Patienten wird vorausgesetzt.

Survivor Groups in den USA

In den USA gibt es in über 200 Städten die *Survivor Groups*. Diese Nachsorge gilt als Suizidprävention, sind doch die Angehörigen nach einem Suizid selbst suizidgefährdet. Die *Survivor Groups* sind keine klassischen Selbsthilfegruppen, sondern expertengeleitete und therapeutisch orientierte Gruppen. Ein Mitarbeiter aus dem jeweiligen nächsten Kriseninterventionszentrum moderiert die Sitzungen. Die Zentren sind unmittelbar nach dem Suizid für die Angehörigen da. Das rechtzeitige Auffangen der von Trauer betroffenen Menschen erspart so oft teure medikamentöse Behandlungen und aufwendige Kuren.

Die Gruppentreffen finden »ohne Ende« statt. Die Teilnehmer können kommen und gehen, wie sie wollen, ohne Verpflichtung. Meistens dauern die Sitzungen zweieinhalb Stunden. Seit einigen Jahren gibt es auch eine Zeitschrift, die von den Hinterbliebenen herausgeben wird: *Surviving Suicide*. Die Selbsthilfegruppen werden in den USA nicht mit Steuergeldern unterstützt, und finanzieren sich selbst. Sie wurden zum Vorbild vieler deutscher Selbsthilfegruppen.

Die Selbsthilfegruppe *Angehörige um Suizid (Agus)*

Am Anfang stand die Lüge. »Er starb an einem Herzinfarkt«, sagte Emmy Meixner-Wülker auf die Frage einer neugierigen Nachbarin, woran ihr erster Mann gestorben war. »Danach war ich furchtbar böse auf mich. Warum hatte ich eine Lüge nötig, warum hatte ich ein schlechtes Gewissen?«

Die Bayreuther Lehrerin, deren Mann sich 1963 mit Hilfe einer Injektion das Leben genommen hatte, wollte nicht mehr mit dieser Lüge weiterleben. 1988 durchbrach sie ihre Mauer des Schweigens, indem sie die Selbsthilfegruppe *Agus (Angehörige um Suizid)* gründete und an die Öffentlichkeit ging. Am Anfang nur mit einer Telefonnummer, dann mit ihrem Namen, ihrem Gesicht und ihrer Geschichte. Und es lohnte sich: »Erst dieses Coming out hat mir die Glaubwürdigkeit verschafft. Bei diesem Thema, das soviel Sensibilität erfordert, kann niemand zu einer anonymen Telefonnummer Vertrauen haben.« Vertrauen, das keineswegs selbstverständlich ist, meint Emmy Meixner-Wülker: »Suizidangehörige sind mißtrauisch, weil viele um sie einen Bogen machen. Sie sind viel Unverständnis und Verurteilung gewohnt. Bei einem Unfall nimmt man es als Schicksalsschlag, aber nach einer Selbsttötung kommt es schnell zu einer Ausgrenzung. Statt Zuwendung ernten sie Verachtung, sie schämen sich und schweigen. In der *Agus*-Gruppe hören sie zum erstenmal, daß niemand Schuld hat, wenn sich ein depressiver Mensch oder ein Junge aus Liebeskummer umbringt.«

Agus ist ein Erfolgsmodell aus der Provinz. Die erste Frage der Betroffenen, wenn sie davon hören, lautet zumeist: Wo gibt es in meiner Nähe eine solche Gruppe? Der Wunsch nach Austausch ist groß, die eigene Betroffenheit schafft den Vertrauensvorschuß, der fremde Menschen rasch verbindet. *Agus* versteht sich als Ergänzung zu Ärzten, Psychologen und Psychotherapeuten. Die Selbsthilfegruppe will die Profis nicht ersetzen, eine Therapie kann sie nicht leisten. In der Bayreuther Gruppe versuchen die Teilnehmer einmal im Monat fünf Stunden lang Mosaiksteine zusammenzusetzen, um ihre Toten nachträglich besser zu verstehen. Gründe wie Arbeitslosigkeit, Alkoholismus und Depression werden analysiert. Was lange als Verrat an den übrig bleibenden Angehörigen gesehen wurde, wird so allmählich verstehbar.

In fünf Karteien hat Emmy Meixner-Wülker an die 1 000 Schicksale von Suizidopfern aufgezeichnet. Partner-, Kinder-, Eltern-, Geschwister-, Freundessuizide, alles ist vertreten. »Die Angehörigen leiden entsetzlich, die Erinnerungen fressen sie auf. Schuldgefühle, Wut, Hilflosigkeit, Selbsthaß und bodenlose Trauer führen zum völligen Rückzug. Den Vertrauensbruch können sie nicht verwinden. Sie sagen sich: ›Der kann mich ja gar nicht richtig geliebt haben, denn dann hätte er Vertrauen zu mir gehabt und sich offenbart.‹ Viele können es erst einmal nicht verwinden, daß ein Mensch in dieser Einengung nicht fähig ist, sich zu öffnen.«

Wie sieht die Arbeit von *Agus* aus? Alle vier Wochen treffen sich die Angehörigen in einem schmucklosen *AOK*-Dachzimmer in Bayreuth. Auf dem Tisch steht eine weiße Kerze mit goldenen Buchstaben und dem Spruch: »Die Welt braucht Menschen, die für andere da sind.« Bei *Agus* weinen neue Teilnehmer meist zuerst, dann hören sie den anderen zu, und beginnen später selbst zu erzählen. Leise, auch heulend, schimpfend, anklagend. Emmy Meixner-Wülker versucht die Gefühle zu moderieren. »Alle Gefühle sind erlaubt. Ich ermutige die Menschen, sich nicht zu entschuldigen, wenn die Tränen kommen und sich nicht aus falscher Tapferkeit zurückzuhalten.«

Manchmal sind Experten als Gäste da: der leitende Direktor der örtlichen Psychiatrie, ein Bestatter, ein Polizist, ein Pfarrer, ein Kinder- und Jugendpsychiater. Beim Austausch der Geschichten relativiert sich das individuelle Leid und verliert seine vermeintliche Exklusivität. Es ist Lebenshilfe in ureigenster Form, die hier geleistet wird.

Da berichtet eine Mutter, daß sie das Tagebuch ihrer 15jährigen Tochter ohne deren Einverständnis gelesen hat. Der Inhalt schockierte sie. Das Mädchen habe sich nach dem Tod ihres Bruders ebenfalls auf die Gleise gelegt. In der *Agus*-Gruppe wird gemeinsam überlegt, ob die Mutter ihre Tochter darauf ansprechen soll und damit auch das heimliche Tagebuchlesen zugeben muß. Die anderen Angehörigen raten ihr zu, und beim nächsten Mal berichtet die Mutter, daß die Tochter verständnisvoll reagiert habe. »Ich war unheimlich erleichtert darüber, daß meine Tochter nur ausprobieren wollte, welches Gefühl man hat, wenn man sich auf die Schienen legt. Sie ist gleich wieder aufgestanden und hat nicht an eine Nachahmung des Suizids gedacht.«

Die Toten werden in den Schilderungen noch einmal lebendig. Grabreden von Pfarrern und Abschiedsbriefe werden auf Wunsch laut vorgelesen und diskutiert. Die letzten Lebensäußerungen, in denen Angehörige oft von Schuld freigesprochen werden, erleichtern das Verständnis und das Abschied nehmen. Ein Dauerthema bei den *Agus*-Sitzungen ist die nüchterne, die Angehörigen oft schmerzende Sprache der Behörden. Einer Frau, deren Mann sich mit dem Auto das Leben nahm, wurden 585 DM für die Beschädigung des Brückenpfeilers abverlangt. Friedhofbürokraten stellten einer Witwe ungerührt einen Tag nach der Beerdigung eine Rechnung über 450 DM für die »Abstellung des Leichnams« zu.

Vorrang haben bei den Treffen die neuen Teilnehmer, die ihre Geschichte sofort erzählen dürfen, wozu aber kein Zwang besteht. Manche bekommen zunächst kein Wort heraus, bevor sie langsam anfangen aufzutauen. Viele erstaunt es, daß sie vor fremden Menschen besser über ihre Gefühle sprechen können als vor ihrer Verwandtschaft. Wahrscheinlich, weil in vielen Familien immer noch die Parole ausgegeben wird, den Suizid zum Unfall zu deklarieren und in einer Art Totstellreflex darüber zu schweigen.

Emmy Meixner-Wülker findet das falsch, weil es die Bewältigung im Ansatz zunichte macht: »Durch das Totschweigen sterben die Toten ein zweitesmal. Über Suizid zu reden ist die beste Vorbeugung vor Nachfolgetaten. Auch wenn viele Angst vor Überforderung und dem Aufwühlen verstauter Gefühle haben. Aber es ist für eine Witwe sehr heilsam, mit mir zu dem Gleis zu gehen, wo ihr Mann sich das Leben nahm. Alleine hätte sie den Mut nicht gehabt, mit einer Begleitung schon.«

Zwar wird *Agus* mit anerkennenden Worten, Ehrungen und Preisen unterstützt, aber der Verein bekommt keine öffentlichen Gelder. »Angehörige von Selbstmördern gehören nicht zu den förderfähigen Behinderten und chronisch Kranken. Auch eine Förderung aus dem Psychiatrieplan scheidet aus, weil die Angehörigen selbst nicht psychisch krank sind.«[116] Psychisch krank sind viele Angehörige tatsächlich nicht, aber viele sind suizidgefährdet. Die Arbeit von *Agus* versteht sich deshalb ausdrücklich nicht nur als Nachsorge, sondern auch als Vorsorge, da viele Angehörige unter Suizidphantasien leiden. Auch die Krankenkassen unterstützen bis jetzt finanziell leider keine Angehörigengruppen, obwohl Ärzte und Therapeuten dadurch entlastet werden.

Es scheint Berührungsängste gegenüber dem Thema Suizid zu geben, auch bei aufgeklärten Personen aus dem sozialen Bereich. Selbsthilfegruppen von Suizidangehörigen nehmen eine gewisse Außenseiterstellung unter den Selbsthilfegruppen ein. »Die meisten genießen in der Öffentlichkeit einen gewissen Mitleidsvorschuß, sei es durch Krankheit, Behinderung, Unfall, für die niemand etwas kann. Bei Suizid herrscht häufig das Vorurteil, wir seien irgendwie auch selbst schuld, irgendwo haben wir eine Leiche im Keller gehabt«, erklärt Meixner-Wülker.

Schuldgefühle werden von außen herangetragen und sind doch innerlich schon längst vorhanden. Die Angehörigen haben zumeist einen riesigen Berg abzutragen: »Anfangs dachte ich, ich hätte das Ende meines Mannes doch sehen müssen. Heute weiß ich, daß ich es nicht verhindern konnte«, sagt Angelika Weber*, die mehrmals die 220 Kilometer von München nach Bayreuth fuhr, da es in der bayerischen Landeshauptstadt lange keine Suizidangehörigengruppe gab. Angelika Weber konnte das nicht verstehen: »Ich kam mir so hilflos vor. Für jede Marotte, jede Sucht, jedes Gebrechen gab es in der Großstadt Selbsthilfegruppen, aber nicht für diejenigen, die nach einem Suizid übrigblieben.«

Im gemeinsamen Gespräch mit Menschen ähnlicher Schicksale kommen immer wieder die gleichen Fragen hoch: War es vermeidbar? Habe ich versagt? Warum hat er sich aus dem Staub gemacht und mich einfach zurückgelassen? War ich es nicht wert, daß er oder sie weiterleben wollte? Habe ich Hinweise übersehen oder nicht ernst genommen, also versagt? Eine Mischung aus Sünde, Scham und Schuld lähmt die meisten Hinterbliebenen. Der Vergleich der Erfahrungen hilft sehr, den Schuldkomplex zu versachlichen. Wenn bei einer Gruppensitzung ein Elternpaar anwesend ist, das den Sohn verlor und auf die Schwiegertochter wütend ist, kann es von einer jungen Frau lernen, die ihren Freund betrauert und von dessen Eltern zum Sündenbock gemacht wird.

Nur wenige Männer sind in der *Agus*-Gruppe aktiv. Emmy Meixner-Wülker hat sich daran gewöhnt: »Meiner Erfahrung nach sind Frauen eher bereit, ihre Gefühle zu zeigen und sich anderen mitzuteilen als Männer, die in der Regel auf eine aktivere Weise ihre Trauer bewältigen. Männer verdrängen oft rasch mit einer neuen Freundin den Tod ihrer Frau. Und die will oft nichts vom Suizid hören. Das gibt natürlich neue Probleme.« Selbst beim Suizid eines Kindes kommen meist nur die Mütter in die Gruppe.

Die Betroffenen kamen von weit her in den ersten Jahren. *Agus* vermittelt ihnen Angehörige in ihrer Nähe und verschickt an Vereinsmitglieder eine Adressenliste, die sowohl nach Postleitzahlen als auch nach dem Suizidhintergrund geordnet ist.

Der Zeitpunkt der Teilnahme an der *Agus*-Gruppenarbeit wird von jedem selbst bestimmt. In der Regel melden sich die meisten Angehörigen nach einem Jahr. Andere brauchen die Hilfe schon nach wenigen Wochen. Wiederum andere kommen erst nach vielen Jahren, weil sie die Trauer nicht ablegen können. Die Arbeit von *Agus* hat mittlerweile einen größeren Bekanntheitsgrad. So widmen sich schon wissenschaftliche Arbeiten der medienfreudigen Selbsthilfegruppe.

Eine interessante Arbeit stammt von Karl Baumgartner, der über die Selbsthilfegruppe schrieb, um über den Verlust seines Vaters hinwegzukommen, eine ungewöhnliche Art der Trauerarbeit. Seine Arbeit *Die pädagogische Relevanz von Selbsthilfegruppen am Beispiel von Agus* wurde anfangs von der Universität Regensburg mit Skepsis betrachtet. Sein Professor fragte ihn: »Gibt es denn an dieser Selbsthilfegruppe pädagogische Aspekte?« Baumgartner fragte zurück: »Wenn nicht hier, wo dann? Ein Mensch, der trauert, ist im weitesten Sinne nicht mehr ein wirklich funktionierendes Mitglied der Gesellschaft. An diesem Punkt erfährt die Gruppe ihre besondere Bedeutung als Auffangbecken und als Resozialisations-Instanz. Die Gruppe hat die Aufgabe, die Trauernden fit für die große Gesellschaft zu machen und gleichzeitig als eigene Minigesellschaft zu fungieren.«

Baumgartner untersuchte *Agus* und glaubt, einen Schlüssel des Erfolges der Gruppenarbeit von *Agus* erkannt zu haben. »Erfolgreich ist die Gruppe deswegen, weil alle Mitglieder Betroffene sind. Ein jeder von ihnen hat einen geliebten Menschen durch Suizid verloren. Und ein jeder weiß, mit welchen Schwierigkeiten man anschließend fertig werden muß. Jeder kann sich deshalb auch ganz leicht in den anderen einfühlen. Die gegenseitige Rücksichtnahme und das Verständnis für den anderen ergeben sich ganz zwingend und logisch. Das ist auch der große Vorteil, den eine solche Gruppe beispielsweise gegenüber der professionellen Betreuung durch Psychologen und Psychiater ins Feld führen kann. Ein geschulter Therapeut kann, wenn er nicht selbst auch Betroffener ist, niemals die Glaubwürdigkeit haben, wie es ein ungeschulter Betroffener.

Bei einem Gruppentreffen kann man erkennen, mit welchem Interesse die Teilnehmer dem Schicksal eines anderen lauschen und darauf eingehen. Ich möchte die Arbeit von Professionellen keineswegs schmälern. Auch sie bemühen sich darum, in Notsituationen Hilfe zu leisten, auch möchte ich nicht behaupten, daß die Arbeit in der Gruppe die allein selig machende Hilfe für die Betroffenen darstellt. Vielmehr sollten professionelle Hilfe und Gruppenarbeit zusammen wirken und die eine die andere ergänzen. Trauer ist keine Krankheit, aber Trauer kann krank machen. In der Runde wird nicht ausschließlich geklagt: Es ist mehr oder weniger ein Gesprächskreis, bei dem sich ständig mit den Neuhinzugekommenen ein Gespräch ergibt. Am Schluß der Sitzung merkt man deutlich, daß viele Leute aufatmen: Sie sind nicht allein.«[117]

Der *Arbeitskreis Leben*

Seit über 20 Jahren existiert in Baden-Württemberg eine Einrichtung, die sich um Suizidvorbeugung kümmert, aber auch um die Nachsorge: Der *Arbeitskreis Leben (AKL)*, den es mittlerweile in sieben Städten gibt, darunter Stuttgart, Karlsruhe, Tübingen, Heilbronn und Reutlingen. Anfangs von Laien gegründet, arbeiten inzwischen viele Profis für den *AKL*, der Menschen in suizidalen Krisen beistehen will.

Suizidhinterbliebene geraten fast immer in heftige Krisen, das wissen Maria Nestele und Sibylle Meyer-Krahmer nur zu gut. An zehn Abenden bieten sie eine Trauergruppe an, die auf große Resonanz gestoßen ist. Seit sechs Jahren haben sie Erfahrungen mit Suizidhinterbliebenen sammeln können. Der Tisch im Gruppenraum ist gedeckt, in der Mitte steht eine Kerze, Blumen sind selbstverständlich, im Hintergrund erklingt Musik von Mozart und Bach. Zwei Stunden dauert jede Sitzung, die Zeit wird peinlich genau eingehalten. Sibylle Meyer-Krahmer erläutert: »Es ist uns nie übel genommen worden, daß die Zeit limitiert ist. Wir hatten den Eindruck, daß es die Teilnehmer eher gut finden, wenn ihnen eine klare Struktur vorgegeben wird.«

Das Ziel ist, »abschiedlich« leben zu lernen, mit Bildern zu arbeiten, um durch den langen Trauerkanal besser hindurchzukommen. »Es ist eine unfreiwillige und doch unausweichliche Expedition in eine Landschaft, die dunkel, öd, leer, steil, gefährlich und beängstigend einsam ist. Kein Mensch kennt diese Wegstrecke vorher.«

Die beiden Therapeutinnen verstehen sich als Wegweiserinnen. Intensiv werden die unumgänglichen Themen besprochen: Wie war die letzte Begegnung? Was bedeutet der Gang zum Friedhof? Was hätte ich dem Verstorbenen gerne noch gesagt? Wie kann man liebevoll mit sich umgehen? Wie gehe ich mit den Sachen des Verstorbenen um? Was fühle ich an dem jährlichen Todestag und an Weihnachten?

Die Erfahrungen sind sehr positiv, berichten die beiden Therapeutinnen. »Viele kamen nach langer Zeit zu uns und sagten, wir wären gerne eher gekommen, wenn wir das früher gewußt hätten. Es gibt ein großes Bedürfnis, sich auszudrücken. Wenn sich die Menschen erst einmal etwas näher kennen und Gefühle gewachsen sind, kann man Intimitäten austauschen. Die Menschen wollen immer wieder über ihre Toten sprechen, noch einmal die alte Einheit erleben, um sich dann schrittweise abzulösen. Hier müssen sie sich für ihre Trauer nicht rechtfertigen. Draußen mag es niemand mehr hören. Wir kommen auch an etwas ran, was unter der offiziellen Trauer ist.«

Die Stilmittel sind unterschiedlich: Gefühle werden in Ton ausgedrückt, Geschichten werden vorgetragen, Briefe an den Toten geschrieben, Trauer wird gemalt. Manchmal werden Maria Nestele und Sibylle Meyer-Krahmer auch zu Eheberaterinnen: »Viele Ehen gehen nach dem Suizid eines Kindes auseinander. Das liegt daran, daß zwei Geschwächte sich nicht stützen können, jeder braucht alleine eine Stütze. Außerdem gehen die beiden meist verschiedene Wege in der Trauer. In einem Fall konnte der Mann die nicht enden wollenden Schuldgefühle seiner Frau, das Ausmaß ihrer Depression nicht mehr verstehen. Die Frau nahm ihm hingegen seinen Zorn gegen das Kind übel, das den Eltern keine Chance gegeben hatte, ihm beizustehen. Sie fühlte sich von ihm in eine Trauerwüste geschickt. Hier war es sehr wichtig, daß beide erkannten, wie sehr der andere litt und daß sie das unterschiedliche Verhalten nicht bewerteten. Die schwierigste Entscheidung für die beiden war, gemeinsam die Entscheidung zu treffen, nicht dem toten Kind zu folgen, sondern füreinander weiterzuleben.«

Der Umgang mit Trauernden ist schwierig, das geben die beiden Therapeutinnen selbstkritisch zu. Maria Nestele dazu: »Mein Nachbar erschoß sich, ich habe gemerkt, wie schwer ich zu kämpfen hatte, unbefangen zu sein.« Auch Sibylle Meyer-Krahmer erzählt von einer Begegnung mit einem Trauernden, die ihr im Kopf haften geblieben ist: »Ich unterrichtete an einem Gymnasium, wo der Direktor hingebungsvoll eine krebskranke Frau pflegte, schließlich starb sie. Am Tag nach der Beerdigung, zu der ich mich nicht getraut hatte, sah ich ihn im Schulgebäude in der Entfernung auf mich zukommen, und ich erschrak, war panisch, hilflos. Ich wich aus, bog ab, um ihm nicht begegnen zu müssen. Ich war völlig unfähig, mich der Wucht dieser Trauer und der Todesnähe zu stellen und schämte mich dafür. Heute weiß ich, wie kränkend und enttäuschend mein Verhalten für ihn gewesen sein muß, ein Händedruck, wortlos, vielleicht sogar eine Träne oder Gestammel wären gut und ausreichend gewesen. So kommt es zur Vereinsamung von Trauernden, weil uns der Instinkt fehlt, ganz normal mit ihnen umzugehen. Wir grenzen sie aus, und sie haben keine Kraft, auf andere zuzugehen.«

Sibylle Meyer-Krahmer und Maria Nestele leiten die Suizid-Trauergruppen bewußt zu zweit. »Der Austausch ist wichtig. Es ist gut, die Last der Gefühle und des Leids auf vier Schultern beziehungsweise zwei Seelen zu verteilen. Wir wollen keine selbstlosen Begleiter sein, sondern selbstvolle. Das heißt, Menschen, die den Fortschritt der Trauernden nicht zu ihrer Selbstbestätigung brauchen. Gut ist es auch, eigene Trauererfahrung zu haben. Aber: Was mir geholfen hat, muß nicht unbedingt anderen helfen.« Die Themen und die Wünsche der Trauernden haben in der Gruppe Vorrang, gleichzeitig bereiten die Leiterinnen immer ein Thema vor. Wichtig ist ihnen, eine Hierarchie der Trauer zu vermeiden, zu verhindern, daß Menschen die Schwere ihrer Trauer messen nach dem Motto »Ein Kind zu verlieren ist schlimmer als den Mann oder den Bruder zu verlieren.«

Der Beginn der Teilnahme an einer Gruppe sollte nicht zu früh sein, die Trauernden sind kurz nach dem Suizid oft noch nicht fähig, die Trauer der anderen mitzutragen, das wäre zu belastend. Einige Monate danach ist ein guter Zeitpunkt für den Einstieg, meint Sibylle Meyer-Krahmer, die alle Phasen der Trauer kennt. »Am schwierigsten wird es, wenn der Verlust der Trauer immer mehr zur Realität wird, der Bodensatz der Trauer erreicht wird. Statt daß es den Menschen besser geht, geht es ihnen immer schlechter. Oftmals stellt sich dann eine tiefe Mut- und Hoffnungslosigkeit ein und die Trauenden können sich nicht vorstellen, daß das Leiden einmal ein Ende haben könnte, daß am Ende des Tunnels noch einmal Licht sein wird. In diesen Zeiten treten niederschmetternde Schuldgefühle auf, sie haben eine ungeheure Wucht und Dramatik, weil nie mehr etwas gutgemacht oder nachgeholt werden kann, was tatsächlich oder nur scheinbar versäumt worden ist.«

Sibylle Meyer-Krahmer und Maria Nestele wollen den Menschen diese Schuldgefühle nicht möglichst schnell ausreden. »Sie müssen verstanden werden als ein Teil der Symbiose zu dem Toten. Menschliches Leben bedeutet letztlich immer etwas schuldig zu bleiben, immer zu wenig geliebt, zu wenig gegeben zu haben. Die Annahme der eigenen Grenzen und die Aussöhnung damit, die Akzeptanz, daß letztlich alles Menschliche nur Stückwerk ist, bildet einen der wesentlichen Schritte in der Trauerarbeit.«

In der letzten Phase der Trauerarbeit geht es dann um die Reorganisation, die Entwicklung eines neuen Selbst- und Weltbezuges. Eine Frau, die ihren 23jährigen Sohn verlor, erzählte: »Ich fühle mich arm durch den Verlust meines Sohnes, und ich fühle mich auch reich durch die vielen Begegnungen und Erfahrungen mit mir selbst und mit anderen Menschen auf dem Weg der Trauer.« Am Ende sind sich die Mitglieder der Trauergruppe in einem ziemlich einig: »Trauer kann man nicht überwinden wie einen Feind, Trauer kann man nur verwandeln, den Schmerz in Hoffnung, die Hoffnung in tieferes Leben.«

Freiburger *Trauerseminare*

Ein ähnliches Modell wie in Stuttgart praktiziert der Sozialarbeiter Wolfgang Stich in der *Psychosozialen Beratungsstelle für Selbstmordgefährdete* in Freiburg. Seit 1994 bietet er eine Hinterbliebenengruppe an. Anlaß war der Besuch eines Elternpaares, das beide Kinder im Abstand von zwei Jahren durch Suizid verloren hatte. Eine wichtige Erfahrung für Stich, die er 1996 in der Zeitschrift *Suizidprophylaxe* erläuterte: »Am hilfreichsten war die Gruppe als solche! Gefragt war weniger der ›Supertherapeut‹ als vielmehr das Erlebnis, mit seinem Trauma nicht allein zu sein, sich mitteilen zu können. Für uns Gruppenleiter war das regelrecht erschlagend, zum Beispiel am ersten Abend von sieben Personen zu hören, auf welche zum Teil grausame Art sich ihr Angehöriger das Leben nahm und dabei noch zugewandt, emphatisch und handlungsfähig zu bleiben. Versuche, den ersten Abend mit Übungen zu strukturieren, um eben diese emotionale Belastung zu minimieren, hatten keine Chance. Das Mitteilungsbedürfnis, der Rededrang war bei vielen kaum stillbar.«[118]

Die Moderatoren stecken das nicht einfach so weg. Die Hinterbliebenengruppe sollte deshalb unbedingt zu zweit geführt werden, aber das Leitungspaar sollte nicht mit zwei Männern besetzt sein, meint Stich. »Wir haben uns von Anfang an dazu entschlossen, die Gruppe durch Professionelle anzuleiten. Die Gefahr, sich nur selbst zu bemitleiden, Tabus nicht anzusprechen, in eine ›Abwärtsspirale‹ zu kommen, statt Entwicklungsschritte nach vorn zu machen, schien uns bei einer reinen Selbsthilfegruppe zu groß zu sein.«

Die Themen verteilen sich auf zehn Abende: Der Verstorbene wird ausführlich dargestellt, Briefe an ihn werden verlesen, aber es werden auch konkrete wissenschaftliche Hintergründe zum Suizid angesprochen und eine Standortbestimmung und Zukunftsperspektive der Angehörigen diskutiert. Stich ist wichtig, daß es am Schluß jedes Gruppenabends ein gutes Ende gibt. Eine Geschichte, eine Massage. Und daß der elfte Abend dem Genuß gewidmet wird, eine Fähigkeit, die erst langsam wieder zurückgewonnen werden muß. Ein gemeinsames Abendessen ist die Anerkennung für die geleistete Arbeit.

Eines hat Stich aus seiner Arbeit gelernt: »Menschen, die einen nahen Angehörigen an den Tod verloren haben, sind immer auch eine Zumutung für die anderen, findet doch im Kontakt mit ihnen eine Konfrontation mit dem Tod (auch mit dem eigenen, meist verdrängten Wegbegleiter) statt. Dies ist auch eine Konfrontation mit dem Endgültigen und damit mit der eigenen Machtlosigkeit. Diese Konfrontation fällt um so schmerzhafter aus (und wird deshalb um so eher vermieden), je weiter eine andere gesellschaftliche Entwicklung voranschreitet, die des Jugendwahns, des manischen Immer-gut-drauf-sein-Feelings, des zwanghaften Perfektionismus und eines Machbarkeitswahns.«

Die *Verwaisten Eltern*

Wenn Mechtild Voss-Eiser an Suizid denkt, fällt ihr eine Tragödie sofort ein: »Ein Jugendlicher wurde ermordet, einige Zeit später nahm sich sein geschockter Bruder das Leben. Der Vater kam in unsere Gruppe, er hat seine Wut in Stein gehauen und am Grab ein aufgeschlagenes Buch mit dem Namen seiner Kinder gemeißelt.«

Mechtild Voss-Eiser kann viele solcher Geschichten erzählen. Die Hamburgerin hat die *Verwaisten Eltern* in Deutschland gegründet. Seit 1984 gibt es die Gruppen, die sich um Eltern und Geschwister nach einem Suizid kümmern, aber auch um jede andere Art von Kindertod: Unfall, plötzlicher Säuglingstod, Krankheit. Über 20 000 Jugendliche sterben jährlich in Deutschland. Der »widernatürliche Zustand, daß Eltern ihre Kinder überleben«, eint alle. Viele sprechen in der Gruppe zum erstenmal über ihre Erfahrungen, andere erzählen von ihren Kinder zum zigsten Mal, das gleiche ist es nie. Es ist ein unglaublich intensives Erlebnis, unter Eltern mit ähnlich traumatischen Verlusten zu sein.

Die Suizidhinterbliebenen bilden eine starke Fraktion in den über 250 Gruppen (Stand: Februar 1999, 50 neue sind in der Gründungsphase!) der *Verwaisten Eltern*, dem wohl dichtesten Selbsthilfenetz der Republik. Wo es zahlenmäßig sinnvoll ist, bilden die Suizideltern eigene Gruppen. Die Gruppen sind sehr unterschiedlich: Es gibt offene, gemischte Gruppen für alle Eltern, die unverbindlich besucht werden können, aber einen starken Wechsel der Personen haben. Dann existieren feste Gruppen, die über eine festgelegte Zeit niemanden neu aufnehmen. Manche besitzen einen Schwerpunkt: Suizid, Unfall, Krankheit.

Die reine Selbsthilfegruppe, in der es keinen offiziellen Leiter gibt, ist in der Praxis kaum anzutreffen. Meist gibt es zumindest eine Person, die mehr Verantwortung trägt als die anderen. Zur Vertiefung werden neben den Selbsthilfegruppen regelmäßig mehrtägige Trauerseminare in Bad Segeberg angeboten. Zu diesen Veranstaltungen kommen auch immerhin ein Drittel Männer, in den Selbsthilfegruppen sind sie wesentlich spärlicher vertreten, obwohl der Tod eines Kindes eine enorme Belastung für eine Ehe darstellt. Immerhin geht es in den Seminaren um Themen, die auch Männer interessieren, zum Beispiel Sexualität in der Trauer.

Ursula Goldmann-Posch hat die unterschiedlichen Formen der Trauer bei verwaisten Eltern einmal erläutert:

- *Mütter trauern eher nach innen, Väter eher nach außen.*
- *Mütter machen eher Trauerarbeit, während Väter sich in Ersatzhandlungen flüchten, um sie zu vermeiden.*
- *Frauen haben die besseren Voraussetzungen für Trauerarbeit, weil sie die Dinge des Lebens besser vom Gefühl mitstrukturieren können. Kurzum: Frauen sind die besseren Verliererinnen, weil sie die geborenen Verliererinnen sind. Verluste, das Verlieren ist ihnen sozusagen auf den Leib geschrieben. Das beginnt mit dem monatlich wiederkehrenden Blutverlust, setzt sich fort im vorzeitigen Verlust der Leibesfrucht bis hin zur Geburt eines Kindes, die nicht nur ein kreativer Akt, sondern auch ein Stück Verlust ist. So gesehen bringt allein schon die biologische Einübung in das Verlieren eine größere Vertrautheit mit dem Betrauern von Verlorenem mit sich.*[119]

Kinder werden ab fünf Jahren ebenfalls mit dem Thema Trauer konfrontiert. Man sollte die Trauer der Geschwisterkinder sehr ernst nehmen, sagt die Jugendbuchautorin Marie-Thérèse Schins, weil sie leicht zu Stiefkindern werden können. »Kinder suchen andere Ventile für ihre Trauer als Erwachsene. Deshalb ist es sehr wichtig herauszufinden, warum ein Kind beispielsweise nicht weint und die Tränen ständig zurückhält. Wir haben manchmal Kinder, die haben über drei Jahre nicht geweint, und plötzlich merken wir, wir treffen einen wunden Punkt. Mit einem Gespräch oder einem Buch. Die Eltern sind dann wahnsinnig erleichtert, wenn ihr Kind endlich weint. Aus Rücksicht auf die Eltern halten die Kinder die Tränen zurück.«[120]

Eine beliebte Übung ist, daß die Kinder ihre toten Geschwister malen sollen. Ein 11jähriger: »Das ist eine ganz wertvolle Briefmarke, die ist in der Mitte durchgerissen, und jetzt ist sie überhaupt nichts mehr wert.« Ein Mädchen zeichnete ihren Bruder als bunte Wolke, die fast die gesamte Bildfläche füllt, darunter ganz klein: »Ich«.

Bei den Seminaren, die kleine Familienfeste sind, ist immer auch Zeit zum Spielen und Lachen. Marie-Thérèse Schins sieht allerdings auch die Problematik. »Für manche Eltern ist das schwer, weil sie vielleicht ihr einziges Kind verloren haben. Und nun toben andere Kinder um sie herum. Es gab schon Eltern, die dann ihre Koffer packten, weil sie es nicht aushielten. Aber sie sagten, sie wollen das nächste Mal wiederkommen. Auch sie müssen lernen, diese Spannungen auszuhalten.«

Hilfen durch die Münchener *Arche*

Die Arche ist ein schöner Name für eine Organisation, die sich der Lebensrettung verschrieben hat: Das Bild von dem bergenden Boot paßt. Als *Verein für Selbstmordverhütung und Hilfe in Lebenskrisen* ist *Die Arche* seit 1969 in München als ambulante Einrichtung tätig. Es war die erste derartige Beratungsstelle für Suizidgefährdete in der Bundesrepublik, von der nötigen Betreuung der Angehörigen nach einem Suizid war damals noch lange nicht die Rede. Das Konzept hat sich seitdem bewährt. Mit einem überschaubaren Team aus Ärzten, Psychologen, Sozialpädagogen und Juristen soll die Lücke zwischen der stationären, klinischen und psychiatrischen Versorgung und den Sozialdiensten geschlossen werden. Über 14 000 Menschen nahmen in den ersten 25 Jahren der *Arche* diese Dienste in Anspruch. Über zwei Drittel davon waren Frauen, eine unmittelbare Folge der Tatsache, daß mehr Frauen Suizidversuche überleben und doppelt so viele Männer sich das Leben nehmen, die wiederum meist von Frauen betrauert werden.

Der Diplompsychologe Christoph Angermann, Gründungsmitglied der *Arche*, erinnert sich an die Hilflosigkeit des Gesundheitssystems anfangs der 70er Jahre. »Es war damals so, daß Leute nach einem Suizidversuch wieder entlassen wurden und in dieselbe Misere zurückkamen. Nach vier Wochen waren sie wieder stationär und so ging das fort. Es ging die Rede von der ›Drehtürpsychiatrie‹. Hier sollte Abhilfe geschaffen werden.« Einfach war das nicht. Das Suizid-Tabu haftete noch starrer als heute in den Köpfen, erinnert sich Angermann. »Als die seinerzeitige Vermieterin mitbekam, welche Klienten zu uns ins Haus kamen, entsetzte sie sich: ›Was, Selbstmörder bei mir im Haus, das gibt es nicht.‹«

In der *Arche* gibt es mehrere Möglichkeiten mit suizidalen Krisen umzugehen, erklären die Mitarbeiter. »Am effektivsten ist es natürlich, wenn sich derjenige an uns wendet, der selbst suizidal ist oder einen Suizidversuch hinter sich hat. Manchmal helfen dann einige wenige Gespräche mit einem Außenstehenden, die eigene festgefahrene Sichtweise zu weiten und auf neue Ideen zu kommen, wie das eigene Leben anders gelebt werden kann als bisher, oder an alte Kraftquellen zu stoßen, die einem in früheren Krisen geholfen haben. Manchmal entsteht auch der Wunsch oder die Notwendigkeit, in einer längeren Therapie außerhalb der *Arche*, sein Leben in neue Bahnen zu bringen.«

Jeder zehnte Besucher ist ein Angehöriger, manche kommen bereits vor dem Suizid ihres Partners oder Kindes, um sich Rat zu holen. Die Psychologin Vera Käufl berichtet: »Selbst wenn der Betroffene nicht bereit ist, die Hilfe der *Arche* oder einer anderen Einrichtung in Anspruch zu nehmen, erörtern wir mit den Angehörigen die Situation und bestärken sie bei manchen Handlungen oder warnen sie vor möglichen. Wir bieten Ihnen Raum für eine ruhige Aussprache, nehmen ihre Gedanken und Gefühle ernst, suchen mit ihnen nach Lösungen, auch bei scheinbar ausweglosen Situationen, unterstützen ihre Selbsthilfekräfte.«

Besonders wichtig ist dem *Arche*-Team, das nach seinen Beratungsgesprächen unter Schweigepflicht steht, die Vermittlung geeigneter Therapeuten: »Für Laien ist das psychotherapeutische Angebot einer Großstadt wie München praktisch unüberschaubar. Brauche ich eine Therapie? Welche Therapien sind wirksam? Welche Therapeuten sind seriös? Wir arbeiten heraus, welche Art von Therapie nutzbringend erscheint und vermitteln entweder an uns persönlich bekannte Therapeuten oder an renommierte Institutionen und bleiben bei Bedarf mit den Klienten in Kontakt.« Wer nicht in München wohnt, kann sich trotzdem an die *Arche* wenden. Klienten, die aus großer Entfernung anrufen, werden von der *Arche* an Beratungseinrichtungen in ihrer Nähe vermittelt, um auch ihnen vor Ort eine Hilfe zu ermöglichen.

Die Angehörigenberatung der *Arche* hat in den letzten Jahren stark zugenommen. 94 Angehörige wurden 1998 beraten. Das klingt wenig für einen Großraum wie München, aber die Hemmschwelle, sich beraten zu lassen, ist offenbar immer noch hoch. Was bietet die *Arche*? Einzelgespräche, Gesprächsgruppen und neue Ansätze wie Tanztherapie. Auf Einführungsabenden für Suizidhinterbliebene erläutert die Diplompsychologin Vera Käufl das Angebot der Arche: »Wie kann jemand mit seinem Abgrund umgehen, vor dem er nach dem Suizid eines Angehörigen steht – ausgeliefert seinen vielfältigen Gefühlen und Fragen, eventuell ausgegrenzt von bisherigen Freunden, Bekannten, Nachbarn, die sprachlos oder im obigen Sinn ungeduldig bleiben, weil sie nicht wissen, wie sie helfen können oder weil sie vor dem Thema Suizid zurückschrecken? Wir sehen uns dadurch, daß uns das Thema Suizid vertrauter ist als den meisten Menschen, denen Sie im Alltag begegnen, besonders aufgefordert, auch dann da zu sein, wenn es bereits zum Suizid gekommen ist, also für die, die zurückbleiben und es oft als ›Weiterleben müssen‹ erleben, wenn sich ein Angehöriger oder guter Freund gegen das Leben entschieden hat.«

Die normale Trauer, das weiß jeder *Arche*-Mitarbeiter, wird sehr erschwert, weil der Suizid eine Tabuverletzung darstellt. Vera Käufl berichtet aus ihrer Praxis: »Auch beim Suizid gibt es abgestufte Unterschiede, je nachdem ob der Tod ›wie aus heiterem Himmel‹ eintraf oder nach langen und oft wiederholten Suizidversuchen oder Ankündigungen. Nach dem ersten Schock und einem Nicht-wahr-haben-wollen tritt meistens eine verwirrende Ansammlung unterschiedlichster Gefühle und Fragen auf: Traurigkeit, Verzweiflung, Ärger, Wut wechseln mit Schuldgefühlen, Scham, Ängsten, Zweifeln, eigenen Suizidgedanken, aber auch gelegentlich Erleichterung, zum Beispiel nach längeren Psychiatrieerfahrungen des Verstorbenen. Eine solche Erleichterung sich einzugestehen ist natürlich erst später möglich.«

Warum die meisten Menschen, die sich das Leben nehmen,

nicht einmal einen Abschiedsbrief hinterlassen, warum sie ihre Tat nicht erklären? Die *Arche*-Psychologin hat darauf eine erste Antwort: »Sie denken nicht daran, daß sie denen, die ihnen am nächsten stehen, weh tun. Sie können ihren eigenen Wert nicht fühlen, wie wertvoll sie für die sind, die sie lieben. Sie reduzieren ihre Beziehungen oft auf ›Sorgenbeziehungen‹: ›Meine Eltern, meine Freunde, meine Geschwister sorgen sich alle nur um mich. Wenn ich nicht mehr da bin, sind sie ihre Sorgen los‹, meinte neulich ein Patient.«

Auch wenn ein Abschiedsbrief geschrieben wurde, geht es in erster Linie nicht darum, andere zu verlassen, sondern sich selbst, meint Käufl. Erträglicher wird die Tat dadurch kaum: »Für den Zurückbleibenden ist es eine Realität, daß er verlassen wurde. Viele ertappen sich dabei zu erwarten, der Verstorbene käme wie gewohnt zu einer bestimmten Stunde heim, hänge den Mantel an die Garderobe, setze sich an den Tisch usw. Wenn dann bemerkt wird, daß die Erwartungen nicht erfüllt werden, entsteht eine starke Sehnsucht. Die üblichen Trauerphasen, die in der Literatur dann beschrieben werden, verlaufen besonders nach einem Suizid in wellenartigen Bewegungen: Rückzug aus allen sozialen Kontakten wechselt ab mit fast normalem Leben, das dann wieder von Trauer bis hin zu depressiven Zuständen abgelöst wird. Meistens werden auch einzelne Aspekte des Verstorbenen übernommen: Ansichten, Redewendungen, Eigenheiten, die zu Lebzeiten sogar komplett entgegengesetzt sein konnten.«

Für den Zurückbleibenden bricht eine ganze Welt zusammen, hat Vera Käufl in vielen Gesprächen erfahren: »Nicht nur der Mensch als Gegenüber wurde verloren, sondern auch die ganze Welt, die an ihn gebunden war. Dazu kommt die Absichtlichkeit, auch wenn sie aus Verzweiflung und Unvermögen kam und nicht mit dem etwas irreführenden Wort ›Freitod‹ verwechselt werden soll. Aber es ist auf jeden Fall ein radikales Sich-Lösen aus der Beziehung, wodurch der andere Teil der Beziehung massiv verunsichert und in Frage gestellt wird. Bei diesen Selbstvorwürfen wird meistens übersehen, daß die eigenen Möglichkeiten überschätzt werden, weil wir kausales Denken gewohnt sind: Weil der Mann fremdgegangen ist, konnte seine Frau nicht mehr leben. Weil das Kind durchgefallen ist, war seine Angst so groß, daß es sich erhängt hat. Bei dieser Denkweise wird immer nur der letzte Tropfen gesehen, der ein möglicherweise längst volles Faß von Problemen zum Überlaufen gebracht hat. Es hilft daher, Erklärungsversuche für einen Suizid nicht auf Gründe unmittelbar vor dem Suizid zu beschränken, sondern das gesamte Leben vor allem in bezug auf verunmöglichte Krisenbewältigung anzuschauen. Letztlich kann eine vollständige Erklärung im nachhinein aber nie erfolgen. Das eigentliche Geheimnis des Lebens und des Todes nimmt der Verstorbene mit ins Grab.«

Was Vera Käufl immer wieder besonders berührt, ist die soziale Isolation der Angehörigen: »Zu den Schuldgefühlen kommen oft auch Schamgefühle gegenüber Nachbarn, Verwandten, der Gesellschaft. Was denken die von mir, daß mein Mann/meine Frau/mein Bruder es in der Familie/mit mir nicht ausgehalten hat? Hinterbliebene werden als Zumutung erlebt, und zwar durch die Konfrontation mit dem Tod, auch mit dem eigenen, der meist verdrängt ist; durch die Konfrontation mit dem Endgültigen und mit der eigenen Machtlosigkeit. Die Gesellschaft reagiert hilflos im Umgang mit dem Thema. Diese Hilflosigkeit kann zutage treten in offenen oder versteckten Vorwürfen gegenüber dem Verstorbenen – ›Wieso hat der sein Leben nicht in den Griff gekriegt?‹ – sowie auch meist versteckten Vorwürfen gegenüber den Hinterbliebenen und sehr schnellen ›gut gemeinten‹ Ratschlägen und Erwartungen: ›Jetzt müßte es dir doch allmählich besser gehen. So viel Trauer hat doch der gar nicht verdient!‹«

In der Angehörigenbetreuung der *Arche* geht es sowohl um eine Würdigung des Toten als auch um ein Akzeptieren der eigenen Grenzen in der Beziehung zum Verstorbenen bis hin zu einem Akzeptieren des Suizids, auch wenn ihn keiner gutheißen kann. Vera Käufl in ihrem Vortrag: »Wenn ich ihn lassen kann, wird es eher möglich, eigene Ressourcen herauszufinden, um einen Weg zu entdecken, wie ich ohne die verlorengegangene Beziehung neu leben kann. Jeder muß und darf seinen eigenen, individuellen Trauerweg finden. Es gibt dafür keinen Zeitplan mit zu erfolgender Reihenfolge. Für die Erfahrung, nicht allein mit diesem Problem zu sein, und um weiter in Kontakt mit anderen, auch neuen Menschen zu sein, also mit dem Leben neu in Kontakt zu kommen, kann der geschützte Rahmen einer Gruppe helfen.«

Weiterführende Wege geht die Therapiegruppe der Trauerberaterin Renate Bauer-Mehren, deren Konzept bereits beschrieben worden ist. Es geht um das Loslassen, dem Verstorbenen im wahrsten Sinn sein Los lassen. Die gegenwärtige Trauer, die Trauer um den Toten, ist dabei auch immer verknüpft mit der alten Trauer aus der Vergangenheit, die nicht durchlebt wurde. Das Aufspüren des »Trauerwesens« (eines gestalttherapeutischen Bildes) kann einen Prozeß auslösen, die gegenwärtige Trauer in ihrer Wucht und Macht besser zu verstehen.

Renate Bauer-Mehren leitet auch andere Trauergruppen, die nichts mit Suizid zu tun haben. Manchmal konfrontiert sie die eine mit der anderen Gruppe: »In einem Treffen der *Arche*-Gruppe mit einer ›normalen‹ Trauergruppe konnten beide sehr viel voneinander lernen, die Angehörigen fühlten sich nach einem Suizid erstmals wieder in der Gesellschaft aufgenommen.« Ein erster Schritt auf dem mühsamen Weg zu einem besseren Verständnis füreinander. Bereit sein dafür müssen beide Seiten.

Schlußwort

Es ist fast 30 Jahre her, aber der Bayreuther Suizidforscher Manfred Wolfersdorf kann sich noch genau daran erinnern: »Meine Freundin hatte sich von mir getrennt. Ich setzte mich ins Auto und fuhr auf die Autobahn, um nach Hause zu fahren. Rasch erschrak ich, weil ich immer schneller fuhr und die Leitplanken mich magisch anzogen. Wenn ich nicht die nächste Ausfahrt genommen hätte, würde ich heute vielleicht nicht mehr leben.« Was macht Manfred Wolfersdorf mit seinem freimütigen Bekenntnis deutlich? Jeder kann Suizidphantasien bekommen. Sie werden meistens überwunden, wenn sie rechtzeitig und richtig behandelt werden. Aber wo findet sich Hilfe?

Auf deutschen Straßen gibt es eine erfreuliche Entwicklung: Die Zahl der Verkehrsopfer ist in den letzten 20 Jahren stetig zurückgegangen. Das lag an der Einführung des Sicherheitsgurts und Airbags. Beim Suizid gibt es keinen Sicherheitsgurt. Das Thema ist bis heute außerhalb der Fachkreise und der Betroffenen tabu. Kaum einer kennt die Gefahren. In Holland gab es Fernsehspots, um Suizidgefährdeten Hilfen aufzuzeigen. Eine Medienkampagne in Deutschland gegen den Suizid – warum eigentlich nicht? Zu glauben, alle Suizide durch Informationen verhindern zu können, wäre vermessen. Aber viele Angehörige hatten keine Chance, die Zeichen zu deuten, weil ihnen das Wissen fehlte.

Für mich war es während der Recherche für dieses Buch erschütternd, wie allein viele Angehörige in der Krise standen. Sie waren von Sprachlosigkeit umgeben, oft von Verachtung. Besonders professionelle Seelsorger aus dem kirchlichen Bereich versagten. Oft hatten sie nicht mehr als Phrasen zu bieten.

Suizid geschieht täglich mitten unter uns. Goethes Aussage in *Dichtung und Wahrheit* gilt noch heute: »Der Selbstmord ist ein Ereignis der menschlichen Natur, welches einen jeden Menschen zur Teilnahme fordert und in jeder Zeitepoche wieder einmal verhandelt werden muß.« Verhandeln, solange es nicht zu einem Scherbengericht über das eigene Leben wird. Die Angehörigen und Freunde eines Menschen, der sein Leben nicht mehr leben kann, müssen sich dem Tabuthema Tod stellen. Das tut weh: Jeder Suizid konfrontiert mit dem Gedanken an Versäumnisse, an die eigene Sterblichkeit, an unwiederholbare Momente. Wie mit einem Scheinwerfer suchen die Angehörigen ihr Leben ab. War der Suizid auch gegen sie gerichtet? Was war die Ursache, was der Auslöser, der das Faß zum Überlaufen brachte? Auch da, wo Abschiedsbriefe vorliegen, gibt es keine endgültigen Antworten. Mit diesem Manko müssen alle Angehörigen weiterleben. Dennoch kann es gelingen, aus Leid Sinn zu erfahren. Viele Angehörige berichten, daß sie sich heute stärker und reifer fühlen. Es hilft zu wissen, daß niemand dazu verurteilt ist, ein Leben lang in einer destruktiven Trauer »zu versumpfen«.

Einen Suizid nicht verhindern zu können, ist kein Versagen. Es gibt starke Todessehnsüchte, gegen die jeder Angehörige eines Betroffenen machtlos ist. Manche Menschen werden zu mächtig von der anderen Seite angezogen. Sie empfinden ihren Tod als Erlösung – und nicht als Distanzierung von ihren Freunden und Angehörigen.

Der Suizid verändert das Leben der Übrigbleibenden radikal. Einfach so tun, als ob nichts gewesen wäre, ist unmöglich. Man kann sich einpuppen, verkriechen, selbst zerfleischen. Oder man kann unter Anleitung trauern. Die Wunde kann sich schließen, eine Narbe wird bleiben. Den Suizid zu akzeptieren heißt nicht, ihn gutzuheißen. Es ist kein Verrat an den Toten, wenn man sie losläßt, sich von ihnen abnabelt. »Verstehen kann man das Leben nur rückwärts, leben aber muß man es vorwärts«, sagte der Philosoph Sören Kierkegaard.

Der Suizidforscher Felix Böcker hält es für möglich, daß Suizid irgendwann einmal so vorurteilsfrei wie ein natürlicher Tod betrachtet werden kann. Möglich ist das nur in einer aufgeklärten Gesellschaft.

Unser übliches monokausales Denken wird einem Suizid nicht gerecht. Der amerikanische Suizidforscher Edwin Shneidman war am Ende seiner Forschungen so klug wie am Anfang: »Kein Mensch weiß, warum sich Menschen das Leben nehmen.« Oder um mit dem deutschen Philosophen Karl Jaspers zu sprechen: »Immer bleibt zuletzt ein Geheimnis.«

Praxishinweise

Vom Umgang mit Polizei, Kirche, Presse ...

Kirche – Trauerfeier
Manche Trauernde bekommen die Beerdigungsansprache nicht mit, weil sie noch zu sehr unter Schock stehen. Lassen Sie sich den Text hinterher schriftlich geben. Leider sind viele Geistliche mit einem Suizid überfordert, tragen Vorurteile mit sich herum oder haben Probleme mit ihrer eigenen Suizidalität. Wenn Sie so etwas spüren, müssen Sie sich das nicht gefallen lassen. Beschweren Sie sich wegen der mangelhaften Seelsorge bei den Vorgesetzten des Pfarrers. Scheuen Sie sich nicht, dem Bischof zu schreiben. Fragen Sie nach Trauerkreisen und geeigneten Seelsorgern, die keine Berührungsängste mit dem Thema haben. Rufen Sie an, wenn die Pfarrer nicht freiwillig auf Sie zukommen. Sie haben ein Recht auf Trost und Trauerbetreuung. Diese Dienste gehören zu den ureigensten Aufgaben der Kirchen. Der Pfarrer ist nicht Ihr Vorgesetzter oder Vormund, sondern eher Ihr Angestellter, den Sie mit Ihrer Kirchensteuer bezahlen.

Justiz
Die Leiche wird von der Polizei beschlagnahmt und zum Gerichtsmediziner gebracht. Dort liegt sie normalerweise zwei oder drei Tage. In dieser Zeit ist es weder dem Bestatter noch den Angehörigen rechtlich möglich, den Toten zu sehen, weil Manipulationen befürchtet werden. Danach sind bei gutem Willen des Bestatters auch Aufbahrungen zu Hause möglich. Der letzte Blick darf Ihnen nicht verwehrt werden. Lassen Sie sich nicht einschüchtern, Sie haben das letzte Wort. Die Entscheidung liegt bei Ihnen.

Kuren und Reha-Aufenthalte
Ärzte und Psychotherapeuten weisen Ihnen den Weg, die *AOK*, andere Krankenkassen, die *Bundesversicherungsanstalt* und die *Landesversicherungsanstalten* genehmigen die Aufenthalte, die

vielen Angehörigen sehr gut tun. Angehörige nach einem Suizid haben nicht das Recht, sich eine bestimmte Klinik auszusuchen, aber sie können sich über die Ausrichtung der zugewiesenen Einrichtung informieren, und gegebenenfalls Widerspruch einlegen, damit der Aufenthalt nicht zur verlorenen Zeit wird. Verhandeln Sie notfalls noch einmal persönlich, oder über Ihren Therapeuten, mit dem Kostenträger.

Polizei
Die Beamten müssen überprüfen, ob es sich um Suizid oder ein Verbrechen handelt. Die Angehörigen kommen sich dabei manchmal wie Angeklagte vor, weil sie in ihrem seelischen Ausnahmezustand peinliche Fragen beantworten müssen. Normalerweise werden Fotos am Suizidort gemacht. Sie haben das Recht, diese Fotos später ebenso wie die Ermittlungsakten einzusehen. Manchmal genügt ein Anruf beim Sachbearbeiter. Sollte die Polizei sich sperren, können Sie über ihren Anwalt Akteneinsicht beantragen. Die Unterlagen über den Suizid werden bei der zuständigen Staatsanwaltschaft zehn Jahre lang aufbewahrt. Wenn Sie sich beim Überbringen der Todesnachricht »ruppig« behandelt fühlen, können Sie sich beim Polizeipräsidenten beschweren oder bei der Polizei in Hannover kundig machen: Dort gibt es ein spezielles Präventionsprogramm Polizei/Sozialarbeiter, in dem der sensible Umgang mit Suizidangehörigen beispielhaft praktiziert wird.

Presse
Wenn ein Suizid nicht in der Öffentlichkeit passiert, wird über ihn normalerweise auch nicht berichtet. Bringt sich jemand auf einem öffentlich zugänglichen Platz um, erscheint die Meldung kurz, sachlich und ohne Angabe von Namen im Polizeibericht, der von den Zeitungen ausgewertet wird. Nur wenn der Suizid »besonders spektakulär« ist, wird eine ausführlichere Berichterstattung kaum zu umgehen sein. Aber auch hier gilt, daß niemand den Reportern Auskünfte erteilen muß. Im Interesse einer wahrheitsgetreuen Berichterstattung sollte man jedoch mit ausgewählten Medien sprechen, auch wenn es schwer fällt. Die Journalisten sollten ihrerseits äußerst sensibel berichten. Tun sie es nicht, kann sich jedermann, nicht nur die Angehörigen, beim *Deutschen Presserat*, einer Selbstkontrolleinrichtung aus

Journalisten und Verlegern, beschweren. Im Pressekodex des *Deutschen Presserates* heißt es zur Selbsttötung: »Die Berichterstattung über Selbsttötung gebietet Zurückhaltung. Dies gilt insbesondere für die Nennung von Namen und die Schilderung näherer Begleitumstände. Eine Ausnahme ist beispielsweise dann zu rechtfertigen, wenn es sich um einen Vorfall der Zeitgeschichte handelt.« Der *Deutsche Presserat* gilt zwar als zahnloser Tiger, weil er nur öffentliche Rügen, aber keine Geldstrafen verteilen darf, aber seine Urteilssprüche sind trotzdem für die jeweiligen Zeitungen und Zeitschriften sehr unangenehm. Man kann die jeweiligen Zeitschriften auch zivilrechtlich verklagen, braucht dafür aber einen langen Atem gegen die Rechtsabteilungen der Zeitungshäuser. Ist jemand prominent und damit eine »Figur der Zeitgeschichte«, gelten andere Gesetze. Das war im Fall des Schauspielers Raimund Harmstorf so, für den ehemaligen Ministerpräsidenten Schleswig-Holsteins Uwe Barschel galt das natürlich auch. Das Badewannen-Foto aus dem Hotel in Zürich als Dokument abzudrucken, war nach Meinung der meisten Journalisten korrekt. Das Recht der Öffentlichkeit auf Information wurde hier höher eingeschätzt als die Persönlichkeitsrechte des Toten und seiner Familie. Bei dieser juristischen Güterabwägung muß allerdings jeder Einzelfall von neuem betrachtet werden.

Psychiatrie

Wenn sich jemand während einer psychiatrischen Behandlung in der Klinik das Leben nimmt, stehen die Ärzte in der Verantwortung. Der Bayreuther Psychiater Manfred Wolfersdorf, der häufig als Gutachter für angebliche Kunstfehler von Kollegen vor Gericht geladen wird, schätzt, daß in den letzten 15 Jahren rund 70 derartige Prozesse stattfanden. In zweien wurden die Ärzte verurteilt, aber in der zweiten Instanz freigesprochen. Das ist der strafrechtliche Teil. Zivilrechtlich kam es oft zu Schadensersatzprozessen, wo die Krankenhausträger Entschädigung zahlen mußten, wenn etwa eine Tür auf einer geschlossenen Station offenstand, und der Patient die Flucht zum Suizid nutzte. In 50 bis 60 Prozent aller Fälle kommt es zu einem Vergleich. So bekam ein Ehemann für die unzureichende medikamentöse Einstellung seiner Frau, die sich in einen Treppenschacht gestürzt hatte, 80 000 DM zugesprochen.

Schulden
Hat sich ein hochverschuldeter Mensch umgebracht hat, können Sie das Erbe ausschlagen. Etwas anderes ist es, wenn Sie zum Beispiel als Ehepartner bei der Bank für ein Darlehen gebürgt haben. Ein Suizid wird nicht als höhere Gewalt gesehen und befreit keineswegs von der Zahlungspflicht. Wenn Sie vor lauter Geldsorgen nicht mehr ein noch aus wissen, gehen Sie in eine der 1 140 deutschen *Schuldnerberatungsstellen*, die es in jeder Stadt, vorwiegend bei kirchlichen Trägern, Wohlfahrtsorganisationen und Sozialämtern gibt. Auch bei der *Telefonseelsorge* erfahren Sie die einschlägigen Adressen. Sie müssen sich nicht schämen! Nach dem Bundessozialhilfegesetz sind die Kommunen verpflichtet, kostenlose Schuldnerberatung zur Verfügung zu stellen. Seit 1999 gibt es eine entscheidende Verbesserung für Schuldner: Das neue *Insolvenzrecht* erlaubt es jedem »redlichen Schuldner«, innerhalb von sieben Jahren ohne Belastungen wieder neu anfangen zu können. Nach dem alten Recht konnten Angehörige von Suizidopfern 30 Jahre lang von Gläubigern mit Zwangsvollstreckungen belangt werden, jetzt sind es überschaubare sieben Jahre, in denen sie sich mit dem pfändungsfreien Teil ihres Arbeitseinkommens begnügen müssen. Vier Voraussetzungen müssen eingehalten werden: Außergerichtlicher Einigungsversuch des Schuldners mit seinen Gläubigern, gerichtliches Verfahren über den Schuldenbereinigungsplan, gerichtliches Insolvenzverfahren und eine siebenjährige Wohlverhaltensperiode mit anschließender Restschuldbefreiung.

Selbsthilfe
Wenden Sie sich rasch an eine der Selbsthilfegruppen, die es mittlerweile in vielen Teilen Deutschlands gibt: *Agus, Trauer nach Suizid, Verwaiste Eltern* etc. Hier erwartet Sie zum einen Sensibilität, aber auch geballter Sachverstand im Kampf mit Behörden. Und die Gemeinschaft mit Menschen, denen die Belastung durch einen Suizid nicht umständlich erklärt werden muß.

Sterbehilfe
Die aktive Sterbehilfe ist in Deutschland verboten! Ein Arzt darf also keinem Suizidwilligen eine »Todesspritze« geben, er riskiert ansonsten seine Zulassung. Etwas anderes ist es, wenn

jemand für einen Todkranken Medikamente besorgt, und dieser sie in dessen Abwesenheit einnimmt. Nimmt er sich vor den Augen der Angehörigen das Leben, machen sich diese wiederum wegen unterlassener Hilfeleistung strafbar, selbst wenn der Kranke die eindeutige Todesabsicht dokumentiert hat. Es ist eine rechtlich verzwickte und absurde Situation, weil viele Todkranke, die den abgesprochenen Suizid wählen, natürlich gerne im Beisein und im körperlichen Kontakt mit ihren Liebsten sterben möchten.

Versicherungen
Häufig glauben Menschen, die sich das Leben nehmen, ihre Angehörigen wären finanziell durch eine Renten- oder Lebensversicherung abgesichert. Die Versicherung zahlt allerdings nur dann, wenn mindestens drei Jahre nach dem Abschluß vergangen sind oder wenn beweisbar ist, daß sich das Suizidopfer in einem krankhaften Zustand befand. Die Versicherungen operieren gern mit dem Begriff des »Bilanzsuizids«, der eine freiverantwortliche Willensentscheidung unterstellt, aber die Beweislast dafür liegt bei Ihnen. Manchmal kommt es zu Prozessen, bei denen die Versicherungen wegen ihres juristischen Apparates häufig im Vorteil sind. Solche Prozesse können über Jahre gehen. Resignieren Sie nicht, holen Sie sich frühzeitig Rat: Sie können die *Verbraucherzentralen* in allen größeren Städten anrufen, sich beim *Bundesaufsichtsamt für das Versicherungswesen* beschweren oder beim *Bund der Versicherten* Rat und Tat holen. Diese Organisationen können Ihnen in Ihrem individuellen Fall die besten Tips geben.

SELBSTHILFEGRUPPEN

Agus (Angehörige um Suizid)
Wilhelmsplatz 2
95444 Bayreuth
Tel.: (09 21) 1 50 03 80
Fax: (09 21) 8 33 43
Es gibt zusätzlich *Agus*-Regionalgruppen in Ansbach, Berlin, Bremen, Duisburg, Frankfurt a. M., Hamburg, Köln, Landshut, München, Nürnberg.

Verwaiste Eltern
Esplanade 15
20354 Hamburg
Tel.: (0 40) 35 50 56 44
Die *Verwaisten Eltern* geben jedes Jahr einen sehr informativen Jahresband heraus.

Trauer nach Suizid
c/o Dorothea Rau-Lembke
Adlitz 26
95491 Ahorntal
Tel.: (0 92 46) 14 77

Regenbogen
Helga und Erhard Rydlo
Löwengasse 51
A-1030 Wien
Tel.: (0 04 31) 7 13 90 74

Verwaiste Mütter, Väter, Geschwister
Amalienstraße 21–33, Zi. 14
A-Wien 13
Kontaktadresse: Elisabeth Maurer
Schererstraße 50/4/9
A-1210 Wien
Tel.: (0676) 3 53 54 93

Regenbogen Schweiz
Erik Rutgers
Chutzeweg 3
CH-5312 Döttingen
Tel.: (00 41 56) 2 45 73 81

Professionelle Institutionen

Arbeitskreis Leben
Eierstraße 9
70199 Stuttgart
Tel.: (07 11) 60 06 20
Fax: (07 11) 6 07 91 69
www.ak-leben.de
Den *Arbeitskreis Leben* gibt es auch in Heilbronn, Karlsruhe, Kirchheim, Nürtingen, Reutlingen, Sindelfingen und Freiburg.

Die Arche –
Selbsmordverhütung und Hilfe in Lebenskrisen e. V.
Viktoriastraße 9
80803 München
Tel.: (0 89) 33 40 41

Beratungsstelle Psychotherapie
Rothschildallee 31
60389 Frankfurt a. M.
Tel.: (0 69) 55 18 66
www.psycho.ffm.de

Berufsverband Deutscher Psychologen (BDP)
Heilsbachstraße 22–24
53123 Bonn
Tel.: (02 28) 98 73 10

Deutsche Gesellschaft für Suizidprävention (DGS)
Professor Manfred Wolfersdorf
Bezirkskrankenhaus Bayreuth,
95445 Bayreuth
Tel.: (09 21) 28 3-301

Evangelische Jugendhilfe
Gruppe Geschwistertrauer
Oskar-Winter Straße 2
30161 Hannover
Tel.: (05 11) 32 77 75

Kriseninterventionszentrum
Prof. G. Sonneck/Prof. E. Ringel
Spitalgasse 11
A-1090 Wien
Tel.: (0 04 31) 40 69 59 50

NEUhland
Beratungsstelle für suizidgefährdete Jugendliche und deren Eltern
Nikolsburger Platz 6
10717 Berlin
Tel.: (0 30) 8 73 01 11

Medizinisch-Psychosomatische Klinik Roseneck
Am Roseneck 6
83209 Prien am Chiemsee
Tel.: (0 80 51) 6 80

Psychosoziale Beratungsstelle
Wolfgang Stich
Kartäuserstraße 77
79104 Freiburg im Breisgau
Tel.: (07 61) 3 32 16

Psychosomatische Fachklinik Heiligenfeld
Euerdorfer Straße 4–6
97688 Bad Kissingen
Tel.: (09 71) 8 20 60

Trauerseminare Jorgos Canacakis
Goldammerweg 9
45134 Essen
Tel.: (02 01) 44 24 69

TrauDichReisen
Johann Bunte Straße 73
26871 Papenburg
Tel.: (0 49 61) 7 11 23

Telefonseelsorge Deutschland
Tel.: (08 00) 1 11 01 11
bundesweit einheitliche Telefon-Nr.

Telefonseelsorge Berlin
Tel.: (0 30) 6 13 50 23
Dort gibt es Angebote zur Nachsorge bei Suizid.

Sonstige Ansprechpartner

Arbeitsgemeinschaft der Verbraucherverbände (AgV)
Heilsbachstraße 20
53123 Bonn
Tel.: (02 28) 6 48 90

Direktanwaltsdatenbank
Hauptstraße 85
63897 Miltenberg
Tel.: (0 93 71) 9 79 90
Fax: (0 93 71) 97 99 22
Die Adressen und Telefonnummern geeigneter Anwälte können über die obige Nummer erfragt werden.

Bund der Versicherten
Postfach 1153
24547 Henstedt-Ulzburg
Tel.: (0 41 93) 9 90 40

Bundesaufsichtsamt für das Versicherungswesen
Ludwigkirchplatz 3–4
10719 Berlin
Tel.: (0 30) 8 89 30

Deutscher Presserat
Gerhard-von-Are-Straße 8
53111 Bonn
Tel.: (02 28) 98 57 20

Polizeidirektion Hannover
Präventionsprogramm
Polizei/Sozialarbeit
Waterloostr. 7
30169 Hannover
Tel.: (05 11) 1 09 22 33

Ausgewählte Literatur

Améry, Jean: Hand an sich legen. Diskurs über den Freitod. Stuttgart 1976.

Alvarez, A.: Der grausame Gott. Eine Studie über den Selbstmord. Frankfurt a. M. 1980.

Baßler, Margit; Schins, Marie-Thérèse: Warum gerade mein Bruder? Reinbek 1992.

Baumgartner, Karl: Die pädagogische Relevanz von Selbsthilfegruppen am Beispiel von Agus, der Angehörigengruppe um Suizid. Diplomarbeit Universität Regensburg 1994.

Böhle, Solveig: Damit die Trauer Worte findet. Gespräche mit Zurückbleibenden nach einem Suizid. München 1988.

Bronisch, Thomas: Der Suizid. München 1995.

Bründel, Heidrun: Suizidgefährdete Jugendliche. Weinheim 1993.

Canacakis, Jorgos: Ich sehe deine Tränen. Trauern, Klagen, Leben können. Stuttgart 1987.

Ehmann, Hermann: Männerängste. Wovor Männer sich wirklich fürchten. Stuttgart 1998.

Finzen, Asmus: Suizidprophylaxe bei psychischen Störungen. Bonn 1997.

Fischer, Gottfried; Riedesser, Peter: Lehrbuch der Psychotraumatologie. München 1998.

Frenz, Lothar: Wenn es zu Ende geht. Hilfe beim Sterben. Niedernhausen 1996.

Freytag, Regula; Witte, Michael: Wohin in der Krise? Göttingen 1997.

Götze, Paul; Mohr, Michael: Psychiatrie und Gesellschaft im Wandel. Regensburg 1992.

Goldmann-Posch, Ursula: Wenn Mütter trauern. München 1988.

Giernalczyk, Thomas: Lebensmüde. Hilfe bei Selbstmordgefährdung. München 1995.

Heilbronn-Maurer, Ursula; Mauer, Georg: Nach einem Suizid. Gespräche mit Zurückbleibenden. Frankfurt 1988.

Herrmann, Margarete; Meurer, Sigrid; Witte, Michael: Suizid

und Suizidprävention in der Schule. Anregungen und Kooperationsangebote für den Umgang mit einem Tabuthema. In: Lehrer-Schüler-Unterricht. Das Handbuch für den Schulalltag. (Losebl.) Stuttgart 1991 ff. B 5.5 (April 1997).

Hömmen, Christa: Mal sehen, ob ihr mich vermißt. Reinbek 1989.

Ide, Helga: Wenn Kinder sich das Leben nehmen. Stuttgart 1992.

Ide, Helga: Mein Kind ist tot. Trauerarbeit in einer Selbsthilfegruppe. Reinbek 1988.

Jarchow, Rainer: Leben durch Aids. Anstöße und Erfahrungen des Aids-Pastors. Stuttgart 1996.

Kast, Verena: Trauern. Phasen und Chancen des psychischen Prozesses. Stuttgart 1982.

Klier, Freya: Lüg Vaterland. Erziehung in der DDR. München 1990.

Leder, Christoph Maria: Über den Umgang mit suizidalen älteren Menschen. Regensburg 1998.

Matussek, Matthias: Das Selbstmord-Tabu. Reinbek 1992.

Meixner-Wülker, Emmy: Angehörige um Suizid. Gegen die Mauer des Schweigens. Bonn 1998.

Paul, Chris: Warum hast du uns das angetan? Gütersloh 1998.

Reichwald, Ursula; Domes, Gregor: Psychotraumatologie und Krisenintervention bei Opfern und Helfern, Beiträge zur Arbeitstagung »Opfer-Helfer-Psychologie« im Januar 1998 Universität Tübingen.

Ringel, Erwin: Selbstmord. Appell an die anderen. Gütersloh 1989.

Risse, Wolfgang: Keine Angst! Reiches Leben – leichtes Sterben. Forderungen zur Jahrtausendwende. Hannover 1997.

Salzbrenner, Renate: Auf einem Regenbogen. Gedichte zur Trauer und Hoffnung. Selbstverlag Erlangen 1995.

Salzbrenner, Renate: Eigentlich wolltest du leben – Bericht einer Mutter über den Suizid ihres Sohnes. Selbstverlag Erlangen 1998.

Salzbrenner, Renate: Traum-Los. Selbstverlag Erlangen 1998.

Sattler, Christoph: Selbstbestimmt sterben. Frankfurt a. M. 1996.

Sattler, Christoph: Ein Mensch geht. Trauer, Tod und Sterben, Eitorf 1999.

Schäfer, Dierk; Knubben, Werner: In meinen Armen sterben? Vom Umgang der Polizei mit Trauer und Tod. Hilden 1996.

Schwarzer, Alice: Eine tödliche Liebe. Petra Kelly und Gert Bastian. Köln 1993.

Sigg, Rolf: Warum Menschen freiwillig aus dem Leben gehen. Bad Sauberbrunn 1998.

Spengler, Cornelia; Rangnick, Winfried; Ortlieb, Renate; Jossifoff, Ilse; Klix, Peter: Adoleszenskrise bei Jugendlichen und jungen Erwachsenen. Selbstverlag Hamburg 1996.

Veit, Susanne; Weinhold, Michael: Schulden. Wie Sie mit Schulden richtig umgehen und Überschuldung abbauen. Reinbek 1998.

Voss-Eiser, Mechtild: Noch einmal sprechen von der Wärme des Lebens. Freiburg 1997.

Willemsen, Roger: Der Selbstmord in Berichten, Briefen, Manifesten und literarischen Texten. Köln 1986.

Wirz, Mario: Biographie eines lebendigen Tages. Berlin 1994.

Wolfersdorf, Manfred: Depression. Heidelberg 1998.

Worden, William J.: Beratung und Therapie in Trauerfällen. Bern 1987.

Anhang

Anmerkungen

1 Vgl. Süddeutsche Zeitung vom 13. Febuar 1998.
2 Vgl. Das Ende eines Traums. In: Stern 15/1997, S. 32 f.
3 Die Berliner Ärztin Annemarie Wiegand stellte bei einer empirischen Untersuchung der Suizidfälle seit Mitte der 70er Jahre fest, daß die Wahrscheinlichkeit hoch ist, daß sich unter der ansteigenden Zahl der ungeklärten Todesfälle viele nicht erkannte Suizide befinden. Vgl. Annemarie Wiegand: Rückgang der Todesfälle durch Suizid in Berlin – das Ergebnis einer statistischen Fehlerfassung. In: Suizidprophylaxe 52/1987, S. 199 ff.
4 Es existieren keine amtlichen Statistiken über Suizidversuche. Wie sollten diese auch geführt werden, da allenfalls die im Krankenhaus behandelten Fälle statistisch festgehalten werden könnten. Vgl. Margarete Herrmann; Sigrid Meurer; Michael Witte: Suizid und Suizidprävention in der Schule. Anregungen und Kooperationsangebote für den Umgang mit einem Tabuthema. In: Lehrer-Schüler-Unterricht. Das Handbuch für den Schulalltag. (Losebl.) Stuttgart 1991 f. B 5.5 (April 1997).
5 Mascha Kaléko: Memento. Zit. nach: Mechtild Voss-Eiser: Noch einmal sprechen von der Wärme des Lebens. Freiburg 1997, S. 32.
6 Vgl: ZDF Sendung 37 Grad vom 23. Januar 1995. Beitrag: Der Tod auf der Warteliste.
7 Asmus Finzen: Der Suizid hat viele Namen. In: Suizidprophylaxe, 1/1996, S. 16.
8 Vgl.: Falsches und Richtiges über den Suizid. Empfehlungen der Deutschen Gesellschaft für Suizidprävention. In: Suizidprophylaxe. Sonderheft 1998.
9 Herrmann u.a., a.a.O., S. 14.
10 Vgl. Mehr Selbstmorde bei Sonne. In: Münchner Abendzeitung vom 13. August 1986.
11 Zit. nach: Georges Minois: Geschichte des Selbstmords. Düsseldorf/Zürich 1996, S. 56.
12 Vgl. ebenda, S. 11 ff.
13 Zit. nach: Minois, a. a. O., S. 112.
14 Evangelischer Erwachsenenkatechismus. Kursbuch des Glaubens. 4. überarbeitete Auflage Gütersloh 1982, S. 525 f.
15 Leben aus dem Glauben. Herausgegeben von der Deutschen Bischofskonferenz. München 1992, S. 580 f.
16 Dietrich Bonhoeffer: Ethik. München 1992, S. 192 f.
17 Karl Barth: Die kirchliche Dogmatik. Bd. 2 Zürich 1993, S. 468.
18 Vgl. Wolfgang Schoberth: Festvortrag am 24. Oktober 1998 zur Jahresversammlung des Vereins *Agus*.

19 Klaus-Peter Jörns: Selbstmord, Freitod, Suizid – Spiegel des Menschlichen in der Verzweiflung. In: Wege zum Menschen. Monatsschrift für Seelsorge und Beratung. 1/1998, S. 32 f.
20 Zit. nach Roger Willemsen: Der Selbstmord in Berichten, Briefen, Manifesten und literarischen Texten. Köln 1986, S. 253.
21 Zit. nach: Sonderheft Suizid des Forums *Ethik und Berufsethik*. 1997, S. 8.
22 Ebenda.
23 Minois, a. a. O., S. 472.
24 Albert Camus: Der Mythos des Sisyphos. Hamburg 1975, S. 9.
25 Matthias Matussek: Das Selbstmord-Tabu. Reinbek 1992, S. 12 f.
26 Ruth von Meyenburg. Zit. nach Werner Felber: Suizidialität im Sozialismus – Die Nichtbewältigung einer Schattenseite. In: Ärzteblatt Sachsen 10/1990, S. 86.
27 Vgl. Werner Felber: Das Suizidtabu in der ehemaligen DDR. In: Paul Götze; Michael Mohr: Psychiatrie und Gesellschaft im Wandel. Regensburg 1992, S. 155.
28 Zit. nach Werner Felber: Suizidialität im Sozialismus, a. a. O., S. 86.
29 Gesundheitsbericht für Deutschland. Hrsg. vom Bundesministerium für Gesundheit. Stuttgart 1998, S. 223 f.
30 Suizidstatistik der Bundesrepublik. Übermittelt vom Statistischen Bundesamt Wiesbaden.
31 Werner Felber: Suizidprophylaxe in Sachsen. In: Ärzteblatt Sachsen. 10/1991, S. 398.
32 Vgl. Werner Felber: Der Selbstmord im geschichtlichen Spiegel – die Nachtseite des Lebens. Stuttgart 1991.
33 Erwin Ringel: Selbstmord. Appell an die anderen. Gütersloh 1989, S. 16 f.
34 Ebenda, S. 16 ff.
35 Vgl. Heidi Matzel: Broschüre zur Hausarbeit für die Trauer- und Sterbebegleiterausbildung. Berlin 1998.
36 Vgl. Münchner Abendzeitung vom 10. Mai 1989.
37 Zit. nach Brigitte Zander: Mit Vollgas in den Freitod. In: Stern vom 1. Juni 1994.
38 Vgl. Süddeutsche Zeitung vom 23. August 1989.
39 Vgl. Der Krieg der Kollegen. In: Münchner Abendzeitung vom 13. Dezember 1995.
40 Vgl. Armin Schmidtke; Bettina Weinacker; Susanne Fricke: Epidemologie von Suiziden und Suizidversuchen in Deutschland. In: Suizidprophylaxe. Sonderheft 1998.
41 Vgl. Die letzte Freiheit hinter Gittern. In: Süddeutsche Zeitung vom 17. November 1998.
42 Vgl. Münchner Merkur vom 14. Dezember 1996.
43 Zit. nach Felber: Der Selbstmord im…, a. a. O., S. 12 f.
44 Vgl. Venedig: Ein Topziel für Selbstmörder. In: Die Polizei 3/1997, S. 95.
45 Vgl. Golden-Gate. Der 1 000. Selbstmörder wird erwartet. In: tz vom 24. Juni 1995.
46 Manfred Wolfersdorf. Dreifach hält besser. In: Der Spiegel 20/1995. S. 140.
47 Jörns, a. a. O., S. 42 f.
48 Angaben des Statistischen Bundesamtes.

49 Vgl. Alwin Schönberger: Wie krank sind unsere Ärzte? In: Das Beste 1/96.
50 Ebenda.
51 Ebenda.
52 Vgl. Leserbrief von Friedrich Georg Wörner. In: Berliner Ärzte 5/1994, S. 8.
53 Vgl. Ärzte übersehen häufig Alarmsignale bei Selbstmordgefahr. dpa-Meldung vom 20. Februar 1997.
54 Vgl. Broschüre der *Verwaisten Eltern* zur Geschwistertrauer.
55 Vgl. Selbstmord von Kindern: Mit zehn schon am Ende. In: Das Parlament vom 18. Februar 1994.
56 Zit. nach Anne Rüffa: Diese Überdosis Leben. In: Die Weltwoche vom 1. August 1996.
57 Bruno Müller-Örlinghausen: Suizid, Selbstmord, Freitod – kulturhistorische und medizinische Anmerkungen. In: Suizidprophylaxe 4/1995.
58 Vgl. Ich will tot sein. In: Münchner Abendzeitung vom 29. April 1988.
59 Herbert Ehmann: Männerängste. Wovor Männer sich wirklich fürchten. Stuttgart 1998, S. 17 f.
60 Beate Assmann: DUNKEL DANN HELLER – einen Freitod verstehen. Unveröffentlichtes Manuskript.
61 Zit. nach Margit Baßler; Marie-Thérèse Schins: Warum gerade mein Bruder? Reinbek 1992, S. 10.
62 Hanna Dusch-Seifert. Zit. nach: Unveröffentlichtem Material zum Film »Schattenrisse«. Bericht über eine Münchner Geschwistergruppe. Hrsg. von Jola L. Grimm. Mediagrafik und Edition. München 1990. Der Film ist bei den *Verwaisten Eltern* München ausleihbar.
63 Vgl. Anne Rüffa: Diese Überdosis Leben, a. a. O.
64 Zit nach William Worden: Beratung und Therapie in Trauerfällen. Bern 1987, S. 103.
65 Elisabeth Lukas: Logotherapie und Suizidprophylaxe. In: Suiziprophylaxe 3/1983.
66 Vgl. Amano Wilfried Nelles: Ein Baum voll Blüten. In: connection. 7/8 (1997).
67 Vgl. taz vom 5. März 1993.
68 Alice Schwarzer: Eine tödliche Liebe. Petra Kelly und Gert Bastian. Köln 1993, S. 22 f.
69 Manfred Wolfersdorf: Der erweiterte Suizidversuch bei psychiatrischen Patienten. In: Suizidprophylaxe 1/1988, S. 20 f.
70 Vgl. Gedichtserie in der Broschüre *Trauer nach Suizid* der gleichnamigen Bamberger Selbsthilfegruppe.
71 Zit. nach: Suizidprophylaxe 4/1987, S. 255.
72 Ebenda, S. 255 ff.
73 Vgl. Elmar Etzersdorfer: Einige Bemerkungen zum Konzept des »rationalen Suizids«. In: Suizidprophylaxe 3/1994.
74 Ebenda.
75 Interview mit Armin Schmidtke: In: Main-Post vom 26. April 1997.
76 Herr Walser, was denken Sie sich? In: Die Bunte vom 16. Dezember 1998.
77 Vgl. Sendung: *Warum – das fragt man sich immer*. 3Sat vom 16. November 1994.
78 Editorial. In: Deutsche Aidshilfe Aktuell. Themenheft: Sich das Leben nehmen lassen. 5/1993, S. 12.
79 Mario Wirz: Biographie eines lebendigen Tages. Berlin 1994, S. 27 f.

80 Rainer Jarchow: Leben durch Aids. Anstöße und Erfahrungen des Aids-Pastors. Stuttgart 1996.
81 Jürgen Neumann: Die letzte Freiheit des Menschen? In: Deutsche Aidshilfe Aktuell 5/1993, S. 15.
82 Zit. nach Sonderheft Suizid des *Forum Ethik und Berufsethik*. S. 12.
83 Ebenda, S. 12.
84 Der Brief liegt dem Autor vor.
85 Zit. nach: Humanes Leben – humanes Sterben. Zeitung der DGHS 4/1998. S. 4.
86 Wolfgang Risse: Angst ist kein guter Ratgeber. In: Humanes Leben – humanes Sterben 1/1999. Vgl. auch sein Buch: Keine Angst! Reiches Leben – leichtes Sterben. Forderungen zur Jahrtausendwende. Hannover 1997.
87 Ebenda.
88 Vgl. Werner Felber; Manfred Wolfersdorf: Sind Suizidprophylaxe und Sterbehilfe miteinander vereinbar? In: Suizidprophylaxe 3/1997, S. 109 f.
89 In der ARD-Sendung *Kontraste* vom 3. November 1994. Beitrag: Alters-Suizid.
90 Vgl. Fränkischer Tag vom 15. 12. 1998.
91 Volkmar Schneiders Aussagen basieren auf einem Interview.
92 So Armin Schmidtke auf der Tagung der *DGS* zum Thema Altersuizid in Würzburg im November 1998.
93 Gebrüder Grimm: Das Tränenkrüglein. Zit. nach: Bayerisches Lesebuch 2. Klasse. München 1957.
94 Vgl. E. Goshen-Gottstein: Bis der Tod uns trennte. Göttingen 1997.
95 Vgl. Ehmann, a. a. O., S. 119.
96 Vgl. Maria Nestele: Trauer und Verlust. In: Suizidprophylaxe 2/1998. S. 65 f.
97 Zit. nach: William Worden, a. a. O., S. 100.
98 Zit. nach: Broschüre der Selbsthilfegruppe *Trauer nach Suizid* in Bamberg.
99 Verena Kast: Trauern. Phasen und Chancen des psychischen Prozesses. Stuttgart 1982, S. 79 ff.
100 Chris Paul: Warum hast du uns das angetan? Gütersloh 1998, S. 10.
101 Renate Salzbrenner: Eigentlich wolltest du leben. Selbstverlag Erlangen 1998.
102 Renate Salzbrenner: Auf einem Regenbogen. Erlangen 1995.
103 Zit. nach Voss-Eiser, a. a. O., S. 66.
104 Zit. nach: Überlegungen zur Gesprächsführung. In: Sonderheft Suizid. *Forum Ethik und Berufsethik*, a. a. O., S. 13.
105 Antoine de Saint-Exupéry: Ich kenne jene etwas sonderbaren Familien. Zit nach: Voss-Eiser, a. a. O., S. 56.
106 Vgl. Wir können die Lawine stoppen. In: Stern 36/1991.
107 Vgl. Wenn Jugendliche für den Unterricht filmen. In: Der Tagespiegel vom 12. April 1987.
108 Vgl. Urs Zurlinden: Das Bild der sonnigen Kindheit stimmt einfach nicht. In: Die Weltwoche vom 08. März 1990.
109 Allgemeine Lebensversicherungsbedingungen (ALB). Münster 1994, S. 1732.
110 Brief vom *Bund der Versicherten* liegt vor.
111 Vgl. Horst Peter Jung: Bericht über 15 Jahre Schutzpolizei. In: Dierk Schäfer; Werner Knubben: In meinen Armen sterben? Vom Umgang der Polizei mit Trauer und Tod. Hilden 1996, S. 27 ff.
112 Dieter Hartwig: Suizide von Schutz- und Kriminalpolizeibeamten und -

beamtinnen in Nordrhein-Westfalen von 1983–1997. In: Suizidprophylaxe 2/1998, S. 52 f.

113 Christa Winter-von Lerschner: Suizidthematik in der Krankenpflege. In: Suizidprophylaxe 1/1986, S. 74.

114 Asmus Finzen: Suizidprophylaxe bei psychischen Störungen. Bonn 1997, S. 168.

115 Vgl: DAK-Broschüre. Gesetzgeber regelt die Psychotherapie neu. Oktober 1998.

116 Antwortbrief des Bayrischen Sozialministeriums auf Anfrage von Agus.

117 Karl Baumgartner: Rede auf der Agus-Jahrestagung 1996.

118 Wolfgang Stich: Hinterbliebene nach Suizid – Erfahrungen aus drei Jahren Gruppenarbeit. In: Suizidprophylaxe. 4/1996, S. 157 ff.

119 Ursula Goldmann-Posch: Wie managen Männer Trauer und Verlust. Kritische Punkte in der Partnerschaft. Vortrag gehalten am 20. September 1990 an der Ev. Akademie Nordelbien, (Broschüre) S. 6.

120 Marie-Thérèse Schins. Zit. nach: Jahresband *Verwaiste Eltern* 1993. Schwerpunkt Geschwistertrauer, S. 37 ff.

Sachregister

Abschied 22, 65f., 149, 156, 166f., 204ff.
Abschiedsbrief 46, 50ff., 94, 177
Adoleszenz 51
Adoleszenzkrise 190ff.
Aids 127ff., 132ff.
Akteneinsicht 82, 236
Akzeptanz 76f., 118f., 146
Alkoholiker 42
Alte 29, 40, 42, 139ff.
Ankündigungen 19, 126f., 229
Arbeit 94, 103, 180ff.
Ärzte 47ff., 105, 167, 209, 235
Aufbahrung 204ff.
Bahn 75f., 81f., 115, 202f.
Beerdigung 22, 102, 204ff.
Behörden 89f., 94, 124f.
Beihilfe 135ff., 238f.
Belastungsstörungen, posttraumatische 39, 160
Beratung 107, 134, 138, 209ff., 216, 227f.
Berufe, helfende 47ff., 167f.
Bestatter 204ff.
Bilanzsuizid 123ff.
Blick, letzter 166f., 204, 235f.
Bruder 107, 118ff.
DDR 30ff., 108ff.
Depression 21, 41f., 57ff., 67ff.
Diagnosen 41, 134
Diskriminierung 28ff.
Entkriminalisierung 30
Entschädigung 237
Erbschaft 98, 193f.
Familienaufstellung 116
Familienkonstellationen 20, 116
Frauen 15, 37ff., 47, 70, 100ff., 141
Freitod 18f.
Friedhof 94, 204ff.
Genetik 20
Gerichtsmedizin 45, 140, 235
Geschwister 107ff., 226f.
Helfersyndrom 64, 103
Haftpflichtversicherung 196
Insolvenzrecht 238
Intensivstationen 166f., 201f.
Jugendliche 15, 38, 50ff.
Justiz 235
Kinder 50ff., 146, 155
Körper 182ff.
Kostenträger 236
Krankenhaus 47ff., 131, 201
Krankheiten 39, 127ff., 132ff., 135ff.
Krankenkassen 209f., 235
Kredite 193ff.
Kriminalisierung 29f.

Krise 180ff., 198f., 208ff., 217
Krisenintervention 158ff., 201f., 208ff., 227ff.
Kuren 212ff., 235
Lebensversicherung 193, 194f., 239
Lokomotivführer 161, 202ff.
Männer 36f., 44ff., 71f., 87, 91ff., 121, 180
Medien 122, 236
Mehrfach-Suizid 113ff.
Mitnahme-Suizid 120ff.
Mobbing 43
Mütter 50ff., 100ff., 226
Mythen über den Selbstmord 19
Nachahmung 63
Notsignale 19, 55
Öffentlichkeit 15, 236
Partner 70ff.
Persönlichkeit 38, 83
Persönlichkeitsrecht 237
Pfarrer 22, 23ff., 235
Poesie 170ff.
Polizei 197ff., 236
Polizeibericht 40f., 236
Presse 63, 236f.
Pressekodex 237
Presserat 236f.
Psychiater 49, 70, 237
Psychologen 116, 155f., 162, 183f., 208
Psychosomatik 83f., 212ff.
Psychotherapie 76, 148ff., 209ff.
Rache 88ff., 163ff.
Reha-Aufenthalte 212ff., 235f.
Religion 23ff.
Risikogruppe 41ff.
Schizophrenie 42
Schmerzen 117ff., 134f.
Schmerztherapie 134f.
Schulden 121, 193ff., 238
Schuldnerberatung 238
Schuldzuweisung 14f., 17, 27f., 70
Schule 51, 188ff.
Schwester 107ff., 111f.
Seelsorge 22ff., 235
Selbsthilfe 60ff., 72ff., 121f., 215ff., 225ff., 238
Selbstmord 17ff., 114, 126, 175
Selbstwertgefühl 51, 84f., 175ff.
Sensation 63, 113ff.
Serotonin 52f.
Sozialhilfe 196, 238
Sprachlosigkeit 146, 153
Spurensuche 56f., 80ff.
Staatsanwaltschaft 120, 236
Statistik 31, 37ff., 44ff.
Sterbehilfe 130f., 132ff., 135ff., 238f.
Stoffwechsel 52f.
Suizid, erweiterter 122
Suizid, rationaler 124ff., 131, 135ff.
Suizidalität 49, 141, 200
Suizidarten 44ff.
Suizidologie 15
Suizidprävention 189ff., 208ff., 214ff.
Suizidrisiko 41ff.
Suizidtabu 22ff., 28ff., 30ff., 137f.
Suizidtrauma 39, 100ff., 158ff., 202ff.

Suizidversuch 15, 20, 42, 134, 176f.
Sünde 23ff.
Straftatbestand 18, 29
Syndrom, präsuizidales, 55
Telefonseelsorge 208f., 238
Theologie 23ff.
Therapie 170ff., 183ff., 209ff., 212ff., 221ff.,
Todesphantasien 51f.
Trauerarbeit 57ff., 80ff., 146ff., 150ff., 225f., 229ff.
Trauerbegleitung 168ff., 215ff.
Trauerbetreuung 235
Trauerfeier 235
Trauergruppen 148ff., 168ff., 220ff., 227ff.
Trauerkultur 147ff.
Trauerphasen 148f., 156ff., 230
Trauerrituale 146ff., 150ff., 220ff.
Trost 52, 186
ultima ratio 133, 137
Unterricht 189ff.
Vater 91ff., 105f., 146f.
Verbraucherzentrale 210f., 239
Verschwundene 44, 166
Versicherungen 193ff., 239
Vorurteile 16f., 26, 29
Vorwürfe 91ff.
Vorzeichen 19
Wiedervereinigungsphantasien 52
Wohnung 185, 186f.
Wut 88ff., 162f.
Zerstörung 51, 81

Danksagung

An dieser Stelle möchte ich mich bleibend bei den Menschen bedanken, die mir neben meinem Lektor Jörg Schmidt mit Geduld, Rat, Tat, Aufmunterung und technischem Sachverstand beim Schreiben dieses Buches zur Seite standen: Karin Freymeyer, Claudia Renner, Katarina Sykorowa, Sabine Dörrich, Elfi Meier, Elisabeth Berger, Werner vom Busch, Jürgen Schott, Heidi Ossenberg, Norbert Heimbeck, Detlef Vetten, Hermann Schuster, Beate Assmann, Susanne Zander und Emmy Meixner-Wülker.